Dethlefsen/Dahlke · Krankheit als Weg

Thorwald
Dethlefsen
Rüdiger Dahlke

Krankheit als Weg

Deutung
und Be-deutung der
Krankheitsbilder

C. Bertelsmann Verlag

26. Auflage 1989

Lektorat Dr. Dieter Struss, Grafing bei München
Gesamtherstellung: Mohndruck Graphische Betriebe GmbH, Gütersloh
ISBN 3-570-03579-4 · Printed in Germany

Inhaltsverzeichnis

Vorwort

Dieses Buch ist unbequem, denn es entzieht dem Menschen die Krankheit als Alibi für seine ungelösten Probleme. Wir wollen zeigen, daß der Kranke nicht unschuldiges Opfer irgendwelcher Unvollkommenheiten der Natur, sondern auch der Täter selbst ist. Dabei denken wir nicht an Schadstoffe der Umwelt, Zivilisation, ungesundes Leben oder ähnliche bekannte »Schuldige«, sondern wir möchten den metaphysischen Aspekt des Krankseins in den Vordergrund rücken. Symptome zeigen sich unter diesem Blickwinkel als körperliche Ausdrucksformen psychischer Konflikte und sind durch ihre Symbolik in der Lage, das jeweilige Problem des Patienten zu entlarven.

Im ersten Teil dieses Buches werden die theoretischen Voraussetzungen und eine Philosophie der Krankheit dargestellt.

Wir empfehlen nachdrücklich, diesen ersten Teil sorgfältig und genau, eventuell mehrmals zu lesen, bevor man sich dem zweiten Teil zuwendet. Dieses Buch könnte man als Fortsetzung oder auch Exegese meines letzten Buches »Schicksal als Chance« bezeichnen, obwohl wir uns bemüht haben, diesem neuen Buch seine eigene Geschlossenheit zu verleihen. Dennoch halten wir die Lektüre von »Schicksal als Chance« für eine gute Voraussetzung oder Ergänzung - besonders dann, wenn der theoretische Teil Schwierigkeiten bereiten sollte.

Im zweiten Teil werden die häufigsten Krankheitssymptome in ihrer symbolischen Aussage dargestellt und als Ausdrucksformen psychischer Probleme gedeutet. Ein Register der einzelnen Symptome am Ende des Buches ermöglicht es dem Leser, bei Bedarf ein bestimmtes Symptom schnell wiederzufinden. Dennoch ist es primär unsere Absicht, durch die Deutungen den Leser eine neue Sichtweise zu lehren, die es ihm ermöglicht, selbst Deutung und Bedeutung der Symptome erkennen und erschließen zu können.

Gleichzeitig haben wir das Thema der Krankheit als Aufhänger für viele weltanschauliche und esoterische Themen benützt, deren Gültigkeit den engeren Rahmen der Krankheit sprengt. Dieses Buch ist nicht schwierig, aber es ist auch nicht so einfach oder banal, wie es jenen erscheinen mag, die unser Konzept nicht verstehen. Dieses Buch ist nicht »wissenschaftlich«, denn ihm fehlt die Vorsicht der »wissenschaftlichen Darstellung«. Es wurde für Menschen geschrieben, die bereit sind, einen Weg zu gehen, anstatt am Wegrand zu sitzen und sich die Zeit mit dem Jonglieren von unverbindlichen Floskeln zu vertreiben. Menschen, deren Ziel Erleuchtung ist, haben keine Zeit für Wissenschaft – sie brauchen Wissen. Dieses Buch wird auf sehr viel Widerstand stoßen – doch wir hoffen gleichzeitig, daß es auch zu den (wenigen oder vielen) Menschen gelangt, die es als ein Hilfsmittel auf ihrem Weg benützen wollen. Allein für diese Menschen haben wir es geschrieben!

München, im Februar 1983 *Die Verfasser*

”

I. TEIL
Theoretische Voraussetzungen zum Verständnis von Krankheit und Heilung

1.
Krankheit und Symptome

Des Menschen Verstand
Kann die wahre Unterweisung nicht erfassen.
Doch wenn ihr zweifelt
Und nicht versteht,
Könnt ihr gern darüber mit mir
Diskutieren.

Yoka Daishi »Shodoka«

Wir leben in einer Zeit, in der die moderne Medizin ständig neue Zeugnisse ihrer ans Wunderbare grenzenden Möglichkeiten und Fähigkeiten dem staunenden Laien präsentiert. Gleichzeitig werden jedoch auch die Stimmen derer immer lauter, die ihr grundsätzliches Mißtrauen dieser – fast alles könnenden – modernen Medizin gegenüber formulieren. Immer größer wird die Zahl derer, die den teils sehr alten, teils auch modernen Methoden der Naturheilkunde oder auch der homöopathischen Heilkunst wesentlich mehr Vertrauen entgegenbringen als den Methoden unserer hochwissenschaftlichen Schulmedizin. Da gibt es vielfältige Ansatzpunkte für Kritik – Nebenwirkungen, Symptomverschiebung, fehlende Menschlichkeit, Kostenexplosion und vieles andere mehr –, doch wesentlich interessanter als die Gegenstände der Kritik ist das Aufkommen der Kritik an sich, denn bevor man die Kritik rational dingfest macht, entspringt sie einem diffusen Gefühl, daß irgend etwas nicht mehr in Ordnung sei und der eingeschlagene Weg trotz oder gerade wegen seiner konsequenten Verwirklichung nicht zum erhofften Ziel führe. Dieses Unbehagen an der Medizin wird von sehr vielen Menschen – einschließlich vieler junger Ärzte – gemeinsam empfunden. Doch die Gemeinsamkeit geht schnell verloren, wenn man beginnt, neue, alternative Lösungswege aufzuzeigen. Da sehen die einen das Heil in der Sozialisierung der Medizin, die anderen in dem Ersatz der Chemotherapeutika durch natürliche und pflanzliche Arzneimittel. Während die einen die Lösung aller Probleme in der Erforschung der Erdstrahlen sehen, schwören die anderen auf die Homöopathie. Akupunkteure und Herdforscher fordern, den medizinischen Blick weg von der morphologischen Ebene und hin zur energetischen Ebene des Körpergeschehens zu wenden. Faßt man alle außerschulischen Bestrebungen und Methoden zusammen, so spricht man gerne von einer holistischen Medizin und artikuliert damit das Bestreben, neben einer Offenheit für die Methodenvielfalt vor allem den *ganzen* Menschen als eine leibseelische Einheit nicht aus dem Auge zu verlieren. Daß die Schulmedizin den Menschen aus dem Auge verloren hat, ist inzwischen fast jedem erkennbar geworden. Die hohe Spezialisierung und die Analyse als Grundkonzepte des Forschens haben zwangsläufig parallel zur immer größeren und exakteren Erkenntnis des Details die Ganzheit aus dem Auge verloren.

Betrachtet man die recht erfrischende Diskussion und Bewegung in der Medizin, so fällt bald auf, wie sehr sich die Diskussion auf die verschiedenen Methoden und deren Funktionieren beschränkt und wie wenig bisher über die Theorie bzw. Philosophie der Medizin gesprochen wird. Zwar lebt die Medizin im hohen Maße vom konkreten, praktischen Handeln, doch in jeder Handlung drückt sich – bewußt oder unbewußt – die dahinterliegende Philosophie aus. Die moderne Medizin scheitert gerade nicht an den Möglichkeiten ihres Handelns, sondern sie scheitert an dem Weltbild, auf das sie – oft stillschweigend und unreflektiert – ihr Handeln aufgebaut hat. Die Medizin scheitert an ihrer Philosophie – oder genauer formuliert – am Fehlen einer Philosophie. Medizinisches Handeln orientierte sich bisher nur an der Funktionalität und Wirksamkeit; das Fehlen aller inhaltlichen Aspekte bringt ihr schließlich die Kritik ein, »unmenschlich« zu sein. Zwar äußert sich diese *Unmenschlichkeit* in vielen konkreten, äußerlichen Situationen, aber das Problem ist nicht durch weitere funktionale Veränderungen dieser Situation lösbar. Viele Symptome zeigen, daß die Medizin krank ist. Genausowenig wie jeder andere Patient läßt sich auch der »Patient Medizin« nicht durch das Herumdoktern an den Symptomen heilen. Doch die meisten Kritiker der Schulmedizin und Verfechter alternativer Heilweisen übernehmen mit absoluter Selbstverständlichkeit das Weltbild und die Zielsetzung der Schulmedizin und setzen ihre ganze Energie lediglich auf die Veränderung der Formen (Methoden).

In diesem Buch wollen wir uns neu mit dem Problem von Krankheit und Heilung auseinandersetzen. Dabei übernehmen wir keineswegs die gewohnten, überkommenen und von allen für so unumstößlich gehaltenen Grundwerte dieses Bereiches. Diese Haltung macht allerdings unser Vorhaben schwer und gefährlich, denn wir kommen dabei nicht umhin, auch kollektiv tabuisierte Bereiche schonungslos zu hinterfragen. Wir sind uns darüber klar, daß wir hiermit einen Schritt tun, der bestimmt nicht der nächste ist, den die Medizin in ihrer Entwicklung tun wird. Wir überspringen mit dieser Betrachtung eine Anzahl von Schritten, die nun auf die Medizin warten und deren tiefes Verständnis wohl erst die Voraussetzungen liefert, das in diesem Buch vorliegende Konzept inhaltlich nachzuvollziehen. Deshalb zielen wir mit dieser Darstellung nicht auf die kollektive Entwicklung der Medizin, sondern wenden uns an jene Individuen, deren persönliche Einsichtsmöglichkeit der (etwas trägen) kollektiven Entwicklung ein wenig vorauseilt.

Funktionale Abläufe besitzen in sich selbst niemals Sinnhaftigkeit. Der Sinn eines Ereignisses ergibt sich erst aus der Deutung, die uns die Be-deutung erfahrbar werden läßt. So ist z. B. das Steigen einer Quecksilbersäule in einem Glasrohr, isoliert betrachtet, absolut sinnlos; erst wenn wir dieses Geschehen als Ausdruck einer Temperaturveränderung deuten, wird der Vorgang be-deutungsvoll. Wenn Menschen aufhören, die Ereignisse in dieser Welt und ihren eigenen Schicksalslauf zu deuten, sinkt ihr Dasein in die Bedeutungslosigkeit und Sinnlosigkeit. Um etwas deuten zu können, braucht man einen Bezugsrahmen, der außerhalb jener Ebene ist, innerhalb der das zu Deutende sich manifestiert. So werden die Abläufe dieser materiellen und formalen Welt erst deutbar, wenn man ein metaphysisches Bezugssystem heranzieht. Erst wenn die sichtbare Welt der Formen »zum Gleichnis wird« (Goethe), wird sie für den Menschen bedeutungsvoll und sinnvoll. So wie Buchstabe und Zahl formale Träger einer dahinterliegenden Idee sind, so ist alles *Sichtbare,* alles Konkrete und Funktionale lediglich Ausdruck einer Idee und somit Mittler zum Unsichtbaren. Verkürzt können wir diese beiden Bereiche auch Form und Inhalt nennen. In der Form drückt sich der Inhalt aus, und dadurch werden die Formen *be-deutungs-voll.* Schriftzeichen, die keine Ideen und keine Bedeutung vermitteln, bleiben für uns sinnlos und leer. Daran könnte auch die exakteste Analyse der Zeichen nichts ändern. Deutlich und jedem verständlich ist dieser Zusammenhang auch in der Kunst. Der Wert eines Gemäldes gründet nicht in der Qualität der Leinwand und der Farben, sondern die materiellen Bestandteile des Bildes sind lediglich Träger und Vermittler einer Idee eines inneren Bildes des Künstlers. Leinwand und Farbe ermöglichen dabei die Sichtbarwerdung des sonst Unsichtbaren und sind so physischer Ausdruck eines metaphysischen Inhaltes.

Diese einfachen Beispiele waren der Versuch, eine Verständnisbrücke zu der Methode dieses Buches zu schlagen, die Themen Krankheit und Heilung *deutend* zu betrachten. Damit verlassen wir eindeutig und absichtlich das Gelände der »wissenschaftlichen Medizin«. Wir erheben keinen Anspruch auf »Wissenschaftlichkeit«, da unser Ausgangspunkt ein ganz anderer ist – woraus auch folgt, daß wissenschaftliche Argumentation oder Kritik unsere Betrachtungsweise niemals treffen kann. Wir verlassen deshalb absichtlich den wissenschaftlichen Rahmen, da dieser sich ja gerade auf die funktionale Ebene beschränkt und somit gleichzeitig verhindert, Bedeutung und Sinnhaftigkeit transparent werden zu lassen. Ein solches Vorgehen wendet sich nicht an eingefleischte Rationalisten und Materialisten, sondern an Menschen, die bereit sind, die verschlungenen und keinesfalls immer logischen Pfade menschlichen Bewußtseins zu verfolgen. Gute Hilfsmittel auf einer solchen Reise durch die menschliche Seele sind bildhaftes Denken, Phantasie, Assoziation, Ironie und ein Ohr für die Hintergründe der Sprache. Nicht zuletzt erfordert unser Weg die Fähigkeit, Paradoxien und Ambivalenz ertragen zu können, ohne sofort durch Vernichtung des einen Poles Eindeutigkeit erzwingen zu müssen.

In der Medizin wie auch im Volksmund spricht man von den verschiedensten *Krankheiten.* Diese sprachliche Schlamperei zeigt sehr deutlich das verbreitete Mißverständnis, dem der Begriff *Krankheit* unterliegt. Krankheit ist ein Wort, das man eigentlich nur im Singular verwenden kann - der Plural *Krankheiten* ist genauso sinnlos wie der Plural von Gesundheit: *Gesundheiten.* Krankheit und Gesundheit sind singuläre Begriffe, da sie sich auf eine Zustandsform des Menschen beziehen und nicht, wie im heutigen Sprachgebrauch üblich, auf Organe oder Körperteile. Der Körper ist niemals krank oder gesund, da in ihm lediglich die Informationen des Bewußtseins zum Ausdruck kommen. Der Körper tut nichts aus sich selbst heraus, wovon sich jeder durch die Betrachtung einer Leiche selbst überzeugen kann. Der Körper eines lebenden Menschen verdankt seine Funktion ja gerade jenen beiden immateriellen Instanzen, die wir meist Bewußtsein (Seele) und Leben (Geist) nennen. Das Bewußtsein stellt dabei die Information dar, die sich im Körper manifestiert und in die Sichtbarkeit transponiert wird. Bewußtsein verhält sich zum Körper wie ein Radioprogramm zum Empfänger. Da das Bewußtsein eine nichtmaterielle, eigenständige Qualität darstellt, ist es natürlich weder ein Produkt des Körpers, noch von dessen Existenz abhängig.

Was immer im Körper eines Lebewesens geschieht, ist

Ausdruck einer entsprechenden Information bzw. Verdichtung eines entsprechenden Bildes (Bild heißt griechisch eidolon und entspricht damit auch dem Begriff der »Idee«). Wenn Puls und Herz einem bestimmten Rhythmus folgen, die Körpertemperatur eine konstante Wärme einhält, die Drüsen Hormone ausschütten oder Antigene gebildet werden, so sind diese Funktionen nicht aus der Materie selbst heraus zu erklären, sondern sämtlich abhängig von einer entsprechenden Information, deren Ausgangspunkt das Bewußtsein ist. Wenn die verschiedenartigen körperlichen Funktionen in einer bestimmten Weise zusammenspielen, entsteht ein Muster, das wir als harmonisch empfinden und deshalb *Gesundheit* nennen. Entgleist eine Funktion, so gefährdet sie mehr oder weniger die gesamte Harmonie, und wir sprechen von *Krankheit*.

Krankheit bedeutet also ein Verlassen einer Harmonie bzw. die In-Frage-Stellung einer bisher ausbalancierten Ordnung (wir werden später sehen, daß, unter einem anderen Gesichtswinkel betrachtet, Krankheit eigentlich die Herstellung eines Gleichgewichts ist). Die Störung der Harmonie findet aber im Bewußtsein auf der Ebene der Information statt und *zeigt* sich lediglich im Körper. Der Körper ist somit die Darstellungs- oder Verwirklichungsebene des Bewußtseins und damit auch aller Prozesse und Veränderungen, die im Bewußtsein ablaufen. So, wie die gesamte materielle Welt nur die Bühne ist, auf der das Spiel der Urbilder Gestalt annimmt und so zum *Gleichnis* wird, so ist analog auch der materielle Körper die Bühne, auf der die Bilder des Bewußtseins zum Ausdruck drängen. Gerät daher ein Mensch in seinem Bewußtsein ins *Ungleichgewicht*, so wird dies in seinem Körper als Symptom *sichtbar* und erlebbar. Deshalb ist es irreführend, zu behaupten, der Körper wäre krank – krank kann immer nur der Mensch sein –, doch dieses *Kranksein* zeigt sich im Körper als Symptom. (Bei der Aufführung einer Tragödie ist nicht die Bühne tragisch, sondern das Stück!)

Symptome gibt es viele – doch sie alle sind Ausdruck des einen und immer gleichen Geschehens, das wir *Krankheit* nennen und das sich immer im Bewußtsein eines Menschen ereignet. So wie der Körper ohne Bewußtsein nicht leben kann, kann er ohne Bewußtsein auch nicht »krank« werden. An dieser Stelle dürfte auch verständlich werden, daß wir die heute übliche Einteilung in somatische, psychosomatische, psychische und geistige Krankheiten nicht übernehmen. Ein solches Konzept ist eher geeignet, das Verstehen von Krankheit zu verhindern, als es zu erleichtern.

Unsere Betrachtungsweise entspricht in etwa dem psychosomatischen Modell, jedoch mit dem Unterschied, daß wir diese Sicht auf *alle* Symptome anwenden und keine Ausnahmen zulassen. Die Unterscheidung »somatisch«/»psychisch« kann man bestenfalls auf die Ebene beziehen, auf der sich ein Symptom manifestiert – ist aber unbrauchbar, um *Krankheit* zu lokalisieren. Der altertümliche Begriff der *Geisteskrankheiten* ist vollends irreführend, da der *Geist* niemals *erkranken* kann – vielmehr handelt es sich bei dieser Gruppe ausschließlich um Symptome, die sich auf der psychischen Ebene, also im Bewußtsein eines Menschen manifestieren.

So werden wir hier versuchen, ein einheitliches Bild der Krankheit zu entwickeln, das die Unterscheidung »somatisch«/»psychisch« bestenfalls auf die dominante Ausdrucksebene des Symptoms bezieht.

Mit der begrifflichen Unterscheidung zwischen Krankheit (Bewußtseinsebene) und Symptom (Körperebene) verlagert sich unsere Betrachtung von Krankheit zwangsläufig weg von der uns geläufigen Analyse des Körpergeschehens hin zu einer heute in diesem Zusammenhang noch keineswegs geläufigen oder gewohnten Betrachtung der psychischen Ebene. Wir handeln somit wie ein Kritiker, der ein schlechtes Theaterstück nicht durch Analyse und Veränderung der Kulissen, der Requisiten und der Schauspieler zu verbessern versucht, sondern gleich das Stück selbst betrachtet.

Manifestiert sich im Körper eines Menschen ein Symptom, so zieht dies (mehr oder minder) die Aufmerksamkeit auf sich und unterbricht dadurch oft jäh die bisherige Kontinuität des Lebensweges. Ein Symptom ist ein Signal, das Aufmerksamkeit, Interesse und Energie auf sich lenkt und damit den üblichen Gleichlauf in Frage stellt. Ein Symptom erzwingt von uns Beachtung – ob wir nun wollen oder nicht. Diese als von *außen* kommende Unterbrechung empfinden wir als Störung und haben deshalb meist nur ein Ziel: das Störende *(die Störung)* wieder zum Verschwinden zu bringen. Der Mensch will sich nicht stören lassen – und damit beginnt der Kampf gegen das Symptom. Auch Kampf ist Beschäftigung und Hinwendung – und so erreicht das Symptom immer, daß wir uns mit ihm beschäftigen.

Seit Hippokrates versucht die Schulmedizin, den Kranken einzureden, daß ein Symptom ein mehr oder minder zufälliges Ereignis sei, dessen *Ursache* in funktionalen Abläufen zu suchen sei, die zu erforschen man sehr bemüht ist. Die Schulmedizin vermeidet es sorgfältig, das Symptom zu *deuten,* und verbannt somit Symptom wie Krankheit in die Bedeutungslosigkeit. Doch damit verliert das *Signal* seine eigentliche Funktion – aus den Symptomen wurden Signale ohne Bedeutung.

Benutzen wir zur Verdeutlichung einen Vergleich: Ein Auto besitzt verschiedene Kontrollampen am Armaturenbrett, die nur dann aufleuchten, wenn irgendeine wichtige Funktion des Autos nicht mehr gesetzmäßig funktioniert. Leuchtet nun im konkreten Fall während einer Fahrt ein solches Lämpchen auf, so sind wir hierüber keineswegs erfreut. Wir fühlen uns von diesem Signal aufgefordert, unsere Fahrt abzubrechen. Trotz unserer verständlichen Beunruhigung wäre es aber dumm, auf das Lämpchen böse zu sein; schließlich informiert es uns über einen Vorgang, den wir sonst gar nicht so schnell wahrgenommen hätten, da er für uns in einem »unsichtbaren« Bereich liegt. So nehmen wir nun das Aufleuchten des Lämpchens als Anstoß, einen Automechaniker zu rufen mit dem Ziel, daß nach dessen Intervention das Lämpchen nicht mehr leuchtet und wir ruhig weiterfahren können. Doch wir wären sehr erbost, würde der Mechaniker dieses Ziel verwirklichen, indem er lediglich die Birne des Lämpchens entfernt. Zwar brennt das Lämpchen nun nicht mehr – und das wollten wir eigentlich auch –, aber der Weg, der zu diesem Ergebnis führte, ist uns zu vordergründig. Wir halten es für sinnvoller, das Leuchten des Lämpchens überflüssig zu machen, anstatt es an seinem Leuchten zu hindern. Dazu allerdings müßte man den Blick vom Lämpchen lösen und auf dahinterliegende Bereiche richten, um herausfinden zu können, was eigentlich nicht *in Ordnung* ist. Das Lämpchen wollte durch sein Leuchten ja lediglich hinweisen und uns zum Fragen veranlassen.

Was in diesem Beispiel das Kontrollämpchen war, ist bei unserem Thema das Symptom. Was immer sich in unserem Körper als Symptom manifestiert, ist sichtbarer Ausdruck eines unsichtbaren Prozesses und möchte durch seine Signalfunktion unseren bisherigen Weg unterbrechen, darauf hinweisen, daß etwas nicht *in Ordnung* ist, und uns zum Hinterfragen veranlassen. Auch hier ist es dumm, auf das Symptom *böse zu sein,* und geradezu absurd, das Symptom ausschalten zu wollen, indem man seine Manifestation unmöglich macht. Das Symptom darf nicht verhindert, sondern muß überflüssig gemacht werden. Dazu muß man allerdings auch hier seinen Blick vom Symptom abwenden und *tiefer* blicken, will man verstehen lernen, auf was das Symptom hinweisen will.

Doch in der Unfähigkeit zu diesem Schritt liegt das Problem der Schulmedizin – sie ist zu sehr von den Symptomen fasziniert. Deshalb setzt sie ja Symptom und Krankheit gleich, d. h., sie kann Form und Inhalt nicht trennen.

So behandelt man mit viel Aufwand und technischem Können Organe und Körperteile – doch nie den Menschen, der krank ist. Man jagt dem Ziele nach, irgendwann einmal alle Symptome am Auftreten hindern zu können, ohne dieses Konzept nach Möglichkeit und Sinnhaftigkeit zu hinterfragen. Es ist erstaunlich, wie wenig die Realität in der Lage ist, die euphorische Jagd nach diesem Ziel zu ernüchtern. Schließlich hat die Zahl der Kranken seit dem Aufkommen der sogenannten modernen, wissenschaftlichen Medizin nicht einmal um einen Bruchteil eines einzigen Prozentes abgenommen. Es gibt seit eh und je gleich viel Kranke – nur die Symptome haben sich gewandelt. Diese ernüchternde Tatsache versucht man durch Statistiken zu vernebeln, die sich nur auf bestimmte Symptomgruppen beziehen. So verkündet man beispielsweise stolz den Sieg über die Infektionskrankheiten, ohne gleichzeitig zu erwähnen, welche Symptome in diesem Zeitraum an Bedeutung und Häufigkeit zugenommen haben.

Ehrlich wird eine Betrachtung erst, wenn man statt Symptomen das »Kranksein an sich« betrachtet – und das hat bisher nicht abgenommen und wird mit Sicherheit auch in Zukunft nicht abnehmen. Kranksein wurzelt ebenso tief wie der Tod im menschlichen Sein und läßt sich nicht mit ein paar harmlosen, funktionalen Tricks aus der Welt schaffen. Würde man Krankheit und Tod in ihrer Größe und Würde begreifen, so könnte man auch vor diesem Hintergrund sehen, wie lächerlich unsere hybriden Bemühungen sind, sie mit unseren Kräften zu bekämpfen. Vor einer solchen Desillusionierung kann man sich natürlich schützen, indem man Krankheit und Tod zu einer bloßen Funktion herabargumentiert, damit man weiterhin an die eigene Größe und Vollmacht glauben kann.

Fassen wir noch einmal zusammen: Krankheit ist ein Zustand des Menschen, der darauf hinweist, daß der Mensch in seinem Bewußtsein nicht mehr *in Ordnung* bzw. *in Harmonie* ist. Dieser Verlust eines inneren Gleichgewichts manifestiert sich im Körper als Symptom. Das Symptom ist somit Signal und Informationsträger, denn es unterbricht durch sein Auftreten den bisherigen Fluß unseres Lebens und zwingt uns, dem Symptom Beachtung zu schenken. Das Symptom signalisiert uns, daß wir als *Mensch*, als *Seelenwesen* krank sind, d. h. aus dem Gleichgewicht der innerseelischen Kräfte geraten sind. Das Symptom informiert uns darüber, daß uns *etwas fehlt.* »Was fehlt Ihnen?« fragte man früher einen Kranken – doch dieser antwortete immer mit dem, was er hatte: »Ich habe Schmerzen.« Heute ist man dazu übergegangen, gleich zu fragen: »Was haben Sie?« Diese beiden polaren Fragestellungen »Was fehlt Ihnen?« und »Was haben Sie?« sind bei näherer Betrachtung sehr aufschlußreich. Beide treffen für einen Kranken zu. Einem Kranken fehlt immer etwas, und zwar in seinem Bewußtsein – würde ihm nichts fehlen, wäre er ja *heil*, d. h. ganz und vollkommen. Wenn ihm jedoch etwas zum Heil fehlt, dann ist er un-heil, krank. Dieses Kranksein zeigt sich im Körper als Symptom, das man hat. So ist das, was man hat, Ausdruck dafür, daß *etwas fehlt.* Es fehlt an Bewußtheit, dafür hat man ein Symptom.

Hat ein Mensch einmal den Unterschied zwischen Krankheit und Symptom begriffen, so ändert sich schlagartig seine Grundhaltung und sein Umgang mit Krankheit. Er betrachtet nicht länger das Symptom als seinen großen Feind, dessen Bekämpfung und Vernichtung sein höchstes Ziel ist, sondern entdeckt im Symptom einen Partner, der ihm helfen kann, das *ihm Fehlende* zu finden und so das eigentliche Kranksein zu überwinden. Jetzt wird das Symptom zu einer Art Lehrer, der hilft, uns um unsere eigene Entwicklung und Bewußtwerdung zu kümmern, und der auch viel Strenge und Härte zeigen kann, wenn wir dieses, unser oberstes Gesetz mißachten. Krankheit kennt nur ein Ziel: uns heil werden zu lassen.

Das Symptom kann uns sagen, was uns auf diesem Weg

noch fehlt – doch das setzt voraus, daß wir die Sprache der Symptome verstehen. Die Sprache der Symptome wieder zu erlernen, ist Aufgabe dieses Buches. Wir sagen *wieder zu erlernen*, da diese Sprache seit alters existiert und deshalb nicht erfunden, sondern lediglich wieder ge-funden werden muß. Unsere ganze Sprache ist *psychosomatisch*, das meint, sie weiß um die Zusammenhänge zwischen Körper und Psyche. Lernen wir wieder, in diese *Doppelbödigkeit* unserer Sprache hineinzulauschen, dann werden wir sehr bald unsere Symptome reden hören und auch verstehen können. Unsere Symptome haben uns mehr und Wichtigeres zu sagen als unsere Mitmenschen, denn sie sind intimere Partner, gehören ganz uns und sind die einzigen, die uns wirklich kennen.

Dadurch entsteht allerdings eine Ehrlichkeit, die nicht ganz leicht zu ertragen ist. Unser bester Freund würde es niemals wagen, uns unsere Wahrheit so ungeschminkt und ehrlich ins Gesicht zu sagen, wie dies die Symptome immer tun. Kein Wunder also, daß wir die Sprache der Symptome verlernt haben – denn unehrlich lebt es sich immer angenehmer! Doch durch das bloße *Weg-hören* und *Nicht-Verstehen* verschwinden die Symptome nicht. Wir beschäftigen uns mit ihnen auf irgendeine Weise immer. Wagen wir es, auf sie zu hören und mit ihnen in Kommunikation zu gehen, so werden sie zu einem unbestechlichen Lehrer auf dem Weg zur wahren Heilung. Indem sie uns sagen, was uns eigentlich fehlt, indem sie uns mit dem Thema bekannt machen, das wir noch bewußt integrieren müssen, geben sie uns die Chance, durch Lernprozesse und Bewußtwerdung die Symptome in sich selbst überflüssig zu machen.

Hier liegt der Unterschied zwischen *Krankheit bekämpfen* und *Krankheit transmutieren.* Heilung entsteht ausschließlich aus einer transmutierten Krankheit und niemals aus einem besiegten Symptom, denn Heilung setzt bereits vom sprachlichen Verständnis voraus, daß der Mensch *heiler*, das meint, *ganzer, vollkommener* geworden ist (die nicht erlaubte Steigerung von *ganz* meint hier so viel wie *der Ganzheit näher gekommen* – das Wort *heil* läßt eine Steigerung genausowenig zu). Heilung meint immer eine Annäherung ans Heil, an jene Ganzheit des Bewußtseins, die man auch Erleuchtung nennt. Heilung geschieht durch Angliederung des *Fehlenden* und ist somit ohne eine Bewußtseinserweiterung nicht möglich. Krankheit und Heilung sind Begriffspaare, die sich nur auf das Bewußtsein beziehen und auf den Körper nicht anwendbar sind – ein Körper kann weder krank noch heil sein. In ihm können sich nur die entsprechenden Bewußtseinszustände widerspiegeln.

Allein an diesem Punkt kann eine eventuelle Kritik an der Schulmedizin ansetzen. Sie spricht von Heilung, ohne jener Ebene, auf der allein Heilung möglich ist, Beachtung zu schenken. Es ist nicht unsere Absicht, das Handeln der Medizin selbst zu kritisieren, solange sie damit keinen Heilungsanspruch verbindet. Medizinisches Handeln beschränkt sich auf rein funktionale Maßnahmen, und als solche sind sie weder gut noch schlecht, sondern mögliche Interventionen auf der materiellen Ebene. Auf dieser Ebene ist die Medizin teilweise ja erstaunlich gut; ihre Methoden in Bausch und Bogen zu verteufeln, ist ein Schritt, den man bestenfalls für sich selbst, niemals aber für andere machen kann. Dahinter steht nämlich das Problem, wie weit man bereit ist zu versuchen, durch funktionale Maßnahmen die Welt zu verändern, oder ob man ein solches Vorgehen als Illusion für sich entlarvt hat. Wer das Spiel durchschaut hat, braucht es nicht unbedingt mehr mitzuspielen (... wogegen jedoch auch nichts spricht!), hat aber kein Recht, es deswegen, weil er es eventuell selbst nicht mehr braucht, anderen zu entziehen – denn auch die Auseinandersetzung mit einer Illusion bringt letztlich weiter!

Es geht uns also weniger darum, was man tut, als um die Bewußtheit über das, was man tut. Wer unseren Standpunkt bisher verstanden hat, wird an dieser Stelle bemerken, daß sich unsere Kritik natürlich genauso auf die Naturheilkunde bezieht wie auf die Schulmedizin, denn auch die Naturheilkunde versucht, über funktionale Maßnahmen »Heilung« herbeizuführen, versucht, Krankheit zu verhindern, und redet einem *gesunden Leben* das Wort. Die Philosophie ist hier die gleiche wie in der Schulmedizin, lediglich die Methoden sind etwas *ungiftiger* und *natürlicher.* (Eine Ausnahme bildet die Homöopathie, die ja weder zur Schulmedizin noch zur Naturheilkunde gehört.)

Der Weg des Menschen ist der Weg aus dem Unheil zum Heil - aus der Krankheit zur Heilung und Heiligung. Krankheit ist nicht eine versehentliche - und daher unliebsame Störung - auf dem Weg, sondern Krankheit ist selbst der Weg, auf dem der Mensch dem Heil entgegenwandert. Je bewußter wir den Weg betrachten, um so besser kann er seinen Zweck erfüllen. Unsere Absicht ist nicht, Krankheit zu bekämpfen, sondern sie zu benützen; um das allerdings tun zu können, müssen wir noch etwas weiter ausholen.

2.
Polarität und Einheit

Jesus sagte zu ihnen:
Wenn ihr die zwei zu eins macht und wenn ihr das Innere wie das Äußere macht und das Äußere wie das Innere und das Obere wie das Untere und wenn ihr das Männliche und das Weibliche zu einem Einzigen macht, damit das Männliche nicht männlich und das Weibliche nicht weiblich ist, wenn ihr Augen anstelle eines Auges macht und eine Hand anstelle einer Hand und einen Fuß anstelle eines Fußes, ein Bild anstelle eines Bildes, dann werdet ihr ins Reich eingehen.

Thomas-Evangelium Log. 22

Wir fühlen uns gezwungen, auch in diesem Buch ein Thema wieder aufzugreifen, das bereits in »Schicksal als Chance« behandelt wurde – das Problem der Polarität. Auf der einen Seite möchten wir langweilige Wiederholungen vermeiden, auf der anderen Seite ist das Verständnis der Polarität unabdingbare Voraussetzung für alle weiteren Gedankengänge. Letztlich kann man wohl die Beschäftigung mit der Polarität schwer übertreiben, stellt sie doch das zentrale Problem unseres Daseins dar.

Indem der Mensch *Ich* sagt, grenzt er sich bereits ab von alldem, was er als *Nicht-Ich*, als *Du* empfindet – und mit diesem Schritt ist der Mensch ein Gefangener der Polarität. Sein Ich bindet ihn nun an die Welt der Gegensätze, die sich nicht nur in Ich und Du, sondern auch in innen und außen, Frau und Mann, gut und böse, richtig und falsch usw. aufspaltet. Das Ego des Menschen macht es ihm unmöglich, in irgendeiner Form Einheit oder Ganzheit wahrzunehmen, zu erkennen oder auch nur sich vorzustellen. Das Bewußtsein zerspaltet und zerlegt alles in Gegensatzpaare, die wir, wenn sie uns herausfordern, als Konflikt erleben. Sie zwingen uns, zu unterscheiden und dann eine Ent-scheidung zu treffen. Unser Verstand tut nichts anderes als ständig die Wirklichkeit in immer kleinere Stücke zu zerlegen (Analyse) und zwischen den Stücken zu unterscheiden (Unterscheidungsvermögen). So sagt man dann *Ja* zum einen und gleichzeitig *Nein* zu seinem Gegenstück – denn »Gegensätze schließen sich ja bekanntlich aus«. Doch mit jedem *Nein*, mit jedem Ausschluß zementieren wir unser *Un-heil-sein*, denn um *heil zu sein*, dürfte uns ja nichts mehr fehlen. Vielleicht wird hier bereits spürbar, wie eng das Thema Krankheit–Heilung mit der Polarität verbunden ist – man kann noch deutlicher formulieren: Krankheit ist Polarität, Heilung ist Überwindung von Polarität.

Hinter der Polarität, die wir als Mensch vorfinden, steht Einheit, jenes alles umfassende Eine, in dem die *Gegensätze* noch ununterschieden ruhen. Man nennt diesen Seinsbereich auch das *All*, das per definitionem *alles* umschließt, weshalb es nichts außerhalb dieser Einheit, dieses Alls geben kann. In der Einheit gibt es weder Veränderung, noch Wandlung oder Entwicklung, denn die Einheit unterliegt nicht der Zeit noch dem Raum. Die All-Einheit ist in ewiger Ruhe; sie ist reines Sein, ohne Form und ohne Aktivität. Es sollte auffallen, daß alle Aussagen über die Einheit negativ formuliert werden müssen, d. h. lediglich etwas verneinen: ohne Zeit, ohne Raum, ohne Veränderung, ohne Grenze.

Jede positive Aussage stammt aus unserer gespaltenen Welt und ist deshalb auf die Einheit nicht anwendbar. Aus dem Blickwinkel unseres polaren Bewußtseins erscheint deshalb die Einheit als *Nichts*. Diese Formulierung ist richtig, doch erzeugt sie bei uns Menschen häufig falsche Assoziationen. Besonders westliche Menschen reagieren meistens mit Enttäuschung, wenn sie beispielsweise erfahren, daß der in der buddhistischen Philosophie angestrebte Bewußtseinszustand des »Nirwana« so viel wie *Nichts* (wörtlich: verlöschen) bedeutet. Das Ego des Menschen möchte immer etwas haben, was außerhalb von ihm liegt, und begreift höchst ungern, daß es lediglich verlöschen muß, um *eins mit allem* zu sein. In der Einheit fällt *Alles* und *Nichts* in eins zusammen. Das *Nichts* verzichtet auf jegliche Manifestation und Abgrenzung und entgeht damit der Polarität. Der Urgrund allen Seins ist das Nichts (das ain Soph der Kabbalisten, das Tao der Chinesen, das Neti-Neti der Inder). Es ist das einzige, was wirklich existiert, ohn' Anfang und ohn' Ende, von Ewigkeit zu Ewigkeit.

Auf diese Einheit können wir hinweisen, aber wir können sie uns nicht vorstellen. Die Einheit ist die Polarität zur Polarität und daher gedanklich zwingend – ja, sie ist sogar bis zu einem gewissen Grade für den Menschen erfahrbar und erlebbar, wenn er durch bestimmte Übungen oder Meditationstechniken die Fähigkeit entwickelt, wenigstens kurzfristig die Polarität seines Bewußtseins zu einen. Doch immer entzieht sie sich einer sprachlichen Beschreibung oder gedanklichen Analyse, denn unser Denken braucht ja gerade als Voraussetzung die Polarität. Erkenntnis ist ohne Polarität, ohne die Spaltung in Subjekt und Objekt, in Erkennenden und Erkanntes nicht möglich. In der Einheit gibt es keine Erkenntnis, nur Sein. In der Einheit hört alle Sehnsucht, alles Wollen und Streben, alle Bewegung auf – denn es gibt kein *Außen* mehr, nach dem man sich sehnen könnte. Es ist die alte Paradoxie, daß man nur im *Nichts* die Fülle finden kann.

Wenden wir uns wieder dem Bereich zu, der für uns mit Sicherheit direkt erfahrbar ist. Wir alle besitzen ein polares Bewußtsein, das dafür sorgt, daß uns die Welt polar erscheint. Es ist wichtig, sich einzugestehen, daß nicht die Welt polar ist, sondern unser Bewußtsein, durch welches wir die Welt erfahren. Betrachten wir die Gesetze der Polarität an einem konkreten Beispiel wie dem Atem, der dem Menschen die Grunderfahrung der Polarität vermittelt. Einatemstrom und Ausatemstrom wechseln sich ständig ab und bilden so einen Rhythmus. Rhythmus ist aber nichts anderes als der ständige Wechsel zweier Pole. Rhythmus ist das Grundmuster allen Lebens. Das gleiche meint die Physik mit der Aussage, daß sich alle Erscheinungen auf Schwingungen reduzieren lassen. Zerstört man Rhythmus, zerstört man Leben, denn Leben ist Rhythmus. Wer sich weigert, auszuatmen, kann auch nicht mehr einatmen. Daran sehen wir, daß der Einatemstrom vom Ausatemstrom lebt und ohne seinen Gegenpol nicht existenzfähig ist. Ein Pol lebt vom anderen Pol. Nehmen wir einen Pol weg, verschwindet auch der andere. So entsteht Elektrizität aus der Spannung zwischen zwei Polen – nehmen wir einen Pol weg, verschwindet die Elektrizität ganz.

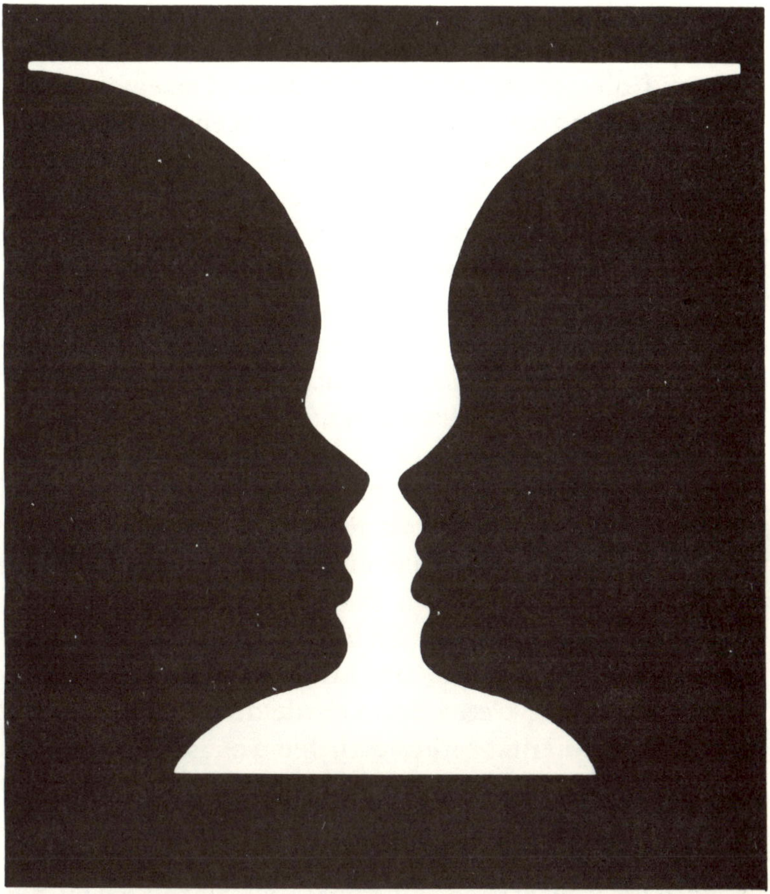

Oben steht ein altbekanntes Vexierbild, an dem jeder selbst gut das Problem der Polarität nachempfinden kann. Die Polarität lautet hier: Vordergrund/Hintergrund, oder konkret: Gesichter/Vase. Welche Gestalt ich von den beiden Möglichkeiten wahrnehme, ist davon abhängig, ob ich die weiße oder die schwarze Fläche zum Hintergrund mache. Interpretiere ich die schwarze Fläche als Hintergrund, wird die weiße Fläche Vordergrund, und ich sehe eine Vase. Diese Wahrnehmung kippt, wenn ich die weiße Fläche zum Hintergrund mache, denn dann sehe ich die schwarze Fläche als Vordergrund, und es zeigen sich zwei Gesichter im Profil. Uns kommt es bei diesem optischen Spiel auf die genaue Beobachtung dessen an, was in uns geschieht, wenn man wechselweise die Wahrnehmung kippen läßt. Die beiden Bildelemente Vase/Gesichter sind gleichzeitig im Bild vereint vorhanden, zwingen aber den Betrachter zu einer Entscheidung im Sinne des »Entweder«/»Oder«. *Entweder* wir sehen die Vase *oder* wir sehen die Gesichter. Wir können die beiden Aspekte dieses Bildes bestenfalls nacheinander wahrnehmen, aber es ist sehr schwierig, gleichzeitig beides gleichrangig wahrzunehmen.

Dieses optische Spiel ist eine gute Brücke zum Verständnis der Polarität. In diesem Bild ist der schwarze Pol abhängig vom weißen Pol und umgekehrt. Nimmt man dem Bild einen Pol weg (egal, ob schwarz oder weiß), so verschwindet das gesamte Bild mit beiden Aspekten. Auch hier lebt das Schwarz vom Weiß bzw. der Vordergrund vom Hintergrund, wie das Einatmen vom Ausatmen oder der Pluspol des Stromes vom Minuspol. Diese hohe Abhängigkeit zweier *Gegensätze* voneinander zeigt uns, daß hinter jeder Polarität offensichtlich eine Einheit steht, die wir Menschen mit unserem Bewußtsein nur nicht als Einheit in ihrer Gleichzeitigkeit erkennen und wahrnehmen können. So sind wir gezwungen, jede Wirklichkeitseinheit in zwei Pole zu zerlegen und diese nacheinander zu betrachten.

Dies ist übrigens die Geburtsstätte der *Zeit*, jener Täuscherin, die ihre Existenz ebenfalls nur der Polarität unseres Bewußtseins verdankt. Polaritäten entpuppen sich somit lediglich als zwei Aspekte ein und derselben Wirklichkeitseinheit, die wir nur nacheinander betrachten können. So ist es von unserem Standpunkt abhängig, welche der beiden Seiten der Medaille wir jeweils zu sehen bekommen. Polaritäten erscheinen nur dem oberflächlichen Betrachter als Gegensätze, die sich gegenseitig ausschließen – bei näherem Hinsehen zeigt sich, daß die Polaritäten zusammen eine Einheit bilden und in ihrer Existenz voneinander abhängig sind. Die Wissenschaft machte diese fundamentale Erfahrung erstmals bei der Erforschung des Lichtes.

Es gab zwei widerstreitende Meinungen über die Natur der Lichtstrahlen: Die eine formulierte die Wellentheorie, die andere die Korpuskeltheorie – beide Theorien schließen anscheinend einander aus. Wenn das Licht aus Wellen besteht, besteht es nicht aus Teilchen und umgekehrt – entweder–oder. In der Zwischenzeit weiß man, daß dieses »Entweder«/»Oder« eine falsche Fragestellung war. Das Licht ist sowohl Welle als auch Korpuskel. Diesen Satz möchte ich sogar nochmals umpolen: Das Licht ist weder Welle noch Korpuskel. Licht ist in seiner Einheit: Licht – und als solches für das polare menschliche Bewußtsein nicht erfahrbar. Dieses Licht offenbart sich lediglich dem Betrachter, abhängig davon, von welcher Seite er sich ihm nähert, einmal als Welle, das andere Mal als Teilchen.

Polarität ist wie eine Tür, die auf der einen Seite die Aufschrift *Eingang* und auf der anderen Seite die Aufschrift *Ausgang* trägt – es ist immer nur die *eine* Tür, aber, je nach der Seite, von der wir uns ihr nähern, sehen wir nur einen Aspekt ihres Seins. Durch diesen Zwang, Einheiten in Aspekte zerlegen zu müssen, die wir dann *nacheinander* betrachten müssen, entsteht *Zeit*, denn erst durch die Betrachtung mit einem polaren Bewußtsein wandelt sich die Gleichzeitigkeit des Seins in ein Nacheinander. So wie hinter der Polarität die Einheit steht, so steht hinter der Zeit die Ewigkeit. Bei dem Begriff *Ewigkeit* sollte man beachten, daß sie im metaphysischen Sinn *Zeitlosigkeit* meint und nicht, wie es die christliche Theologie mißverstand, ein langes, nicht endendes Zeitkontinuum.

Bei der Betrachtung alter Sprachen kann man ebenfalls

sehr gut nachvollziehen, wie unser Bewußtsein und Erkenntnisdrang ursprüngliche Einheiten in Gegensätze aufspaltet. Offensichtlich gelang es dem Menschen früherer Kulturen noch besser, hinter den Polaritäten die Einheit zu sehen, denn in den alten Sprachen besitzen viele Worte noch die Polarität. Erst in einer weiteren Entwicklung der Sprache begann man, meist durch Vokalverschiebung oder Dehnung, das ursprünglich ambivalente Wort eindeutig nur einem Pol zuzuordnen. (Schon Sigmund Freud schenkte diesem Phänomen Beachtung in seiner Schrift vom »Gegensinn der Urworte«!)

So können wir unschwer die gemeinsame Wurzel erkennen, die beispielsweise folgende lateinische Worte verbindet: *clamare* = schreien und *clam* = still oder *siccus* = trocken und *sucus* = der Saft; *altus* heißt nach wie vor sowohl hoch als auch tief. Im Griechischen heißt *pharmacon* sowohl Gift als auch Heilmittel. Im Deutschen sind die Worte *stumm* und *Stimme* verwandt, und im Englischen sehen wir die ganze Polarität in dem Wort *without*, was wörtlich *mitohne* bedeutet, jedoch nur noch dem einen der beiden Pole – nämlich *ohne* – zugeordnet wird. Inhaltlich noch näher an unser Thema führt uns die sprachliche Verwandtschaft von *bös* und *baß*. Das Wort *baß* ist althochdeutsch und meint so viel wie *gut*. Wir kennen dieses Wort nur noch in den beiden Verbindungen *fürbaß*, was *fürwahr* bedeutet und *baß erstaunt*, was man mit *sehr erstaunt* wiedergeben könnte. Zum gleichen Wortstamm gehört auch das englische *bad* = schlecht, ebenso wie unser deutsches Wort *Buße* und *büßen*. Dieses sprachliche Phänomen, daß ursprünglich für Gegenpole, wie z. B. *gut* und *böse* nur *ein* gemeinsames Wort benützt wurde, zeigt uns anschaulich die Gemeinsamkeit, die hinter jeder Polarität steht. Gerade die Gleichsetzung von *Gut* und *Böse* wird uns noch eingehend beschäftigen und kann vielleicht schon hier verdeutlichen, welche ungeheuren Konsequenzen das Verständnis des Themas »Polarität« hat.

Die Polarität unseres Bewußtseins erleben wir subjektiv in dem Wechsel zweier Bewußtseinszustände, die sich deutlich voneinander unterscheiden: Wachen und Schlafen. Diese beiden Bewußtseinszustände erleben wir als innere Entsprechungen der äußeren Tag-Nacht-Polarität in der Natur. So sprechen wir auch häufig von einem Tages- und einem Nachtbewußtsein oder von der Tag- und Nachtseite der Seele. Eng mit dieser Polarität ist auch die Unterscheidung in ein Oberbewußtsein und in ein Unbewußtes verbunden. So erleben wir tagsüber jenen Bereich des Bewußtseins, in dem wir des Nachts zu Hause sind und aus dem die Träume aufsteigen, als *unbewußt.* Das Wort *un-bewußt* ist genau betrachtet kein sehr glücklicher Begriff, denn die Vorsilbe *un* verneint das folgende *bewußt* (vgl. unhöflich, un-schuldig usw.), doch gerade die Verneinung trifft den Sachverhalt nicht. *Unbewußt* ist nicht das gleiche wie *bewußt-los.* Im Schlaf befinden wir uns lediglich in einem anderen *Bewußt-sein.* Von einem nicht vorhandenen Bewußtsein kann überhaupt nicht die Rede sein. Das *Unbewußte* ist also keine Abwesenheit von *Bewußt-sein,* sondern nur eine sehr einseitige Klassifizierung des Tagesbewußtseins, das feststellt, daß es da offensichtlich noch etwas gibt, zu dem es aber keinen Zugriff hat. Doch warum identifizieren wir uns eigentlich so selbstverständlich mit dem Tagesbewußtsein?

Seit der Verbreitung der Tiefenpsychologie sind wir es gewohnt, uns unser Bewußtsein als *geschichtet* vorzustellen und ein Oberbewußtsein von einem Unter- und Unbewußten zu unterscheiden.

Diese Gliederung in oben und unten ist zwar nicht zwingend, entspricht aber einem symbolischen Raumempfinden, das den Himmel und das Licht dem oberen, die Erde und die Finsternis dem unteren Pol des Raumes zuordnet. Wollten wir versuchen, ein solches Bewußtseinsmodell graphisch darzustellen, so könnte man folgende Figur entwerfen:

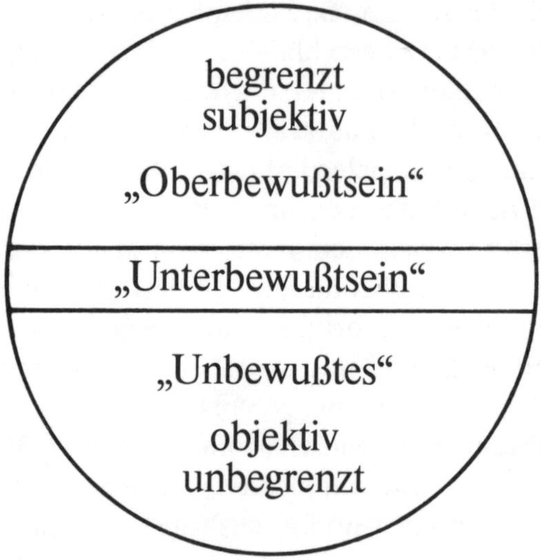

Der Kreis symbolisiert hierbei das eine allumfassende Bewußtsein, das grenzenlos und ewig ist. Die Kreisperipherie ist daher auch keine Grenze, sondern lediglich Symbol für das Allumfassende. Der Mensch ist hiervon durch sein *Ich* abgegrenzt, wodurch sein subjektives, begrenztes *Oberbewußtsein* entsteht. Er hat dadurch keinen Zugang zum *restlichen*, d. h. kosmischen Bewußtsein – es ist ihm un-bewußt (C. G. Jung nennt diese Schicht das »kollektive Unbewußte«). Die Trennlinie zwischen seinem Ich und dem übrigen »Meer des Bewußtseins« ist jedoch keine absolute – vielmehr könnte man sie als eine Art Membrane bezeichnen, die nach beiden Seiten hin durchlässig ist. Diese Membrane entspricht dem *Unterbewußtsein.* Es enthält sowohl Inhalte, die aus dem Oberbewußtsein abgesunken sind (Vergessen), als auch Inhalte, die vom Unbewußten aufsteigen, wie z. B. Ahnungen, große Träume, Intuition, Visionen.

Identifiziert sich ein Mensch sehr stark ausschließlich mit seinem Oberbewußtsein, so wird er die Durchlässigkeit des Unterbewußtseins möglichst herabsetzen, da die unbewußten Inhalte als fremd und daher Angst auslösend erlebt werden. Höhere Durchlässigkeit kann bis zu einer Art Medialität führen. Der Zustand der Erleuchtung oder des kosmischen Bewußtseins wäre aber erst dann erreicht, wenn man auf die Grenze verzichtet, so daß Ober- und Unbewußtes eins werden. Dieser Schritt allerdings ist gleichbedeutend mit der Vernichtung des Ichs, dessen Selbstverständnis in der Abgrenzung liegt. In der christlichen Terminologie wird dieser Schritt mit den Worten beschrieben: »Ich (Oberbewußtsein) und mein Vater (Unbewußtes) sind eins.«

Das menschliche Bewußtsein findet seinen körperlichen Ausdruck im Gehirn, wobei die typisch menschliche Unterscheidungsfähigkeit und Urteilskraft der Großhirnrinde zugeordnet wird. Kein Wunder, daß die Polarität des menschlichen Bewußtseins sich in der Anatomie des Großhirns als Signatur wiederfindet. Bekanntlich gliedert sich das Großhirn in zwei Hemisphären, die durch den sogenannten »Balken« (corpus callosum) miteinander verbunden sind. Die Medizin versuchte in der Vergangenheit, verschiedenen Symptomen, wie z. B. Epilepsie oder unerträglichen Schmerzen, dadurch zu begegnen, daß man diesen Balken chirurgisch durchschnitt und somit alle nervalen Verbindungsbahnen der beiden Hemisphären unterbrach (Commisurotomie).

So gewaltig dieser Eingriff anmutet, so zeigen sich doch nach einer solchen Operation auf Anhieb kaum nennenswerte Ausfälle. Auf diese Weise entdeckte man, daß offensichtlich die beiden Hemisphären zwei recht eigenständige Gehirne darstellen, die auch unabhängig voneinander ihre Arbeit tun können. Unterzog man jedoch die Patienten, bei denen die beiden Hemisphären getrennt worden waren, genaueren Testbedingungen, so zeigte sich immer deutlicher, daß sich beide Hemisphären in ihrer Eigenart und Zuständigkeit sehr deutlich unterscheiden. Wir wissen ja, daß sich die Nervenbahnen lateral überkreuzen und somit die rechte Körperhälfte des Menschen von der linken Gehirnhälfte innerviert wird und vice versa die linke Körperhälfte von der rechten Hemisphäre. Verbindet man solchem obengenannten Patienten die Augen und gibt ihm beispielsweise einen Korkenzieher in die linke Hand, so kann er diesen Gegenstand nicht benennen, d. h., er kann den Namen nicht finden, der zu diesem ertasteten Gegenstand gehört, aber es macht ihm keinerlei Schwierigkeit, ihn richtig anzuwenden. Diese Situation kehrt sich um, wenn man ihm den Gegenstand in die rechte Hand gibt: Nun weiß er den richtigen Namen, kennt aber den entsprechenden Gebrauch nicht.

Ebenso wie die Hände stehen auch Ohren und Augen jeweils mit der kontralateralen Hirnhälfte in Verbindung. In einem anderen Experiment wurden einer Patientin mit Balkentrennung verschiedene geometrische Figuren getrennt dem rechten und dem linken Auge dargeboten. Innerhalb dieser Serie wurde eine Aktaufnahme in das Sehfeld des linken Auges projiziert, so daß dieses Bild nur von der rechten Hirnhälfte wahrnehmbar war. Die Patientin errötete und kicherte, antwortete aber auf die Frage des Versuchsleiters, was sie gesehen habe: »Nichts, nur einen Lichtblitz«, und kicherte weiter. So führt das von der rechten Hemisphäre wahrgenommene Bild zwar zu einer Reaktion, kann aber gedanklich oder sprachlich nicht wahrgenommen und formuliert werden. Werden Gerüche nur dem linken Nasenloch zugänglich gemacht, findet zwar ebenfalls eine entsprechende Reaktion statt, jedoch kann der Patient den Geruch nicht bestimmen. Zeigt man einem Patienten ein zusammengesetztes Wort, wie z. B. Fußball, so, daß das linke Auge den ersten Teil »Fuß« und das rechte Auge den zweiten Teil »Ball« zu sehen bekommt, so liest der Patient lediglich »Ball«, da das Wort »Fuß« von der rechten Hirnhälfte sprachlich nicht analysiert werden kann.

Solche Experimente wurden in jüngster Zeit immer stärker ausgebaut und verfeinert und führten bis heute zu Erkenntnissen, die man etwa wie folgt zusammenfassen könnte: Beide Gehirnhälften unterscheiden sich deutlich in ihrem Funktions- und Leistungsbereich und in ihrer jeweiligen Zuständigkeit. Die linke Hemisphäre könnte man die »verbale Hemisphäre« nennen, denn sie ist zuständig für Logik und Struktur der Sprache, für Lesen und Schreiben. Sie schlüsselt alle Reize dieser Welt analytisch und rational auf, sie denkt also digital. So ist die linke Hirnhälfte auch für Zählen und Rechnen zuständig. Weiterhin ist das Zeitempfinden in der linken Hemisphäre zu Hause.

Alle hierzu polaren Fähigkeiten finden wir in der rechten Hirnhälfte: Statt Analyse finden wir hier die Fähigkeit zur ganzheitlichen Erfassung komplexer Zusammenhänge, Muster und Strukturen. So ermöglicht diese Hirnhälfte die Erfassung einer Ganzheit (Gestalt) aufgrund eines kleinen Teils (pars pro toto). Offensichtlich verdanken wir auch der rechten Hirnhälfte die Fähigkeit der Erfassung und Begriffsbildung von logischen Mengen (Oberbegriffe, Abstraktionen), die realiter nicht existieren. In der rechten Hälfte finden wir lediglich archaische Sprachformen, die statt einer Syntax eher Klangbildern und Assoziationen folgen. Sowohl Lyrik als auch die Sprache von Schizophrenen geben ein gutes Bild einer rechtshemisphärischen Sprache wieder. Hier ist auch das Analogiedenken und der Umgang mit Symbolen beheimatet. Die rechte Hälfte ist für den Bild- und Traumbereich der Seele zuständig und unterliegt nicht dem Zeitverständnis der linken Hemisphäre.

Je nach der Tätigkeit, die der Mensch gerade ausführt, ist jeweils eine der beiden Hemisphären dominant. So erzwingt logisches Denken, Lesen, Schreiben und Rechnen eine Dominanz der linken Hemisphäre, während bei Musikhören, Träumen, Imaginieren und Meditieren die rechte Hemisphäre in die Dominanz geht. Trotz der Dominanz jeweils einer Hirnhälfte stehen dem gesunden Menschen jederzeit auch die Informationen der subdominanten Hirnhälfte zur Verfügung, da über den Balken ein reger Informationsaustausch stattfindet. Die polare Spezialisierung der beiden Hemisphären deckt sich aber sehr genau mit uralten esoterischen Polaritätslehren. Im Taoismus nannte man die beiden Urprinzipien Yang (das männliche Prinzip) und Yin (das weibliche Prinzip), in die sich die Einheit des Tao spaltete. In der hermetischen Tradition wurde die gleiche Polarität durch die Symbole »Sonne« (männlich) und »Mond« (weiblich) ausgedrückt. Das chinesische Yang beziehungsweise die Sonne sind Symbole für das aktive, positive, männliche Prinzip, welches im psychologischen Bereich dem Tagesbewußtsein entspräche. Das Yin- oder Mondprinzip umfaßt das negative, weibliche, aufnehmende Prinzip und entspricht dem Unbewußten des Menschen.

Diese klassischen Polaritäten lassen sich zwanglos auch auf die Ergebnisse der Hirnforschung übertragen. So ist die linke Hemisphäre Yang männlich, aktiv, oberbewußt und entspricht dem Symbol der Sonne und so der Tagseite im Menschen. Die linke Hirnhälfte innerviert ja auch die rechte, d. h. die aktive bzw. männliche Seite des Körpers. Die rechte Hemisphäre ist Yin, negativ, weiblich. Sie entspricht dem Mondprinzip bzw. der Nachtseite oder dem Unbewußten im Menschen und innerviert dementsprechend die linke Körperhälfte des Menschen. Zur leichteren Überschaubarkeit sind nach der folgenden Abbildung die analogen Begriffe tabellarisch aufgelistet.

Einzelne moderne Strömungen in der Psychologie beginnen bereits, die alte, horizontale Topographie des Bewußtseins (Freud) um 90° zu kippen und die Begriffe *Oberbewußtsein* und *Unbewußtes* durch linke und rechte Hemisphäre zu ersetzen. Diese Umbenennung ist aber lediglich eine Formfrage und ändert an den Inhalten wenig, wie der Vergleich unserer jeweiligen Ausführungen zeigen dürfte. Sowohl die horizontale als auch die vertikale Topographie

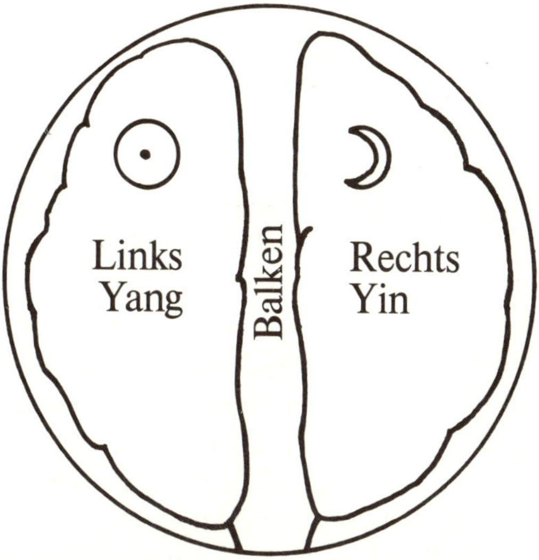

LINKS	*RECHTS*
Logik	Gestaltwahrnehmung
Sprache (Syntax, Grammatik)	Ganzheitserfassung
	Raumempfinden
	archaische Sprachformen
Verbale Hemisphäre:	
Lesen	Musik
Schreiben	Geruch
Rechnen	Muster
Zählen	
Aufschlüsselung der Umwelt	geschlossenes Weltbild
Digitales Denken	Analoges Denken
Lineares Denken	Symbolik
Zeitabhängigkeit	Zeitlosigkeit
Analyse	Holistik
	logische Mengen
Intelligenz	Intuition

☰	☷
YANG	*YIN*
+	–
Sonne	Mond
männlich	weiblich
Tag	Nacht
bewußt	unbewußt
Leben	Tod
LINKS	*RECHTS*
Aktivität	Passivität
elektrisch	magnetisch
sauer	alkalisch
rechte Körperhälfte	linke Körperhälfte
rechte Hand	linke Hand

ist nur eine Spezifikation des alten chinesischen Symbols, genannt »Tai Chi«, welches einen Kreis (Ganzheit, Einheit) in eine weiße und eine schwarze Hälfte unterteilt, die jeweils wieder einen gegenpolaren Keim (gegenfarbigen Punkt) enthalten. Die Einheit zerfällt gleichsam in unserem Bewußtsein in Polaritäten, welche sich gegenseitig ergänzen.

Es ist leicht einzusehen, wie *unheil* ein Mensch wäre, der nur eine der beiden Hirnhälften besäße; doch genauso *unheil* ist in Wirklichkeit das übliche, wissenschaftlich genannte Weltbild unserer Zeit, denn es ist das Weltbild der linken Hirnhälfte. Aus dieser einen Sicht gibt es natürlich *nur* das Rationale, Vernünftige, Analytisch-Konkrete, gibt es nur von Kausalität und Zeit abhängige Erscheinungsformen. Doch ein solches rationales Weltbild ist eben nur die halbe Wahrheit, denn sie ist die Sichtweise des halben Bewußtseins bzw. des halben Gehirns. All jene Bewußtseinsinhalte, die man so gerne als irrational, unvernünftig, versponnen, okkult und phantastisch abwertet, sind lediglich die gegenpolaren Fähigkeiten des Menschen, Welt zu betrachten.

Wie unterschiedlich diese beiden sich ergänzenden

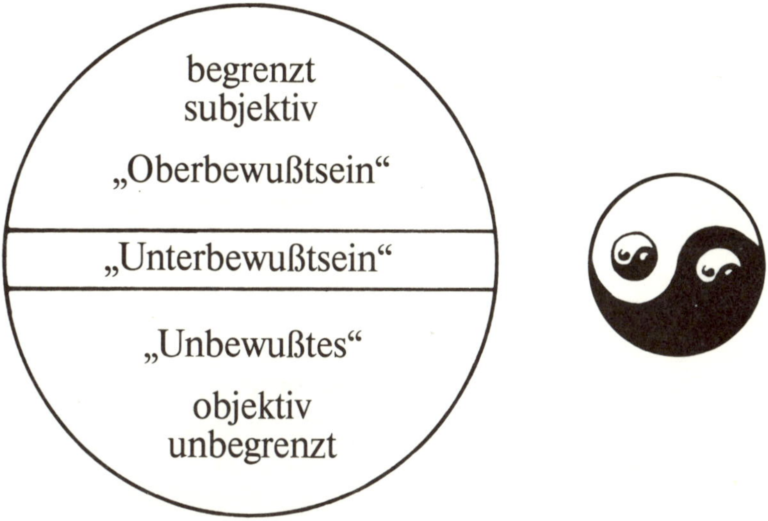

Horizontale Topographie des Bewußtseins

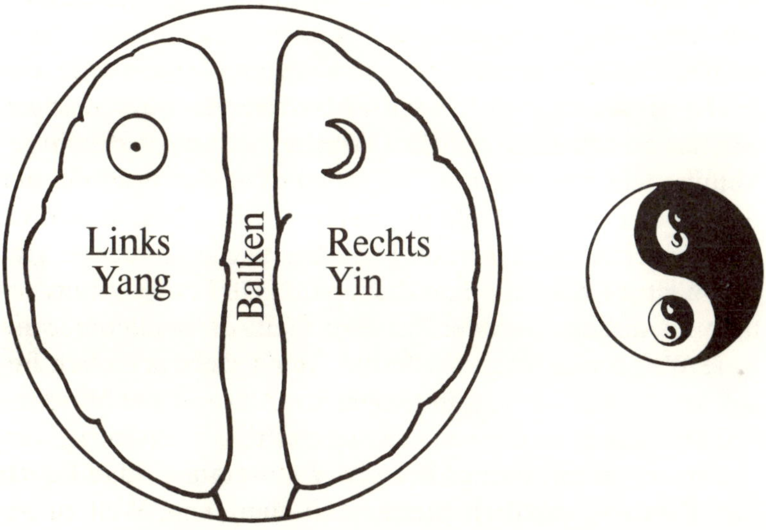

Vertikale Topographie des Bewußtseins

Standpunkte meistens bewertet werden, zeigt sich schon in dem Umstand, daß man bei der Erforschung der unterschiedlichen Fähigkeiten der beiden Hirnhälften sehr schnell die Leistungen der linken Seite erkannte und beschreiben konnte, lange Zeit aber über die Sinnhaftigkeit der rechten Hemisphäre rätselte, schien sie doch keine *vernünftigen Leistungen* zu produzieren. Die Natur schätzt die Leistungsfähigkeit der rechten, unvernünftigen Hälfte offenbar wesentlich höher ein, denn in einer lebensbedrohlichen Gefahrensituation schaltet sie automatisch von der Dominanz der linken Hälfte auf die Dominanz der rechten Hälfte um, da eine gefährliche Situation durch ein analytisches Vorgehen nicht adäquat bewältigt werden kann. Durch die Dominanz der rechten Hemisphäre wird dank des ganzheitlichen Begreifens der Lage noch die Möglichkeit geboten, ruhig und situationsadäquat zu handeln. Auf dieser Umschaltung beruht übrigens auch das altbekannte Phänomen des sogenannten *Lebensfilms.* In Todesnähe überblickt der Mensch noch einmal sein ganzes Leben bzw. erlebt alle Situationen seines Lebens noch einmal – ein gutes Beispiel für das, was wir oben die *Zeitlosigkeit* der rechten Hälfte nannten.

Die Bedeutung der Hemisphärentheorie liegt unserer Meinung nach darin, daß die Wissenschaft noch begreifen könnte, wie einseitig und halb ihr bisheriges Weltbild ist, und über die Beschäftigung mit der rechten Hemisphäre die Berechtigung und Notwendigkeit jener *anderen* Art, die Welt zu betrachten, sehen lernt. Gleichzeitig könnte man an diesem Beispiel das Polaritätsgesetz als das zentrale Weltgesetz begreifen lernen, doch meist scheitert ein solcher Schritt an der absoluten Unfähigkeit der Wissenschaft, analog zu denken (rechte Hälfte).

Uns sollte an diesem Beispiel noch einmal das Gesetz der Polarität deutlich werden: Einheit spaltet sich im menschlichen Bewußtsein polar auf. Die beiden Pole ergänzen (kompensieren) sich gegenseitig und benötigen daher zu ihrer Existenz ihren Gegenpol. Die Polarität bringt die Unfähigkeit mit sich, die beiden Aspekte einer Einheit gleichzeitig zu betrachten, und zwingt uns so zum *Nacheinander*, wodurch die Phänomene »Rhythmus«, »Zeit« und »Raum« entstehen. Will ein polares Bewußtsein Einheit sprachlich umschreiben, so kann es dies nur mit Hilfe einer Paradoxie. Der Vorteil, den uns die Polarität beschert, ist die Erkenntnisfähigkeit, welche ohne Polarität nicht möglich ist. Ziel und Sehnsucht eines polaren Bewußtseins ist es, sein durch die Zeit bedingtes *Un-heil-Sein* zu überwinden und wieder *heil*, d. h. *ganz* zu werden.

Jeder Heilsweg oder Ein-weihungsweg ist der Weg aus der Polarität in die Einheit. Der Schritt aus der Polarität in die Einheit ist eine so radikale, qualitative Veränderung, daß sie für das polare Bewußtsein schwer bis gar nicht vorstellbar ist. Alle metaphysischen Systeme, Religionen und esoterischen Schulen lehren einzig und allein diesen Weg aus der Zweiheit in die Einheit. Daraus ergibt sich bereits zwingend, daß all diese Lehren nicht an einer »Verbesserung dieser Welt« interessiert sind, sondern am »Verlassen dieser Welt«.

Genau dieser Punkt ist der große Ansatzpunkt für alle Kritiker und Gegner dieser Lehren. Sie weisen auf die Ungerechtigkeiten und Nöte dieser Welt hin und werfen den metaphysisch orientierten Lehren vor, wie unsozial und lieblos sie diesen Herausforderungen gegenüber wären, weil sie nur an ihrer eigenen, egoistischen Erlösung interessiert seien. Weltflucht und mangelndes Engagement heißen die Schlagworte der Kritik. Leider nehmen sich die Kritiker niemals die Zeit, eine Lehre erst einmal ganz zu begreifen, bevor sie sie bekämpfen, und so vermischt man vorschnell die eigenen Ansichten mit ein paar mißverstandenen Begriffen einer anderen Lehre und nennt diese Ungereimtheit dann »Kritik«.

Diese Mißverständnisse reichen weit zurück. Jesus lehrte allein diesen einen Weg, der aus der Zweiheit zur

Einheit führt – und er wurde nicht einmal von seinen eigenen Jüngern ganz verstanden (Johannes ist die Ausnahme). Jesus nannte die Polarität *diese Welt* und die Einheit *Himmelreich* oder *die Wohnung meines Vaters* oder auch ganz einfach *Vater.* Er betonte, daß *sein Reich* nicht von dieser Welt sei, und lehrte den Weg zum Vater. Doch alle seine Äußerungen wurden immer zuerst konkret und materiell verstanden und auf diese Welt bezogen. Das Johannes-Evangelium zeigt Kapitel für Kapitel diese Mißverständnisse: Jesus redet vom Tempel, den er in drei Tagen wieder aufbauen will – dabei denken die Jünger an den Tempel Jerusalems, er aber meint seinen Leib. Jesus redet mit Nikodemus von der Wiedergeburt im Geiste, doch dieser denkt an eine Kindsgeburt. Jesus erzählt der Frau am Brunnen vom Wasser des Lebens, sie denkt an Trinkwasser. Die Beispiele lassen sich beliebig fortsetzen, Jesus und seine Jünger haben gänzlich verschiedene Bezugspunkte. Jesus versucht, den Blick des Menschen auf die Bedeutung und Wichtigkeit der Einheit zu lenken, während seine Zuhörer sich krampfhaft und ängstlich an der polaren Welt festklammern. Wir kennen von Jesus keine einzige Aufforderung, die Welt zu verbessern und in ein Paradies umzugestalten – aber in jedem Satz versucht er, die Menschen zu ermutigen, den Schritt zu wagen, der zum Heil führt.

Doch dieser Weg löst zuerst immer Angst aus, denn er führt auch durch Leid und durch das Grauen hindurch. Welt läßt sich nur dadurch überwinden, daß man sie auf sich nimmt – Leid läßt sich nur dadurch vernichten, daß man es auf sich nimmt, denn Welt ist immer auch Leid. Esoterik lehrt nicht Weltflucht, sondern »Weltüberwindung«. Weltüberwindung ist aber nur ein anderes Wort für »Überwindung der Polarität«, die identisch ist mit der Aufgabe des Ichs, des Ego, denn Ganzheit erlangt nur jener, der sich nicht weiterhin durch sein Ich vom Sein abgrenzt. Es entbehrt deshalb nicht einer gewissen Ironie, wenn ein Weg, dessen Ziel die Vernichtung des Ego und die Verschmelzung mit allem ist, als »egoistischer Heilsweg« bezeichnet wird. Auch liegt die Motivation solcher Heilswege nicht in der Hoffnung auf ein »besseres Jenseits« oder eine »Belohnung für die Leiden dieser Welt« (»Opium fürs Volk«), sondern in der Einsicht, daß diese konkrete Welt, in der wir leben, nur dann einen Sinn bekommt, wenn sie einen außerhalb von ihr selbst liegenden Bezugspunkt hat.

Im Beispiel: Wenn man eine Schule besucht, für die es weder ein Ziel noch einen Abschluß gibt, in der man lernt nur um des Lernens willen, ohne Perspektive, ohne Ende, ohne Ziel, dann wird das Lernen selbst sinnlos. Einen Sinn bekommt die Schule und das Lernen erst, wenn es einen Bezugspunkt gibt, der außerhalb der Schule liegt. Einen Beruf vor Augen zu haben, ist nicht identisch mit »Flucht aus der Schule«, sondern im Gegenteil: Dieses Ziel ermöglicht erst eine aktive und sinnvolle Hinwendung zum Lernstoff. Ebenso bekommt dieses Leben und diese Welt erst dann eine inhaltliche Dimensionalität, wenn unser Ziel ist, sie zu überwinden. So liegt der Sinn einer Treppe nicht darin, auf ihr stehenzubleiben, sondern sie durch Benutzung zu überwinden.

Durch den Verlust jenes metaphysischen Bezugspunktes ist das Leben unserer Zeit für so viele sinnlos geworden, denn der einzige Sinn, der uns geblieben ist, nennt sich *Fortschritt.* Doch Fortschritt kennt kein anderes Ziel als *noch mehr Fortschritt.* So wurde aus einem *Weg* ein *Trip.*

Es ist für unser Verständnis von Krankheit und Heilung wichtig, zu verstehen, was eigentlich Heilung meint. Verliert man aus dem Auge, daß Heilung immer Annäherung ans Heilsein im Sinne der Einheit bedeutet, dann versucht man, das Ziel der Heilung innerhalb der Polarität zu finden – und einem solchen Versuch ist der Mißerfolg sicher. Wenn wir unser bisheriges Verständnis von Einheit, die immer nur durch eine Verbindung der Gegensätze, einer »coniunctio oppositorum«, erreicht werden kann, noch einmal auf das Gebiet der Hirnhemisphären übertragen, so wird deutlich, daß unser Ziel der Überwindung der Polarität auf dieser Ebene mit einem Ende der wechselnden Dominanz der Hirnhälften einhergeht. Auch auf der Ebene des Gehirns muß das »Entweder«/»Oder« zu einem »Sowohl-Als-auch« werden, muß sich das »Nacheinander« zu einem »Gleichzeitig« wandeln.

Hierbei wird die eigentliche Bedeutung des corpus callosum (Balken) sichtbar, der einmal so *durchlässig* werden muß, daß aus den »zwei Gehirnen« eines wird. Die gleichzeitige Verfügung über die Möglichkeiten beider Hirnhälften wäre das körperliche Korrelat der Erleuchtung. Es ist der gleiche Vorgang, den wir schon an unserem horizontalen Bewußtseinsmodell schilderten: Erst, wenn das subjektive Oberbewußtsein eins wird mit dem objektiven Unbewußten, ist Ganzheit erreicht.

Das universale Wissen um diesen Schritt von der Polarität zur Einheit finden wir in unzähligen Ausdrucksformen immer wieder. Erwähnt wurde schon die chinesische Philosophie des Taoismus, in der die beiden Weltenkräfte Yang und Yin genannt werden. Die Hermetiker sprachen von der Vereinigung von Sonne und Mond oder der Hochzeit von Feuer und Wasser. Weiterhin drückten sie das Geheimnis der Gegensatzvereinigung in paradoxen Sätzen aus wie: »Das Fixe muß flüchtig und das Flüchtige muß fix gemacht werden.« Das uralte Symbol des Hermesstabes (caduceus) kündet vom gleichen Gesetz: Hier stellen die beiden Schlangen die polaren Kräfte dar, die im Stab geeint werden müssen. Dieses Bild finden wir in der indischen Philosophie wieder als die beiden polaren Energieströme im menschlichen Körper, genannt Ida (weiblich) und Pingala (männlich), welche schlangenartig den mittleren Kanal Shushumna umwinden. Gelingt es dem Yogi, die Schlangenkraft in diesem mittleren Kanal nach oben zu führen, so erlebt er den Bewußtseinszustand der Einheit.

Der Kabbalist stellt diesen Zusammenhang durch die drei Säulen des Lebensbaumes dar, und der Dialektiker nennt es »These«, »Antithese« und »Synthese«. All diese Systeme, von denen hier nur ein paar genannt werden, stehen in keinem kausalen Zusammenhang, sondern sind alle Ausdruck eines zentralen metaphysischen Gesetzes, das diese Systeme auf unterschiedlichen konkreten oder symbolischen Ebenen zum Ausdruck bringen wollten. Uns geht es nicht um ein bestimmtes System, sondern um den Blick für das Gesetz der Polarität und dessen Gültigkeit auf allen Ebenen der Welt der Formen.

Die Polarität unseres Bewußtseins stellt uns ständig vor zwei Möglichkeiten des Handelns und zwingt uns – wollen wir nicht in der Apathie verweilen –, uns zu entscheiden. Es gibt immer zwei Möglichkeiten – doch wir können zur Zeit nur eine davon verwirklichen. So bleibt mit jeder Handlung immer die gegenpolare Möglichkeit unverwirklicht. Wir müssen wählen und uns entscheiden, ob wir zu Hause bleiben oder weggehen – arbeiten oder nichts tun – Kinder zeugen oder verhüten – das Geld einklagen oder vergessen – den Feind erschießen oder am Leben lassen. Die Qual der Wahl verfolgt uns auf Schritt und Tritt. Wir können der Entscheidung nicht aus dem Weg gehen, denn »Nicht-Handeln« ist bereits die Entscheidung gegen das Handeln, »Nicht-Entscheiden« eine Entscheidung gegen das Entscheiden. Da wir uns entscheiden müssen, so wollen wir uns wenigstens *vernünftig* oder *richtig* entscheiden, und dazu brauchen wir Bewertungsmaßstäbe. Hat man erst einmal solche Werte, werden die Entscheidungen recht einfach: Wir zeugen Kinder, *weil* sie dem Fortbestand der Menschheit dienen – wir erschießen Feinde, *weil* sie unsere Kinder bedrohen – wir essen viel Gemüse, *weil* es gesund ist, und geben Hungernden auch etwas zu essen, *weil* das ethisch ist. Dieses System funktioniert erst einmal recht gut und macht Entscheidungen leicht – man braucht nur immer das zu tun, was gut und richtig ist. Leider wird jedoch unser Wertsystem, nach dem wir unsere Entscheidungen treffen, fortlaufend durch andere Menschen in Frage gestellt, die sich in den einzelnen Fragen gegenteilig entscheiden und dies ebenfalls mit einem Wertsystem rechtfertigen: Da verhütet jemand Kinder, *weil* es schon viel zu viele Menschen gibt – da will jemand nicht auf die Feinde schießen, *weil* Feinde auch Menschen sind – da ißt man viel Fleisch, *weil* Fleisch gesund ist, und läßt Hungernde hungern, *weil* das zu deren Schicksal gehört. Zwar steht fest, daß die Wertmaßstäbe der anderen schlicht falsch sind – und dennoch bleibt es ärgerlich, daß nicht alle die gleichen Maßstäbe haben, was gut und richtig ist. Und so beginnt ein jeder, nicht nur seine Wertmaßstäbe zu verteidigen, sondern auch möglichst viele Mitmenschen von diesen Werten zu überzeugen. Letztlich müßte man natürlich *alle* Menschen von den eigenen Werten überzeugen, dann erst hätten wir eine gute, richtige und heile Welt. Leider denken das alle! Und so bleibt der Krieg der richtigen Meinungen im vollen Gange – und alle wollen doch nur *das Richtige* tun. Aber was ist richtig? Was ist falsch? – Was ist gut? – Was ist böse? Den Anspruch, dies zu wissen, erheben viele – doch sie sind sich untereinander nicht einig – und so müssen wir uns schon wieder entscheiden, wem wir glauben wollen! Es ist zum *Ver-zwei-feln*!

Der einzige Schritt, der aus diesem Dilemma herausführt, ist die *Ein-sicht*, daß es innerhalb der Polarität kein absolutes, d. h. objektives Gut oder Böse, Richtig oder Falsch gibt. Jede Wertung ist immer subjektiv und bedarf eines Bezugsrahmens, der ebenfalls subjektiv ist. Jede Bewertung ist vom Standpunkt und Blickwinkel des Betrachters abhängig und daher auf ihn bezogen immer richtig. Die Welt läßt sich nicht aufteilen in das, was eigentlich sein darf und daher richtig und gut ist, und in das, was eigentlich nicht sein sollte und deshalb bekämpft und ausgerottet werden muß. Dieser Dualismus unversöhnlicher Gegensätze zwischen Richtig–Falsch, Gut–Böse, Gott und Teufel führt aus der Polarität nicht heraus, sondern nur tiefer in sie hinein.

Die Lösung liegt allein in jenem dritten Punkt, von dem aus betrachtet alle Alternativen, alle Möglichkeiten, alle Polaritäten gleich gut und richtig bzw. gleich böse und falsch sind, da sie Teile der Einheit sind und deshalb ihre Existenzberechtigung besitzen, denn ohne sie wäre die Ganzheit nicht ganz. Deshalb haben wir beim Polaritätsgesetz mit so viel Nachdruck darauf hingewiesen, daß der eine Pol von der Existenz des anderen Poles lebt und allein gerade nicht lebensfähig ist. So, wie das Einatmen vom Ausatmen lebt, lebt auch das Gute vom Bösen, der Frieden vom Krieg, die Gesundheit von der Krankheit. Dennoch lassen sich die Menschen nicht davon abhalten, immer einen Pol allein haben zu wollen und den anderen zu bekämpfen. Doch wer irgendeinen Pol dieses Universums bekämpft, bekämpft das All – denn jedes Teil enthält das Ganze (pars pro toto). In diesem Sinne sagte Jesus: »Was du dem Geringsten meiner Brüder tust, das hast du mir getan!«

Der Gedanke an sich ist theoretisch einfach, stößt aber auf einen tief sitzenden Widerstand im Menschen, da die Umsetzung in die Praxis den Weg hart werden läßt. Wenn das Ziel die Einheit ist, welche die Gegensätze in der Ununterschiedenheit umschließt, dann kann der Mensch unmöglich heil oder ganz werden, solange er noch irgend etwas aus seinem Bewußtsein ausschließt oder sich von irgend etwas abgrenzt. Jedes: »Das würde ich niemals tun!« ist die sicherste Art, Vollkommenheit und Erleuchtung zu verhindern. Es gibt in diesem Universum nichts Unberechtigtes, aber vieles, dessen Berechtigung der einzelne Mensch noch nicht sehen kann. Alle Anstrengungen des Menschen dienen in Wirklichkeit nur diesem einen Zweck: die Zusammenhänge besser sehen zu lernen – wir nennen dies: bewußter werden –, nicht aber, die Dinge zu verändern. Es gibt gar nichts zu verändern und zu verbessern – außer der eigenen Sichtweise.

Der Mensch steckt lange Zeit in der Illusion, daß durch seine Aktivität, durch sein Tun die Welt verändert, geformt und verbessert wird. Dieser Glaube ist eine optische Täuschung und beruht auf der Projektion der Eigenveränderung. Liest ein Mensch beispielsweise das gleiche Buch in größeren Zeitabständen mehrmals, so wird er den Inhalt jedesmal neu – seinem derzeitigen Entwicklungsstand entsprechend – begreifen. Würde man in diesem Fall nicht so sicher die Unveränderlichkeit des Buches überblicken, man könnte leicht an eine Entwicklung des Buchinhaltes glauben. Mit derselben Täuschung verwendet man die Begriffe »Evolution« oder »Entwicklung«. Man glaubt, daß Evolution aus den Abläufen und Eingriffen erwächst und sieht nicht, daß Evolution lediglich der Nachvollzug eines bestehenden Musters ist. Evolution läßt nicht Neues entstehen, sondern das immer Seiende schrittweise bewußt werden. Das Lesen eines Buches ist auch hierfür ein gutes Beispiel: Der Inhalt und die Handlung eines Buches sind *gleichzeitig* vorhanden, können aber von einem Leser nur *nacheinander* durch Lesen integriert werden. Das Lesen des Buches läßt den Inhalt im Leser schrittweise entstehen, obwohl dieser Inhalt schon seit Jahrhunderten als Buch existieren kann. Der Buchinhalt entsteht nicht durch das Lesen, sondern der Leser integriert durch den Nachvollzug schrittweise und zeitabhängig ein bestehendes Muster.

Nicht die Welt verändert sich, sondern die Menschen vollziehen nacheinander verschiedene Schichten und Aspekte der Welt in sich nach. Weisheit, Vollkommenheit, Bewußtheit bedeuten: alles Seiende in seiner Gültigkeit und Ausgewogenheit erkennen und betrachten zu können. Die Ordnung erkennen zu können, bedeutet für den Betrachter: in Ordnung sein. Die Illusion der Veränderung entsteht durch die Polarität, die das Gleichzeitig in ein Nacheinander und das Sowohl-Als-auch in ein Entweder-Oder zerlegt. So nennen die östlichen Philosophien die Welt der Polarität »Illusion« oder »Maja« (Täuschung) und fordern vom Menschen, der nach Erkenntnis und Befreiung strebt, als erstes, diese Welt der Formen als Illusion zu entlarven, um zu erkennen, daß es sie in Wirklichkeit nicht gibt. Doch die Schritte, die zu dieser Erkenntnis (»Erwachen«) führen, müssen in dieser polaren Welt gemacht werden. Verhindert die Polarität die Einheit in ihrer Gleichzeitigkeit, so wird sie über den Umweg der Zeit direkt wiederhergestellt, indem jeder Pol durch die Nachfolge seines Gegenpols ausbalanciert wird. Dieses Gesetz nennen wir das Komplementärprinzip. So wie das Ausatmen ein Einatmen erzwingt, Wachen durch Schlafen abgelöst wird und umgekehrt, so zwingt jede Verwirklichung eines Poles den Gegenpol in die Manifestation. Das Komplementärgesetz sorgt dafür, daß das Gleichgewicht der Pole erhalten bleibt, unabhängig davon, was Menschen tun oder nicht tun. Das Komplementärgesetz sorgt dafür, daß sich alle Veränderungen zur Unveränderlichkeit addieren. Wir glauben fest daran, daß sich durch die Zeit sehr viel verändert, und dieser Glaube verhindert zu sehen, daß die Zeit nur Wiederholungen des gleichen Musters produziert. Durch die Zeit wandeln sich zwar die Formen, doch der Inhalt bleibt der gleiche.

Wenn man gelernt hat, den Blick nicht mehr von den sich wandelnden Formen ablenken zu lassen, kann man sowohl am historischen Geschichtsablauf als auch aus einer persönlichen Biographie die Zeit herausnehmen, und man wird sehen, daß alle durch die Zeit aufgefächerten Geschehnisse zu *einem* Muster gerinnen. Die Zeit verwandelt das Seiende in Abläufe und Ereignisse – entfernen wir die Zeit wieder, wird das Wesentliche, das hinter den Formen stand und sich in ihnen verdichtete, wieder sichtbar. (In diesem nicht leicht zu verstehenden Zusammenhang liegt der Ansatz der Reinkarnationstherapie.)

Für unsere weiteren Überlegungen ist es wichtig, die tiefe Zusammengehörigkeit zweier Pole zu begreifen und die Unmöglichkeit einzusehen, einen Pol zu behalten, während man den anderen aus der Welt schafft. Dieser Unmöglichkeit dienen aber die meisten Aktivitäten der Menschen: Man will Gesundheit haben und bekämpft Krankheit, man will den Frieden bewahren und deshalb den Krieg abschaffen, man will leben und dafür den Tod überwinden. Es bleibt eindrucksvoll, wie wenig ein paar tausend Jahre erfolgloser Bemühungen den Menschen an seinem Konzept zweifeln lassen. Wenn wir versuchen, einseitig einen Pol zu nähren, dann wächst ungesehen der Gegenpol proportional mit. Gerade die Medizin ist dafür ein gutes Beispiel: Indem man immer mehr für die Gesundheit tat, wuchs das Kranksein im gleichen Maße mit.

Wollen wir mit einer neuen Sichtweite an dieses Problem herangehen, dann ist es notwendig, polar sehen zu lernen. Wir müssen lernen, bei jeder Betrachtung gleichzeitig auch den Gegenpol mit zu sehen. Unser innerer Blick muß oszillieren, um aus den Einseitigkeiten heraus zur *Ein-sicht* gelangen zu können. Obwohl die Sprache es nicht leichtmacht, diese oszillierende, polare Sichtweite auszudrükken, gibt es dennoch in der Weisheitsliteratur seit jeher Texte, welche diese fundamentalen Gesetzmäßigkeiten in eine gültige sprachliche Form gebracht haben. In seiner Kürze und Präzision unübertroffen ist Laotse, der im zweiten Vers des Tao-te-king formuliert:

»Wer da sagt: schön
schafft zugleich: unschön.
Wer da sagt: gut,
schafft zugleich: ungut.
Bestehen bedingt: nicht bestehen,
verworren bedingt: einfach,
hoch bedingt: nieder,
laut bedingt: leise,
bedingt bedingt: unbedingt,
jetzt bedingt: einst.

Also der Erwachte:
Er wirkt, ohne zu werken,
er sagt, ohne zu reden.
Er trägt alle Dinge in sich
zur Einheit beschlossen.
Er erzeugt, doch besitzt nicht
er vollendet Leben,
beansprucht nicht Erfolg.
Weil er nicht beansprucht,
erleidet er nie Verlust.«

3.
Der Schatten

Die gesamte Schöpfung existiert in dir, und alles, was in dir ist, existiert auch in der Schöpfung. Es gibt keine Grenze zwischen dir und einem Gegenstand, der dir ganz nahe ist, genauso wie es keine Entfernung zwischen dir und sehr weit entfernten Gegenständen gibt. Alle Dinge, die kleinsten und größten, die niedrigsten und höchsten, sind in dir vorhanden als ebenbürtig. Ein einziges Atom enthält alle Elemente der Erde. Eine einzige Bewegung des Geistes beinhaltet alle Gesetze des Lebens. In einem einzigen Tropfen Wasser findet man das Geheimnis des endlosen Ozeans. Eine einzige Erscheinungsform deiner selbst enthält alle Erscheinungsformen des Lebens überhaupt.

Kahil Gibran

Der Mensch sagt »Ich« und versteht darunter erst einmal eine Vielzahl verschiedener Identifikationen: »Ich bin ein Mann, ein Deutscher, ein Familienvater, ein Lehrer. Ich bin aktiv, dynamisch, tolerant, tüchtig, tierlieb, Kriegsgegner, Teetrinker, Hobbykoch usw.« Solchen Identifikationen gingen irgendwann Entscheidungen voraus, die unter jeweils zwei Möglichkeiten wählten, einen Pol in die Identifikation integrierten und den anderen Pol ausschlossen. So schließt die Identifikation: »Ich bin aktiv und tüchtig« gleichzeitig aus: »Ich bin passiv und faul.« Aus einer Identifikation erwächst meistens schnell auch eine Wertung: »Man hat aktiv und tüchtig zu sein – es ist nicht gut, wenn jemand passiv und faul ist.« Unabhängig davon, wie weitgehend man diese Meinung nachträglich mit Argumenten und Theorien abzustützen versucht, bleibt die Wertung allein subjektiv überzeugend.

Objektiv gesehen ist dies lediglich *eine* Möglichkeit, die Dinge zu sehen – und zwar eine sehr beliebige. Was würden wir über eine rote Rose denken, die laut verkündet: »Es ist gut und richtig, rot zu blühen, aber falsch und gefährlich, eine blaue Blüte zu haben.« Ablehnung irgendeiner Manifestation ist immer ein Zeichen fehlender Identifikation (... deshalb lehnt das Veilchen auch blaue Blüten nicht ab!).

So läßt jede Identifikation, die auf einer Entscheidung beruht, einen Pol draußen vor der Tür. All das aber, was wir *nicht* sein wollen, was wir in uns *nicht* vorfinden wollen, was wir *nicht* leben wollen, was wir *nicht* in unsere Identifikation hereinlassen wollen, bildet unseren Schatten. Denn die Ablehnung der Hälfte aller Möglichkeiten bringt diese keineswegs zum Verschwinden, sondern verbannt sie nur aus der Ich-Identifikation oder aus dem Oberbewußtsein.

Das »Nein« hat zwar einen Pol aus unserem Gesichtskreis verbannt, nicht aber seine Anwesenheit aufgehoben. Der abgelehnte Pol lebt ab sofort im Schatten unserer Bewußtheit weiter. So wie kleine Kinder glauben, man könne sich durch das Schließen der Augen unsichtbar machen, glauben die Menschen, man könne sich von der einen Hälfte der Wirklichkeit dadurch befreien, daß man sie in sich nicht anschaut. So erlaubt man dem einen Pol (z. B. Tüchtigkeit), in den Lichtstrahl des Bewußtseins zu treten, während dessen Gegenpol (Faulheit) im Dunkel zu bleiben hat, damit man ihn nicht sieht. Aus dem *Nicht-Sehen* schließt man schnell auf ein *Nicht-Haben* und glaubt daran, daß das eine ohne das andere existenzfähig sei.

Als Schatten (dieser Begriff wurde von C. G. Jung geprägt) bezeichnen wir also die Summe aller abgelehnten Wirklichkeitsbereiche, die der Mensch bei sich selbst nicht sieht oder nicht sehen will und die ihm daher unbewußt sind. Der Schatten ist die größte Gefahr des Menschen, da er ihn hat, ohne ihn zu kennen und ohne davon zu wissen. Der Schatten sorgt dafür, daß sich alle Absichten und Anstrengungen des Menschen letztlich in ihr Gegenteil verkehren. Alle Manifestationen, die seinem Schatten entspringen, projiziert der Mensch auf ein anonymes Böses in der Welt, weil er Angst davor hat, die wahre Quelle allen *Unheils* bei sich selbst zu finden. Alles, was der Mensch eigentlich nicht will und nicht mag, entströmt seinem eigenen Schatten - denn er ist die Summe dessen, was er nicht haben will. Nun führt die Weigerung, sich mit einem Teil der Wirklichkeit auseinanderzusetzen und diese zu leben, eben gerade nicht zum erhofften Erfolg. Vielmehr zwingen die abgelehnten Wirklichkeitsbereiche den Menschen dazu, sich mit ihnen besonders intensiv zu beschäftigen. Dies geschieht meistens über den Umweg der Projektion, denn hat man ein bestimmtes Prinzip in sich abgelehnt und verdrängt, so löst es immer wieder Angst und Ablehnung aus, wenn wir ihm in der sogenannten *Außen-welt* wieder begegnen.

Um diese Zusammenhänge nachvollziehen zu können, mag es wichtig sein, noch einmal daran zu erinnern, daß wir unter »Prinzipien« archetypische Seinsbereiche verstehen, die sich in einer riesigen Vielfalt von konkreten Formen manifestieren können. Jede konkrete Manifestation ist dann ein formaler Repräsentant jenes inhaltlichen Prinzips. Beispiel: Multiplikation ist ein Prinzip. Dieses abstrakte Prinzip kann uns in den formal unterschiedlichsten Manifestationen begegnen (3 mal 4, 8 mal 7, 49 mal 348 usw.). Diese äußerlich unterschiedlichen Ausdrucksformen sind aber allesamt Repräsentanten des einen Prinzips »Multiplikation«. Weiterhin sollten wir uns darüber im klaren sein, daß die Außenwelt aus den gleichen archetypischen Prinzipien aufgebaut ist wie die Innenwelt. Das Gesetz der Resonanz besagt, daß wir immer nur mit dem in Kontakt kommen können, zu dem wir in Resonanz stehen. Diese Überlegung, die in »Schicksal als Chance« ausführlicher dargestellt ist, führt zur Identität von Außenwelt und Innenwelt. In der hermetischen Philosophie wird diese Gleichheit von Außenwelt und Innenwelt bzw. von Mensch und Kosmos in die Worte gekleidet: Mikrokosmos = Makrokosmos. (Im 2. Teil dieses Buches werden wir diesen Problemkreis im Kapitel über die Sinnesorgane noch einmal unter einem anderen Blickwinkel abhandeln.)

Projektion bedeutet also, daß wir aus der einen Hälfte der Prinzipien ein *Außen* machen, weil wir sie als *Innen* nicht akzeptieren wollen. Wir sagten eingangs bereits, daß das *Ich* verantwortlich für die Abgrenzung von der Summe allen Seins ist. Das *Ich* konstelliert ein *Du*, das als *Außen* erlebt wird. Wenn aber der Schatten aus all jenen Prinzipien besteht, die das *Ich* nicht integrieren wollte, so sind letztlich *Schatten* und *Außen* identisch. Wir erleben unseren Schatten immer als *Außen* – würden wir ihn in und bei uns sehen, wäre er nicht länger der Schatten. Die abgelehnten, nun scheinbar von außen auf uns zukommenden Prinzipien bekämpfen wir jetzt im Außen genauso leidenschaftlich, wie wir es in uns getan haben. Wir setzen den Versuch fort, die von uns als negativ gewerteten Bereiche aus der Welt zu schaffen. Da dies jedoch unmöglich ist – siehe Polaritätsgesetz –, wird aus diesem Versuch eine Dauerbeschäftigung, die garantiert, daß wir uns mit dem abgelehnten Teil der Wirklichkeit besonders intensiv beschäftigen.

Hierin liegt eine ironische Gesetzmäßigkeit, der sich keiner entziehen kann: Der Mensch beschäftigt sich am meisten mit dem, was er nicht will. Dabei nähert er sich dem abgelehnten Prinzip so weit an, daß er es schließlich selbst lebt! Es lohnt sich, die beiden letzten Sätze nicht mehr zu vergessen. Die Ablehnung irgendeines Prinzips sorgt mit Sicherheit dafür, daß der Betroffene dieses Prinzip selbst leben wird. Nach diesem Gesetz nehmen die Kinder später einmal die Verhaltensweisen an, die ihnen bei ihren Eltern so verhaßt waren, werden Kriegsgegner mit der Zeit militant, Moralisten ausschweifend, Gesundheitsapostel schwer krank.

Man sollte nicht übersehen, daß auch Ablehnung und Kampf letztlich Hinwendung und Beschäftigung bedeuten. Im selben Sinne weist auch die strikte Vermeidung eines Wirklichkeitsbereiches darauf hin, daß ein Mensch hiermit ein Problem hat. Die interessanten und wichtigen Bereiche für einen Menschen sind diejenigen, welche er bekämpft und vermeidet – denn sie fehlen ihm in seinem Bewußtsein und machen ihn unheil. Einen Menschen können allein die Prinzipien im Außen stören, die er bei sich selbst nicht integriert hat.

Es sollte an dieser Stelle klarwerden, daß es in Wirklichkeit keine Umwelt gibt, die uns prägt, formt, beeinflußt oder krank macht – die Umwelt verhält sich wie ein Spiegel, in dem wir immer nur uns selbst sehen, allerdings auch und besonders unseren Schatten, für den wir bei uns selbst blind sind. Genauso wie wir von unserem physischen Körper bei Eigenbetrachtung nur einen kleinen Teil sehen, viele Bereiche aber nicht sehen können (Augenfarbe, Gesicht, Rücken etc.) und für deren Betrachtung die Reflexion eines Spiegels benötigen, genauso besitzen wir für unsere Psyche eine Teilblindheit und können den uns unsichtbaren Teil (Schatten) nur über die Projektion und Reflexion der sogenannten Umwelt oder Außenwelt erkennen. Erkenntnis bedarf der Polarität.

Die Spiegelung nützt aber nur dem etwas, der sich auch in dem Spiegel erkennt – ansonsten wird sie zur Illusion. Wer im Spiegel seine blauen Augen betrachtet – aber nicht weiß, daß es *seine* eigenen Augen sind, die er sieht, der erntet Täuschung statt Erkenntnis. Wer in dieser Welt lebt, aber nicht erkennt, daß alles, was er wahrnimmt und erlebt, er selbst ist, verstrickt sich in Täuschung und Illusion. Zugegeben, die Täuschung wirkt unglaublich echt und real (... manche sprechen sogar von *beweisbar*) – doch sollte man nicht vergessen: Auch ein Traum wirkt genauso echt und real, solange wir uns in ihm befinden. Man muß erst aufwachen, um den Traum als Traum erkennen zu können. Dies gilt auch für den großen Traum unseres Daseins. Man muß zuerst aufwachen, um die Illusion durchschauen zu können.

Unser Schatten flößt uns Angst ein. Kein Wunder, besteht er doch ausschließlich aus all jenen Wirklichkeitsanteilen, die wir am weitesten von uns weggeschoben haben, die wir am wenigsten leben oder überhaupt nur in uns vorfinden wollen. Der Schatten ist die Summe dessen, von dem wir aufs tiefste überzeugt sind, daß es aus der Welt geschafft werden müßte, damit diese gut und heil werde. Doch gerade das Gegenteil ist der Fall: Der Schatten beinhaltet all das, was der Welt – unserer Welt – zum Heilwerden fehlt. Der Schatten macht uns krank, d. h. unheil, denn er fehlt uns zum Heil.

In der Gralserzählung geht es gerade um dieses Problem. König Amfortas ist krank – verletzt durch den Speer des Schwarzmagiers Klingsor oder in anderen Fassungen durch einen Heidengegner oder sogar unsichtbaren Gegner. All diese Figuren sind eindeutige Symbole für Amfortas' Schatten – seines ihm unsichtbaren Gegners. Sein Schatten verletzt ihn, und er kann aus eigener Kraft nicht gesund, nicht mehr heil werden, denn er traut sich nicht, nach der wahren Ursache seiner Wunde zu fragen. Diese notwendige Frage wäre aber die Frage nach der Natur des Bösen. Da er sich diesem Konflikt nicht stellen will, kann sich seine Wunde nicht schließen. Er wartet auf einen Erlöser, der den Mut hat, die heilende Frage zu stellen. Parzival ist dieser Aufgabe gewachsen, denn er geht, wie sein Name sagt, mitten hindurch – mitten durch die Polarität von Gut und Böse und erwirbt sich so die Legitimierung, die erlösende, die heilende Frage zu stellen: »Was fehlt dir, Oheim?« Die Antwort ist immer die gleiche, bei Amfortas wie bei jedem Kranken: »Dein Schatten!« Allein die Frage nach dem Bösen, nach dem dunklen Bereich im Menschen, hat in unserer Geschichte heilende Wirkung. Parzival hat auf seinem Weg sich mutig mit seinem Schatten auseinandergesetzt und ist hinabgestiegen in die dunklen Tiefen seiner Seele – bis er Gott verfluchte. Wer diesen Weg durch die Dunkelheit nicht scheut, wird schließlich ein echter Heilsbringer, ein Erlöser. Alle mythischen Helden mußten sich deshalb mit Ungeheuern, Drachen und Dämonen und der Hölle selbst auseinandersetzen, wollten sie heil und heilskräftig werden.

Der Schatten macht krank – die Begegnung mit dem Schatten heil! Dies ist der Schlüssel zum Verständnis von Krankheit und Heilung. Ein Symptom ist immer ein in die Stofflichkeit gesunkener Schattenanteil. Im Symptom manifestiert sich das, was dem Menschen fehlt. Im Symptom lebt der Mensch das, was er im Bewußtsein nicht leben wollte. Das Symptom macht den Menschen über den Umweg des Körpers wieder ganz. Es ist das Komplementärprinzip, das dafür sorgt, daß die Ganzheit letztlich nicht verlorengeht. Weigert sich ein Mensch, ein Prinzip in seinem Bewußtsein zu leben, dann sinkt dieses Prinzip in den Körper und erscheint hier als Symptom. Dies zwingt den Menschen, das abgewehrte Prinzip dennoch zu leben und zu verwirklichen. So macht das Symptom den Menschen heil – es ist der körperliche Ersatz für das, was der Seele fehlt.

Jetzt werden wir das alte Frage- und Antwortspiel neu verstehen: »Was fehlt Ihnen?«, und: »Ich habe dieses Symptom.« Das Symptom zeigt in der Tat, was dem Patienten fehlt, denn das Symptom ist selbst das fehlende Prinzip, stofflich und sichtbar geworden im Körper. Kein Wunder, daß wir unsere Symptome so wenig mögen, zwingen sie uns doch zur Verwirklichung jener Prinzipien, die wir doch gerade nicht leben wollten. Und so setzen wir unseren Kampf gegen die Symptome fort – ohne die gebotene Chance zu nutzen, das Symptom zum Heilwerden zu benutzen. Gerade im Symptom könnten wir uns erkennen lernen, könnten wir jene Seiten unserer Seele anschauen, die wir so bei uns niemals entdecken würden, da sie im Schatten liegen. Unser Körper ist der Spiegel unserer Seele – er zeigt uns auch das, was die Seele ohne Gegenüberstellung nicht erkennen kann. Doch was nützt der beste Spiegel, wenn wir das Gesehene nicht auf uns beziehen? Dieses Buch will helfen, jenen Blick zu schulen, den wir brauchen, um im Symptom uns selbst zu entdecken.

Der Schatten macht den Menschen unehrlich. Der Mensch glaubt immer, nur das zu sein, womit er sich identifiziert, oder nur so zu sein, wie er sich selbst sieht. Diese Eigeneinschätzung nennen wir Unehrlichkeit. Damit meinen wir immer die Unehrlichkeit gegenüber sich selbst (und nicht irgendwelche Lügen oder Betrügereien anderen

Menschen gegenüber). Alle Betrügereien dieser Welt sind harmlos, gemessen an dem, was der Mensch sich selbst ein Leben lang vorlügt. Ehrlichkeit gegenüber sich selbst gehört zu den härtesten Forderungen, die man stellen kann. Deshalb wird seit altersher allen nach Wahrheit Suchenden die Selbsterkenntnis als wichtigste und schwierigste Aufgabe genannt. Selbsterkenntnis meint, das Selbst zu finden, nicht das Ich, denn das Selbst umfaßt alles, das Ich aber verhindert durch seine Abgrenzung ständig das Erkennen des Ganzen, des Selbst. Doch für den, der um mehr Eigenehrlichkeit bemüht ist, kann Krankheit zu einem großartigen Hilfsmittel auf seinem Weg werden. Denn Krankheit macht ehrlich! Im Krankheitssymptom leben wir deutlich und sichtbar, was wir in unserer Psyche wegdrängen und verbergen wollen.

Die meisten Menschen haben Schwierigkeiten, über ihre tiefsten Probleme (falls sie sie überhaupt kennen) frei und öffentlich zu reden – doch ihre Symptome erzählen die Menschen ausführlich jedem. Genauer und exakter kann aber ein Mensch nicht über sich Auskunft geben. Krankheit macht ehrlich und entlarvt schonungslos die verborgen gehaltenen Abgründe der Seele. Diese (ungewollte) Ehrlichkeit ist wohl auch die Basis für die Sympathie und Zuwendung, die man dem Kranken gegenüber empfindet. Die Ehrlichkeit macht ihn sympathisch – denn im Kranksein wird der Mensch echt. Die Krankheit kompensiert alle Einseitigkeiten und bringt ihn zurück zur Mitte. Da verschwindet plötzlich viel von den aufgeblasenen Egospielen und Machtansprüchen – da werden viele Illusionen schlagartig zerstört, und eingefahrene Lebenswege werden plötzlich in Frage gestellt. Ehrlichkeit besitzt eine eigene Schönheit, von der etwas im Kranken sichtbar wird.

Fassen wir zusammen: Der Mensch als Mikrokosmos ist ein Abbild des Universums und enthält die Summe aller Seinsprinzipien latent in seinem Bewußtsein. Der Weg des Menschen durch die Polarität verlangt von ihm, diese in ihm latent angelegten Prinzipien durch konkretes Handeln zu verwirklichen, um sich dadurch ihrer schrittweise bewußt zu werden. Erkenntnis bedarf aber der Polarität, diese wiederum zwingt den Menschen, sich ständig zu entscheiden. Jede Entscheidung zerlegt die Polarität in einen akzeptierten Teil und in einen abgelehnten Pol. Der akzeptierte Teil wird in Verhalten umgesetzt und somit bewußt integriert. Der abgelehnte Pol gerät in den Schatten und erzwingt unsere weitere Aufmerksamkeit, indem er scheinbar von außen wieder auf uns zukommt. Eine spezifische und häufige Form dieses generellen Gesetzes ist die Krankheit. Hierbei stürzt ein Schattenanteil in die Körperlichkeit und somatisiert sich als Symptom. Das Symptom zwingt uns über den Körper, das freiwillig nicht gelebte Prinzip dennoch zu verwirklichen, und bringt den Menschen somit wieder ins Gleichgewicht. Das Symptom ist die somatische Verdichtung dessen, was uns im Bewußtsein fehlt. Das Symptom macht den Menschen ehrlich, da es verdrängte Inhalte sichbar macht.

4.
Gut und Böse

Die Einwohnende Herrlichkeit umfaßt alle Welten, alle
Kreaturen, Gute und Böse. Und sie ist die wahre Einheit.
Wie kann sie denn die Gegensätze des Guten und des Bösen
in sich tragen? Aber in Wahrheit ist da kein Gegensatz,
denn das Böse ist der Thronsitz des Guten.

Baal Schem Tow

Wir nähern uns zwangsläufig einem Thema, das nicht nur zu den schwierigsten des Menschseins gehört, sondern auch für Mißverständnisse besonders anfällig ist. Es ist sehr gefährlich, aus dem von uns dargestellten Weltbild nur hier und da einen Satz oder einen Abschnitt herauszunehmen und sie mit Inhalten eines anderen Weltbildes zu vermischen. Gerade die Betrachtung von Gut und Böse ruft erfahrungsgemäß besonders tiefe Ängste im Menschen hervor, die leicht Verstand und Erkenntnisfähigkeit emotional vernebeln können. Trotz aller Gefahren wollen wir es wagen, die von Amfortas gemiedene Frage nach der Natur des Bösen zu stellen. Denn wenn wir im Kranksein das Wirken des Schattens entdeckt haben, so verdankt letzterer seine Existenz der Unterscheidung des Menschen zwischen Gut und Böse, zwischen Richtig und Falsch.

Der Schatten enthält all das, was der Mensch als *böse* erkannte – und somit muß auch der Schatten *böse* sein. So erscheint es nicht nur gerechtfertigt, sondern sogar ethisch und moralisch notwendig, den Schatten, wo und wie immer er sich manifestiert, zu bekämpfen und auszurotten. Auch hier läßt sich die Menschheit von der Scheinlogik so faszinieren, daß sie nicht bemerkt, daß ihr edles Ziel schlicht daran scheitert, daß die Ausrottung des Bösen nicht funktioniert. Es lohnt sich daher wohl, das Thema »Gut und Böse« unter vielleicht ungewohnten Gesichtspunkten noch einmal zu entfalten.

Allein unsere Überlegungen zum Polaritätsgesetz führen zu der Konsequenz, daß Gut und Böse zwei Aspekte ein und derselben Einheit und daher in ihrer Existenz voneinander abhängig sind. Das Gute lebt vom Bösen und das

Böse vom Guten – wer absichtlich das Gute nährt, nährt unbewußt das Böse mit. Solche Formulierungen mögen auf den ersten Blick für manche erschreckend klingen, doch läßt sich die Richtigkeit dieser Feststellungen sowohl theoretisch als auch praktisch schwer wegschieben.

Unsere Einstellung zu Gut und Böse in unserer Kultur ist sehr stark vom Christentum bzw. von den Lehrmeinungen der christlichen Theologie geprägt – das gilt auch für die Kreise, die sich von religiösen Bindungen frei glauben. Aus diesem Grunde möchten auch wir auf religiöse Bilder und Vorstellungen zurückgreifen, um das Verständnis von Gut und Böse nachvollziehen zu können. Unsere Absicht besteht dabei nicht darin, irgendeine Theorie oder Wertung von biblischen Bildern *abzuleiten*, sondern vielmehr eignen sich mythologische Erzählungen und Bilder besonders gut, um schwierige metaphysische Probleme nachvollziehbar zu machen. Daß wir hierbei auf eine Erzählung der Bibel zurückgreifen, ist nicht zwingend, ergibt sich aber aus unserem kulturellen Standort. Dazu kommt, daß wir dadurch gleichzeitig auch jenen Punkt des Mißverständnisses finden werden, an dem sich von der in allen Religionen identischen Auffassung von Gut und Böse eine für die christliche Theologie typische Umdeutung abspaltet.

Für unser Problem ergiebig ist die alttestamentarische Darstellung des Sündenfalls. Wir erinnern uns, daß uns im zweiten Schöpfungsbericht erzählt wird, wie der erste – androgyne – Mensch Adam in den Garten Eden gesetzt wird, in dem er neben dem Naturreich vor allem zwei besondere Bäume vorfindet: den Baum des Lebens und den Baum der Erkenntnis des Guten und des Bösen. Für das weitere Verständnis dieser mythologischen Geschichte ist es wichtig, zu sehen, daß Adam nicht Mann ist, sondern ein Androgyn. Er ist der ganzheitliche Mensch, der noch nicht der Polarität unterliegt, noch nicht in ein Gegensatzpaar aufgespalten ist. Er ist noch eins mit allem – dieser kosmische Bewußtseinszustand wird mit dem Bild des Paradieses umschrieben. Obwohl also der Mensch Adam noch in der Einheit des Bewußtseins lebt, ist das Thema der Polarität durch die beiden Bäume bereits angelegt.

Das Thema der Spaltung schwingt von Anbeginn in der Schöpfungsgeschichte mit, denn Schöpfen geschieht ja durch Abspalten und Entzweien. So berichtet schon der erste Schöpfungsbericht nur von Polarisierungen: Licht – Finsternis, Wasser – Land, Sonne – Mond usw. Allein vom Menschen erfahren wir, daß er »als Mann und Weib« geschaffen wurde. Doch im Laufe der Erzählung verdichtet sich das Thema Polarität immer mehr. So kommt es, daß Adam den Wunsch entwickelt, einen Teil seines Wesens nach außen zu stellen und formal eigenständig werden zu lassen. Ein solcher Schritt bedeutet zwangsläufig bereits einen Verlust an Bewußtheit, was unsere Geschichte mit dem Hinweis umschreibt, daß er in einen Schlaf fällt. Gott nimmt von dem ganzen und heilen Menschen Adam eine Seite und macht daraus etwas Selbständiges.

Jenes Wort, das Luther mit »Rippe« übersetzte, heißt im hebräischen Originaltext *tselah* = Seite. Es ist verwandt mit dem Wort *tsel* = der Schatten. Der ganze, heile Mensch wird zerlegt und gespalten in zwei formal unterscheidbare Aspekte, die *Mann* und *Frau* genannt werden. Doch diese Spaltung reicht noch nicht ganz bis in das Bewußtsein des Menschen, denn sie erkennen ihren Unterschied noch nicht, sondern sind immer noch in der Ganzheit des Paradieses. Aber die formale Spaltung ist Voraussetzung für die Einflüsterung der Schlange, die dem Weib, dem empfänglichen Teil des Menschen, verspricht, daß der Genuß vom Baum der Erkenntnis ihm die Fähigkeit der Unterscheidung zwischen Gut und Böse, also Erkenntnisfähigkeit bescheren würde.

Die Schlange hält ihr Versprechen. Die Menschen werden sehend für die Polarität und können Gut und Böse, Mann und Weib unterscheiden. Mit diesem Schritt verlieren sie die Einheit (kosmisches Bewußtsein) und bekommen die Polarität (Erkenntnisfähigkeit). So müssen sie zwangsläufig das Paradies, den Garten der Einheit, verlassen und stürzen in die polare Welt der materiellen Formen.

Dies ist die Geschichte des Sündenfalls. In diesem »Fall« stürzt der Mensch aus der Einheit in die Polarität. Die Mythologien aller Völker und aller Zeiten wissen um dieses zentralste Thema des Menschseins und kleiden es in ähnliche Bilder. Die Sünde des Menschen besteht in der *Ab-sonderung* von der *Ein-heit. Sünde* und *Sonderung* sind sprachlich verwandt. In der griechischen Sprache zeigt sich die wahre Bedeutung des Wortes *Sünde* noch genauer: *Hamartäma* heißt »die Sünde« und das entsprechende Verb *hamartanein* heißt »den Punkt verfehlen«, »das Ziel nicht treffen«, »sündigen«. *Sünde* ist hier also die Unfähigkeit, den Punkt zu treffen – dieser aber ist ja gerade das Symbol der Einheit, der für den Menschen erst einmal unerreichbar und unvorstellbar erscheint, denn der Punkt besitzt weder Ort noch Ausdehnung. Ein polares Bewußtsein kann den Punkt, die Einheit nicht treffen – das ist die Sünde. Sündigsein ist ein anderes Wort für *Polarsein.* Dadurch wird auch der christliche Begriff der »Erbsünde« verständlicher.

Der Mensch findet sich mit einem polaren Bewußtsein vor – er ist sündig. Es gibt dafür keine Ursache im kausalen Sinne. Diese Polarität zwingt den Menschen, seinen Weg durch die Gegensätze hindurch zu gehen, bis er alles gelernt und integriert hat, um wieder »vollkommen zu werden, wie der Vater im Himmel vollkommen ist«. Der Weg durch die Polaritäten schließt aber immer das Schuldigwerden mit ein. Die »Erbsünde« weist besonders deutlich darauf hin, daß die Sünde nichts mit dem konkreten Verhalten des Menschen zu tun hat. Dies zur Kenntnis zu nehmen, ist von höchster Bedeutung, denn im Laufe der Geschichte hat die Kirche den Sündenbegriff entstellt und den Menschen eingeredet, Sünde sei *Böses tun* und sei durch *gutes* und *richtiges* Handeln vermeidbar. Sünde ist aber nicht *ein* Pol innerhalb der Polarität, sondern die Polarität selbst. Sünde ist deshalb nicht vermeidbar – *jedes* menschliche Tun ist sündig.

Diese Botschaft finden wir noch ganz unverfälscht in der griechischen Tragödie, deren zentrales Thema es ist, daß der Mensch sich zwar ständig zwischen zwei Möglichkeiten entscheiden muß, aber unabhängig von seiner Entscheidung immer schuldig wird. Für die Geschichte des Christentums wurde gerade dieses theologische Mißverständnis der Sünde recht verhängnisvoll. Der ständige Versuch der Gläubigen, keine Sünde zu begehen und das Böse zu meiden, führte zum Verdrängen bestimmter als *böse* klassifizierter Bereiche und so zu einer kräftigen Schattenbildung.

Dieser Schatten ist verantwortlich dafür, daß das Christentum eine der intolerantesten Religionen wurde, verantwortlich für Inquisition, Hexenverfolgung und Völkermord. Der nicht gelebte Pol verwirklicht sich immer – er überholt die edlen Seelen meistens gerade dann, wenn sie nicht damit rechnen.

Die Polarisierung von »Gut« und »Böse« als Gegensätze führte im Christentum auch zu einer – für andere Religionen untypischen – Gegenüberstellung von Gott und Teufel als Repräsentanten des Guten und des Bösen. Indem man den Teufel zum Widersacher Gottes machte, zog man unbemerkt Gott in die Polarität – doch damit verliert er seine Heilskraft. Gott ist die Einheit, welche alle Polarität ungeschieden in sich vereinigt – selbstverständlich auch »Gut« und »Böse« – der Teufel hingegen ist die Polarität, der Herr der Entzweiung oder, wie Jesus sagt: »Der Herr dieser Welt.« So wird der Teufel als rechtmäßiger Herr der Polarität immer mit Symbolen der Spaltung oder der Zweiheit ausgestattet: Hörner, Hufe, Gabeln, Pentagramme mit zwei Spitzen nach oben usw. In dieser Terminologie gesprochen heißt das, die polare Welt ist teuflisch, d. h. sündig. Es gibt keine Möglichkeit, sie zu ändern – deshalb lehren alle Meister, die polare Welt zu verlassen.

Hier stoßen wir auf den tiefen Unterschied zwischen Religion und Sozialarbeit. Wahre Religion hat noch nie Versuche unternommen, aus dieser Welt ein Paradies zu machen, sondern lehrte den Weg aus dieser Welt in die Einheit. Wahre Philosophie weiß, daß man in einer polaren Welt nicht einen Pol allein verwirklichen kann – in dieser Welt muß jeder alle Freuden mit gleich viel Leid ausgleichen. In diesem Sinne ist beispielsweise Wissenschaft »teuflisch«, denn sie setzt sich für den Ausbau der Polarität ein und nährt die Vielfalt. Jede funktionale Anwendung der menschlichen Möglichkeiten hat immer etwas Teuflisches, denn die Anwendung bindet die Energie an die Polarität und hemmt die Einswerdung. Das ist Inhalt der Versuchung Jesu in der Wüste: Der Teufel fordert Jesus eigentlich ja *nur* auf, seine Möglichkeiten für die Verwirklichung harmloser und sogar nützlicher Veränderungen einzusetzen.

Wohlgemerkt, wenn wir etwas als »teuflisch« bezeichnen, dann verteufeln wir damit keineswegs, sondern wollen daran gewöhnen, daß Begriffe wie *Sünde, Schuld, Teufel* sich ganz einfach auf Polarität beziehen und somit alles, was daran Anteil hat, so bezeichnet werden kann. Was immer der Mensch tut – er wird schuldig bzw. sündig. Es ist wichtig, daß der Mensch lernt, mit dieser seiner Schuld zu leben – sonst wird er gegenüber sich selbst unehrlich. Die Erlösung von der Sünde ist das Erlangen der Einheit – sie zu erlangen, ist aber gerade dem unmöglich, der die eine Hälfte der Wirklichkeit zu vermeiden versucht. Das macht den Weg zum Heil so schwer – daß man durch die Schuld hindurch muß.

In den Evangelien wird dieses alte Mißverständnis um die Sünde immer wieder dargestellt: Die Pharisäer vertreten die kirchliche Meinung, daß man sein Seelenheil durch Einhalten der Gebote und Vermeidung des Bösen erlangen könne. Jesus entlarvt sie mit den Worten: »Wer von euch ohne Sünde ist, werfe den ersten Stein.« In der Bergpredigt überhöht und relativiert er das mosaische Gesetz, das ebenfalls durch sein wörtliches Verständnis entstellt war, durch den Hinweis, daß bereits ein Gedanke das gleiche Gewicht habe wie die äußerliche Umsetzung. Man sollte nicht übersehen, daß durch diese Auslegung in der Bergpredigt die Gebote nicht verschärft wurden, sondern die Illusion entlarvt wurde, in der Polarität Sünde vermeiden zu können. Doch die reine Lehre war bereits vor zweitausend Jahren schon so anstößig und ärgerlich, daß man sie aus der Welt zu schaffen versuchte. Die Wahrheit bleibt ein Ärgernis, aus welchem Munde sie auch immer stammen möge. Sie durchschneidet alle Illusionen, mit denen sich unser Ich immer wieder zu retten versucht. Die Wahrheit ist hart und schneidend und eignet sich wenig für sentimentale Träumereien und moralischen Selbstbetrug.

Im Sandokai, einem der grundlegenden Urtexte des Zen, heißt es:

Licht und Dunkel
stehen einander gegenüber.
Doch das eine
hängt ab vom andern
wie der Schritt des rechten Beines
von dem des linken.

Im »wahren Buch vom quellenden Urgrund« können wir folgende »Warnung vor guten Werken« lesen. Yang Dschu sprach: »Wer Gutes tut, tut es wohl nicht um des Ruhmes willen, aber doch wird ihm der Ruhm folgen. Der Ruhm hat an sich nichts mit Gewinn zu tun; aber doch wird ihm der Gewinn folgen. Der Gewinn hat an sich nichts mit Streit zu tun, aber doch wird sich der Streit an ihn heften. Darum hütet sich der Edle, Gutes zu tun.«

Wir wissen sehr wohl, welche große Herausforderung es bedeutet, die für so sicher gehaltene Grundforderung, das Gute zu tun und das Böse zu meiden, in ihrer Absolutheit in Frage zu stellen. Wir wissen auch, daß bei diesem Thema notgedrungen Angst hochsteigt – eine Angst, die sich am sichersten abwehren läßt, wenn man an den bisherigen Normen krampfhaft festhält. Dennoch sollte man es wagen, bei diesem Thema zu verweilen und es immer wieder von allen Seiten zu betrachten.

Es ist nicht unsere Absicht, unsere Thesen von irgendeiner Religion abzuleiten, doch das oben dargestellte Mißverständnis der Sünde hat im christlichen Kulturkreis ein tief verwurzeltes Wertempfinden hervorgebracht, in dem wir stärker verankert sind, als wir meistens wahrhaben wollen. Andere Religionen hatten und haben nicht unbedingt gleich große Schwierigkeiten mit diesem Problem. In der hinduistischen Göttertrilogie Brahma – Vishnu – Shiva fällt Shiva die Rolle des Zerstörers zu, und so repräsentiert er die antagonistische Kraft zu Brahma, dem Erbauer. Eine solche Darstellung macht dem Menschen das Erkennen des notwendigen Wechselspiels der Kräfte leichter. Von Buddha erzählt man folgende Geschichte: Ein junger Mann kam zu Buddha mit der Bitte, sein Schüler werden zu dürfen. Buddha fragte ihn: »Hast du schon mal gestohlen?« Der Jüngling antwortete: »Niemals.« Buddha entgegnete: »Dann geh und stehle, und wenn du das gelernt hast, kannst du wieder zu mir kommen.«

Im Shinjinmei, dem ältesten und wohl wichtigsten Text des Zen-Buddhismus, heißt es im 22. Vers: »Bleibt uns die geringste Vorstellung von Richtig und Falsch, wird unser Geist in der Verwirrung zugrunde gehen.« Der *Zwei-fel*, der die Polaritäten in Gegensätze spaltet, ist das *Böse*, und dennoch ist er der notwendige Umweg zur *Ein-sicht.* Wir brauchen für unsere Erkenntnis immer zwei Pole, doch wir sollten in ihrer Gegensätzlichkeit nicht steckenbleiben, sondern ihre Spannung als Antrieb und Energie auf dem Weg zur Einheit benutzen. Der Mensch ist sündig, ist schuldig – doch gerade diese Schuld zeichnet ihn aus, da sie das Unterpfand seiner Freiheit ist.

Es erscheint uns sehr wichtig, daß der Mensch lernt, seine Schuld zu akzeptieren, ohne sich von ihr erdrücken zu lassen. Die Schuld des Menschen ist metaphysischer Natur und wird gerade nicht durch sein Handeln *verursacht*, vielmehr ist die Notwendigkeit, sich entscheiden und handeln zu müssen, sichtbarer Ausdruck seiner Schuld. Das Eingeständnis der Schuld befreit von der Angst vor dem Schuldigwerden. Angst ist Enge, und gerade diese verhindert am sichersten die notwendige Öffnung und Ausdehnung. Der Sünde entkommt man nicht, indem man sich anstrengt, das Gute zu tun, was immer mit dem Verdrängen des dazugehörigen Gegenpoles bezahlt werden muß. Dieser Versuch, der Sünde durch gute Werke zu entkommen, führt allein in die Unehrlichkeit.

Der Weg zur Einheit verlangt aber mehr als bloße Flucht und bloßes Wegschauen. Er verlangt von uns, immer bewußter *in allem* die Polarität zu sehen, ohne davor zurückzuschrecken, die Konflikthaftigkeit des menschlichen Seins zu durchschreiten, um fähig zu werden, die Gegensätze in uns zu einen. Nicht meiden, sondern erlösen durch Erleben heißt die Forderung. Dazu ist es notwendig, die Starrheit unserer Wertungssysteme immer wieder in Frage zu stellen, um zu erkennen, daß das Geheimnis des Bösen letztlich darin besteht, daß es in Wirklichkeit nicht existiert. Wir sagten, daß jenseits aller Polarität die Einheit steht, die wir »Gott« oder auch »das Licht« nennen.

Am Anfang war das Licht als allesumfassende Einheit. Außer diesem Licht war nichts, sonst wäre ja das Licht nicht das All-Einige. Erst mit dem Schritt in die Polarität entsteht Finsternis, einzig und allein, um das Licht wahrnehmbar zu machen. Die Finsternis ist dabei ein reines Kunstprodukt der Polarität, die notwendig ist, um das Licht auf der polaren Bewußtseinsebene sichtbar werden zu lassen. Damit dient die Finsternis dem Licht, ist ihr Dünger bzw. der Lichtträger, wie uns der Name Luzifers belehrt. Verschwindet jedoch die Polarität, so verschwindet auch die Finsternis, denn sie besitzt keine eigenständige Existenz. Licht existiert, Finsternis nicht. Deshalb ist der oft zitierte Kampf zwischen den Kräften des Lichtes und den Kräften der Finsternis kein echter Kampf, da der Ausgang schon immer bekannt ist. Finsternis kann dem Licht nichts anhaben. Licht aber transformiert Finsternis umgehend in Licht – weshalb die Finsternis das Licht meiden muß, will sie nicht ihrer Nicht-Existenz entlarvt werden.

Dieses Gesetz können wir bis in unsere physikalische Welt hinein verfolgen – denn wie oben, so unten. Nehmen wir an, wir haben einen mit Licht ausgefüllten Raum, und außerhalb des Raumes herrscht Dunkelheit. Man kann getrost die Türen und Fenster öffnen und die Dunkelheit hereinlassen – die Dunkelheit wird nicht den Raum verdunkeln, sondern das Licht wird die Dunkelheit in Licht verwandeln. Kehren wir das Beispiel um: Wir haben einen dunklen Raum, der außen von Licht umgeben ist. Öffnen wir nun wieder Türen und Fenster, so wird diesmal wieder das Licht die Dunkelheit transmutieren und den Raum mit Licht ausfüllen.

Das Böse ist ein Kunstprodukt unseres polaren Bewußtseins, ähnlich wie Zeit und Raum, und dient als Dünger der Wahrnehmung des Guten, ist der Mutterschoß des Lichtes. Das Böse ist deshalb gar nicht das Gegenteil vom Guten, sondern die Polarität als solches ist das Böse, ist die Sünde, weil die Welt der Zweiheit keinen Endpunkt hat und somit keine eigene Existenz besitzt. Sie führt in die *Ver-zwei-flung*, die wiederum nur der Umkehr und der *Einsicht* dient, daß der Mensch seine Erlösung nur in der Einheit finden kann. Die gleiche Gesetzmäßigkeit gilt auch für unser Bewußtsein. *Bewußt* nennen wir all jene Eigenschaften und Aspekte eines Menschen, die im Lichte seiner Bewußtheit liegen und die er daher sehen kann. Der Schatten ist jener Bereich, der nicht vom Licht des Bewußtseins erhellt wird und somit dunkel, das heißt *unbewußt* ist. Doch die dunklen Aspekte erscheinen ebenfalls nur so lange böse und Angst erregend, wie sie im Dunkeln liegen. Bereits das *Anschauen* der Schatteninhalte bringt Licht in das Dunkel und genügt, um Unbewußtes bewußt zu machen.

Etwas anschauen ist die große Zauberformel auf dem Weg der Selbsterkenntnis. Das Anschauen wandelt die Qualität des Angeschauten, da es Licht, d. h. Bewußtheit ins Dunkel bringt. Die Menschen möchten immer die Dinge ändern und begreifen daher schwer, daß das einzige, was vom Menschen gefordert ist, die Fähigkeit des Anschauens ist. Das höchste Ziel des Menschen – nennen wir es Weisheit oder Erleuchtung – besteht in der Fähigkeit, *alles* anschauen zu können und zu erkennen, daß es gut ist, wie es ist. Dies meint wahre Selbsterkenntnis. Solange einen Menschen noch irgend etwas stört und solange er noch irgend etwas für veränderungsbedürftig hält, hat er Selbsterkenntnis noch nicht erreicht.

Wir müssen lernen, die Dinge und Ereignisse dieser Welt anschauen zu lernen, ohne daß unser Ego uns sofort in Abneigung oder Zuneigung verwickelt; wir müssen lernen, mit ruhigem Gemüt all die vielfältigen Spiele von Maja zu betrachten. Deshalb hieß es im oben zitierten Zen-Text, daß die geringste Vorstellung von Gut oder Böse unseren Geist in Verwirrung bringt. Jede Wertung bindet uns an die Welt der Formen und führt zum Haften. Solange wir haften, sind wir vom Leid nicht erlösbar, solange bleiben wir sündig, unheil, krank. Solange bleibt auch unsere Sehnsucht nach einer besseren Welt und der Versuch, die Welt zu verändern. Und schon ist der Mensch wieder verfangen in der Illusion der Spiegelung, denn er glaubt an die Unvollkommenheit der Welt und bemerkt nicht, daß nur sein Blick unvollkommen ist, der ihn hindert, die Ganzheit zu sehen.

Deshalb müssen wir lernen, in allem uns selbst zu erkennen und dann Gleichmut üben. Gleichmut meint, die Mitte der Polaritäten aufzusuchen und von hier aus das Pulsieren der Pole zu betrachten. Der Gleichmut ist die einzige Haltung, die es erlaubt, die Erscheinungsformen anzuschauen, ohne sie zu bewerten, ohne ein leidenschaftliches Ja, ohne ein Nein, ohne Identifikation. Diesen Gleichmut sollte man nicht verwechseln mit jener Haltung, die man gemeinhin Gleichgültigkeit nennt, jene Indifferenz als eine Mischung aus Teilnahmslosigkeit und Desinteresse, die wohl Jesus meint, wenn er von den »Lauwarmen« spricht. Sie gehen nie in den Konflikt hinein und glauben, man könne durch Verdrängen und Flucht jene *heile* Welt erreichen, die sich der wahrhaft suchende Mensch hart erarbeitet, indem er die Konflikthaftigkeit seines Daseins erkennt und sich nicht scheut, bewußt, d. h. lernend diese Polarität zu durchschreiten, um sie zu meistern. Denn er weiß, daß er irgendwann die Gegensätze einen muß, die sein Ich geschaffen hat. Er scheut sich nicht vor den notwendigen Entscheidungen, auch wenn er weiß, daß er dadurch immer schuldig wird – aber er bemüht sich, darin nicht stekkenzubleiben.

Die Gegensätze einen sich nicht von selbst – wir müssen sie handelnd erleben, um sie überhaupt erst einmal zu unserem Besitz zu machen. Haben wir beide Pole integriert, dann erst ist es möglich, die Mitte zu finden und von hier aus das Werk der Gegensatzvereinigung zu beginnen. Weltflucht und Askese sind die ungeeignetsten Reaktionen, um dieses Ziel zu erreichen. Vielmehr bedarf es des Mutes, bewußt und unerschrocken den Herausforderungen des Lebens zu begegnen. Das entscheidende Wort in diesem Satz ist: »bewußt« – denn allein die Bewußtheit, die es uns erlaubt, uns bei all unserem Tun zu beobachten, kann verhindern, daß wir uns im Handeln verlieren. Es ist gar nicht so wichtig, *was* der Mensch tut, sondern *wie* er es tut. Die Wertung in »Gut« und »Böse« betrachtet immer, *was* ein Mensch tut. Wir ersetzen diese Betrachtung durch die Frage nach dem, »wie jemand etwas tut«. Handelt er bewußt? Ist sein Ego darin verstrickt? Tut er es ohne Beteiligung seines Ichs? Die Antworten auf diese Fragen entscheiden darüber, ob jemand durch sein Tun sich bindet oder frei wird.

Gebote, Gesetze und Moral geleiten den Menschen nicht bis ans Ziel der Vollkommenheit. Gehorsam ist gut – aber er genügt nicht, denn wisse, »auch der Teufel gehorcht«. Äußere Ge- und Verbote haben so lange ihre Berechtigung, bis der Mensch in seinem Bewußtsein erwachsen geworden ist und seine Verantwortung für sich selbst erkennen kann. Das Verbot, nicht mit Streichhölzern zu spielen, besitzt seine Berechtigung für kleine Kinder und erübrigt sich durch das Erwachsenwerden. Wenn der Mensch sein eigenes Gesetz in sich gefunden hat, entbindet es ihn von allen anderen. Das innerste Gesetz eines jeden Menschen ist die Verpflichtung, sein wahres Zentrum, sein Selbst zu finden und zu verwirklichen, d. h. eins zu werden mit allem, was ist.

Das Instrument der Gegensatzvereinigung heißt *Liebe.* Das Prinzip der Liebe ist das Sich-Öffnen und Hereinlassen von etwas, was bis dahin *außen* war. Liebe strebt nach Einswerdung – Liebe will verschmelzen und nicht getrennt sein. Die Liebe ist der Schlüssel zur Gegensatzvereinigung, denn sie verwandelt das Du in Ich und das Ich in Du. Liebe ist ein Jasagen ohne Einschränkung und Bedingung. Die Liebe will einswerden mit dem ganzen Universum – solange uns dies nicht gelingt, haben wir die Liebe noch nicht verwirklicht. Solange Liebe noch auswählt, ist sie keine wirkliche Liebe, denn Liebe trennt nicht, Auswahl aber trennt. Liebe kennt keine Eifersucht, denn sie will nicht besitzen, sie will sich verströmen.

Symbol für diese allumfassende Liebe ist die Liebe, mit der Gott die Menschen liebt. In dieses Bild paßt schwerlich die Vorstellung, daß Gott seine Liebe unterschiedlich verteilt. Noch weniger käme es jemandem in den Sinn, eifersüchtig zu sein, weil Gott noch einen anderen liebt. Gott – die Einheit – unterscheidet nicht Gut und Böse – und deshalb *ist* er die Liebe. Die Sonne sendet ihre Wärme auf *alle* Menschen und verteilt ihre Strahlen nicht nach Verdienst. Nur der Mensch fühlt sich berufen, Steine zu werfen – er sollte sich wenigstens nicht wundern, wenn er immer nur sich selbst trifft. Liebe kennt keine Grenze, Liebe kennt keine Hindernisse, Liebe transmutiert. Liebet das Böse – und es ist erlöst.

5.
Der Mensch ist krank

Ein Asket saß meditierend in einer Höhle. Da huschte eine Maus herein und knabberte an seiner Sandale. Der Asket öffnete verärgert die Augen: »Warum störst du mich in meiner Andacht!«

»Ich habe Hunger«, piepste die Maus.

»Geh weg, törichte Maus«, predigte der Asket, »ich suche die Einheit mit Gott, wie kannst du mich dabei stören!«

»Wie willst du dich mit Gott vereinigen«, fragte da die Maus, »wenn du nicht einmal mit mir einig wirst?«

Alle bisherigen Überlegungen sollten der Erkenntnis dienen, daß der Mensch krank *ist* und nicht krank *wird.* Hier liegt der große Unterschied zwischen unserer und der medizinischen Betrachtung von Krankheit. Die Medizin sieht in der Krankheit eine unliebsame Störung des »Normalzustandes Gesundheit« und versucht daher nicht nur, eine solche Störung so schnell wie möglich wieder rückgängig zu machen, sondern vor allem, Kranksein immer besser zu verhindern, um es schließlich auszurotten. Wir möchten hingegen den Blick dafür schärfen, daß Krankheit mehr ist als eine funktionale Unvollkommenheit der Natur. Sie ist Teil eines umfassenden Regelsystems, das im Dienste der Evolution steht. Der Mensch ist vom Kranksein nicht zu befreien, da die Gesundheit es als Gegenpol braucht.

Krankheit ist Ausdruck dafür, daß der Mensch sündig, schuldig oder unheil ist – Krankheit ist der mikrokosmische Nachvollzug des Sündenfalls. Diese Bezeichnungen haben überhaupt nichts mit der Idee einer Bestrafung zu tun, sondern wollen nur sagen, daß der Mensch, solange er Anteil an der Polarität hat, auch Anteil an Schuld, Krankheit und Tod hat. In dem Moment, in dem man einmal diese Grundtatsachen für sich anerkennt, haben sie keinerlei negativen Beigeschmack. Nur das Nicht-wahrhaben-Wollen, das Werten und Kämpfen erhebt sie zu schrecklichen Feinden.

Der Mensch ist krank, da ihm die Einheit fehlt. Den gesunden Menschen, dem nichts fehlt, gibt es allein in den Anatomiebüchern der Medizin. Im lebendigen Zustand ist ein solches Exemplar unbekannt. Es mag Menschen geben, die über Jahrzehnte keine besonders auffälligen oder schweren Symptome entwickeln – doch ändert dies nichts an der Feststellung, daß auch sie krank und sterblich sind. Kranksein meint den Zustand der Unvollkommenheit, der Anfälligkeit, der Verletzbarkeit, der Sterblichkeit. Bei genauem Hinsehen staunt man dann auch, was den »Gesunden« alles fehlt. Bräutigam berichtet in seinem »Lehrbuch für psychosomatische Medizin«, daß bei »Interviews von Arbeitern und Angestellten in einem Betrieb, die nicht krank waren, bei eingehender Exploration körperliche und seelische Beschwerden beinahe ebenso häufig auftauchten wie bei einer Krankenhauspopulation«. Im gleichen Lehrbuch veröffentlicht Bräutigam folgende statistische Tabelle, die auf eine Untersuchung von E. Winter (1959) zurückgeht:

Beschwerden von 200 gesunden Angestellten im Interview

Verstimmungen	43,5%
Magenbeschwerden	37,5%
Angstzustände	26,5%
häufige Halsentzündungen	22,0%
Schwindel, Ohnmacht	17,5%
Schlaflosigkeit	17,5%
Dysmenorrhöe	15,0%
Obstipation	14,5%
Schweißausbrüche	14,0%
Herzschmerzen, Herzklopfen	13,0%
Kopfschmerzen	13,0%
Ekzeme	9,0%
Globusgefühl	5,5%
rheumatische Beschwerden	5,5%

Edgar Heim sagt in seinem Buch »Krankheit als Krise und Chance«: »Ein Erwachsener macht in fünfundzwanzig Jahren seines Lebens durchschnittlich eine lebensbedrohliche, zwanzig ernsthafte und etwa zweihundert mittelschwere Erkrankungen durch.«

Wir sollten uns von der Illusion lösen, man könne

Krankheit vermeiden oder aus der Welt schaffen. Der Mensch ist ein konflikthaftes Wesen und somit auch krank. Die Natur wacht darüber, daß der Mensch im Laufe seines Lebens sich immer tiefer ins Kranksein hineinentwickelt, das durch den Tod seinen krönenden Abschluß findet. Das Ziel des körperlichen Teils ist das mineralische Dasein. Die Natur sorgt mit Souveränität dafür, daß der Mensch sich mit jedem Schritt seines Lebens diesem Ziel nähert. Krankheit und Tod zerstören die wuchernden Größenphantasien des Menschen und korrigieren jede seiner Einseitigkeiten.

Der Mensch lebt aus seinem Ego heraus, das immer nach Macht hungert. Jedes: »Ich will aber« ist Ausdruck dieses Machtanspruchs. Das Ich bläht sich immer größer auf und versteht es, in immer neuen und edleren Verkleidungen den Menschen in seinen Dienst zu zwingen. Das Ich lebt von der Abgrenzung und hat daher Angst vor der Hingabe, vor der Liebe und vor der Einswerdung. Das Ich entscheidet und verwirklicht einen Pol und schiebt den entstehenden Schatten auf das Außen, auf das Du, auf die Umwelt. Die Krankheit kompensiert all diese Einseitigkeiten, indem sie den Menschen in dem Maße, wie er auf der einen Seite von der Mitte abweicht, durch die Symptome in die Gegenseite drängt. Die Krankheit gleicht jeden Schritt, den der Mensch aus der Hybris des Egos tut, durch einen Schritt in die Demut und Hilflosigkeit aus. So macht jede Fähigkeit und jede Tüchtigkeit den Menschen entsprechend anfällig für das Kranksein.

Jeder Versuch, *gesund zu leben*, fordert Krankheit heraus. Wir wissen, daß diese Äußerungen nicht in unsere Zeit passen. Schließlich ist die Medizin fleißig dabei, ihre Präventivmaßnahmen immer mehr auszubauen; auf der anderen Seite erleben wir einen Boom des »natürlichen und gesunden Lebens«. Es ist als Antwort auf die unbewußte Art, mit Gift umzugehen, bestimmt berechtigt und begrüßenswert, doch auf das Thema »Krankheit« bezogen genauso irrelevant wie die entsprechenden schulmedizinischen Maßnahmen. Beide gehen von der funktionalen Verhütbarkeit von Krankheit aus und glauben an einen an sich gesunden Menschen, den man vor dem Kranksein durch irgendwelche Methoden bewahren könne. Verständlich, daß man allen Hoffnung erweckenden Botschaften lieber Gehör und Glauben schenkt als unserer desillusionierenden Aussage: Der Mensch ist krank.

Kranksein gehört zur Gesundheit wie der Tod zum Leben. Solche Worte sind unbequem, haben aber den Vorteil, daß jeder deren Richtigkeit durch ein wenig unvoreingenommene Beobachtung selbst wahrnehmen kann. Es ist nicht unsere Absicht, neue Glaubensthesen aufzustellen, sondern wir wollen denen, die bereit sind, helfen, ihren Blick zu schärfen und die gewohnte Blickrichtung durch eine ungewohnte zu ergänzen. Die Zerstörung von Illusionen ist nie leicht und angenehm, doch beschert sie immer einen neuen Freiheitsraum.

Das Leben ist nun mal der Weg der Enttäuschungen – dem Menschen wird so lange eine Täuschung nach der anderen entzogen, bis er die Wahrheit ertragen kann. So wird derjenige, der es wagt und erträgt, Krankheit, Siechtum und Tod als unvermeidbare und treue Begleiter seines Daseins zu erkennen, bald erleben, daß diese Erkenntnis keineswegs in der Hoffnungslosigkeit endet, vielmehr wird er in ihnen hilfreiche und weise Freunde entdecken, die ihm ständig helfen, seinen wahren und heilsamen Weg zu finden. Denn leider haben wir unter Menschen selten oder nie so ehrliche Freunde, die wirklich auf Schritt und Tritt unsere Egospiele entlarven und unseren Blick auf unseren Schatten lenken. Sollte sich dies wirklich einmal ein Freund trauen, so bezeichnen wir ihn schnell als »Feind«. Genauso geschieht es mit der Krankheit. Sie ist zu ehrlich, um von uns geliebt zu werden.

Unsere Eitelkeit macht uns genauso blind und anfällig wie jenen Kaiser, dessen neue Kleider aus seinen eigenen

Illusionen gewebt waren. Doch unsere Symptome sind unbestechlich – sie zwingen uns zur Ehrlichkeit. Sie zeigen durch ihre Existenz, was uns in Wirklichkeit noch fehlt, was wir nicht zu seinem Recht kommen lassen, was im Schatten liegt und sich verwirklichen möchte und wo wir einseitig geworden sind. Die Symptome zeigen uns durch ihre Treue oder durch ihr Wiederauftreten, daß wir ein Problem keineswegs so schnell und endgültig gelöst haben, wie wir es uns meistens vormachen wollen. Die Krankheit legt ihren Finger immer dann auf die Kleinheit und Machtlosigkeit des Menschen, wenn er besonders daran glaubt, durch eigene Machtvollkommenheit den Lauf der Welt zu ändern. Es genügt ein Zahnschmerz, ein Hexenschuß, Grippe oder Durchfall, um einen strahlenden Sieger in einen armseligen Wurm zu verwandeln. Gerade das hassen wir an der Krankheit.

So ist die ganze Welt bereit, größte Anstrengungen aufzubieten, um die Krankheit auszurotten. Fleißig flüstert unser Ego uns ein, dies sei eine Kleinigkeit, und läßt uns dafür blind werden, daß wir uns durch jede erfolgreiche Anstrengung nur noch mehr ins Kranksein hineinbewegen. Wir haben schon erwähnt, daß weder Präventivmedizin noch »gesund leben« als Methoden der Krankheitsvermeidung Aussicht auf Erfolg haben. Erfolgversprechend jedoch wäre die Rückbesinnung auf eine alte Weisheit, falls wir sie wörtlich nehmen würden: »Vorbeugen ist besser als heilen.« *Vor-beugen* heißt doch, sich freiwillig beugen, bevor die Krankheit dazu zwingt.

Die Krankheit macht den Menschen heilbar. Krankheit ist der Wendepunkt, an dem das Unheil sich in Heil wandeln läßt. Damit dies geschehen kann, muß der Mensch seinen Kampf einstellen und statt dessen hören und sehen lernen, was die Krankheit ihm zu sagen hat. Der Patient muß in sich hineinlauschen und in Kommunikation mit seinen Symptomen gehen, will er deren Botschaft erfahren. Er muß bereit sein, seine eigenen Ansichten und Vorstellungen über sich selbst rücksichtslos in Frage zu stellen und versuchen, bewußt zu integrieren, was das Symptom ihm korporal beizubringen versucht. Er muß also das Symptom überflüssig machen, indem er ins Bewußtsein hineinläßt, was ihm fehlt. Heilung ist immer mit einer Bewußtseinserweiterung und Reifung verbunden. Entstand das Symptom, weil ein Schattenanteil in den Körper stürzte und dort sich manifestierte, so ist Heilung die Umkehr dieses Prozesses, indem das Prinzip des Symptoms bewußt gemacht und so von seiner stofflichen Existenz erlöst wird.

6.

Die Suche nach den Ursachen

Unsere Neigungen haben stets eine erstaunliche Begabung,
sich als Weltanschauung zu maskieren.

Hermann Hesse

Vielleicht steht mancher unseren bisherigen Überlegungen noch etwas verständnislos gegenüber, denn unsere Betrachtungen scheinen schwer vereinbar zu sein mit den wissenschaftlichen Erkenntnissen über die Ursachen der verschiedensten Symptome. Zwar ist man meistens bereit, einigen Symptombildern eine ausschließliche oder teilweise Verursachung durch psychische Prozesse zuzugestehen - aber was ist mit dem überwiegenden Rest der Krankheiten, deren körperliche Ursachen eindeutig nachgewiesen sind?

Wir stoßen hiermit auf ein grundsätzliches Problem unserer Denkgewohnheiten. Es ist für den Menschen eine Selbstverständlichkeit geworden, alle ihm wahrnehmbaren Abläufe kausal zu interpretieren und weitreichende Kausalketten zu konstruieren, in denen Ursache und Wirkung einen eindeutigen Bezug zueinander haben. So können Sie diese Zeilen lesen, *weil* ich sie geschrieben habe und *weil* der Verlag dieses Buch verlegt und *weil* der Buchhändler es verkauft hat usw. Das kausale Denkkonzept erscheint so einleuchtend und sogar zwingend, daß die Mehrzahl der Menschen es für eine notwendige Voraussetzung menschlicher Erkenntnisfähigkeit betrachtet. So forscht man allerorten nach den verschiedensten Ursachen für die unterschiedlichsten Manifestationen und erhofft sich davon nicht nur mehr Klarheit über die Zusammenhänge, sondern auch die Möglichkeit, in die Kausalabläufe steuernd einzugreifen. Was ist der Grund für die steigenden Preise, für die Arbeitslosigkeit, die Jugendkriminalität? Welche Ursache hat ein Erdbeben oder eine bestimmte Krankheit? Fragen über Fragen, und überall hofft man, die wahre Ursache herauszufinden.

Nun ist aber die Kausalität bei weitem nicht so unproblematisch und zwingend, wie es bei oberflächlicher Betrachtung den Anschein hat. Man kann sogar sagen (und diese Stimmen mehren sich), daß der Wunsch des Menschen, die Welt kausal zu erklären, viel Verwirrung und Kontroversen in die Geschichte der menschlichen Erkenntnis gebracht und zu Konsequenzen geführt hat, die zum Teil erst heute langsam deutlich werden. Seit Aristoteles wird die Vorstellung von der Ursache in vier Kategorien aufgespalten.

So unterscheidet man zwischen der causa efficiens, der Ursache des Antriebs, der causa materialis, das ist die Ursache, die im Material bzw. in der Stofflichkeit begründet liegt, der causa formalis, die Ursache der Formgebung, und schließlich der causa finalis als der Zweckursache, die aus der Zielsetzung erwächst.

An dem klassischen Beispiel eines Hausbaues werden die vier Kategorien der Ursache schnell nachvollziehbar. So benötigt man zum Hausbauen zuerst die Absicht, ein Haus zu bauen (causa finalis), dann einen Antrieb bzw. Energie, die sich z. B. in der Investition und der Arbeitskraft zeigt (causa efficiens), weiterhin Baupläne (causa formalis) und schließlich noch Material wie Beton, Ziegel, Holz usw. (causa materialis). Fehlt eine dieser vier Ursachen, so wird es schwerlich zur Verwirklichung des Hauses kommen.

Doch das Bedürfnis nach einer echten, »ursächlichen« Ursache führt immer wieder dazu, das viergliedrige Ursachenkonzept zu reduzieren. Dabei entstanden zwei Richtungen mit gegensätzlicher Auffassung. So sahen die Vertreter der einen Richtung in der Zweckursache (causa finalis) die eigentliche Ursache aller Ursachen. In unserem Beispiel wäre also die Absicht, ein Haus zu bauen, die eigentliche Voraussetzung für alle anderen Ursachen. Mit anderen Worten: Die Absicht oder der Zweck stellt immer die Ursache für alle Ereignisse dar. So ist die Ursache dafür, daß ich diese Zeilen schreibe, meine Absicht, ein Buch zu veröffentlichen.

Dieses finale Kausalverständnis wurde Grundlage der Geisteswissenschaften, von denen sich die Naturwissenschaften streng abgrenzten durch ihr energetisches Kausalmodell (causa efficiens).

Für die Beobachtung und Beschreibung von Naturgesetzen erwies sich die Unterstellung einer Absicht oder eines Zwecks als zu hypothetisch. Für sie war die Annahme einer Kraft oder eines Antriebs sinnvoll. So legten sich die Naturwissenschaften auf ein Kausalgesetz im Sinne eines energetischen Antriebs fest.

Diese beiden unterschiedlichen Auffassungen von Kausalität trennen bis heute die Geisteswissenschaften von den Naturwissenschaften und machen das gegenseitige Verständnis schwer bis unmöglich. Das naturwissenschaftliche Kausalitätsdenken verfolgt die Ursache in die Vergangenheit, während das Modell der Finalität die Ursache in die Zukunft verlegt. So formuliert, mag die letzte Feststellung für viele befremdlich wirken – denn wie kann die Ursache zeitlich nach der Wirkung kommen? Andererseits scheut man sich im täglichen Leben keineswegs, diesen Wirkzusammenhang zu formulieren: »Ich gehe jetzt, *weil* mein Zug in einer Stunde fährt«, oder: »Ich habe ein Geschenk gekauft, *weil* sie nächste Woche Geburtstag hat.« In all diesen Formulierungen wirkt also ein zukünftiges Ereignis zeitlich zurück.

Betrachten wir Geschehnisse unseres Alltags, so stellen wir fest, daß sich einige mehr für eine energetische Verursachung in der Vergangenheit und andere mehr für eine finale Verursachung aus der Zukunft eignen. So werden wir sagen: »Ich kaufe heute ein, *weil* morgen Sonntag ist«, und: »Die Vase ist heruntergefallen, *weil* ich sie angestoßen habe.« Doch auch eine doppelte Betrachtung ist denkbar: So könnte man die Ursache des während eines Ehekrachs zerbrochenen Geschirrs entweder darin sehen, daß man es zu Boden warf, oder auch darin, daß man den anderen reizen wollte. All diese Beispiele machen deutlich, daß die beiden Kausalvorstellungen unterschiedliche Ebenen betrachten, die beide ihre Berechtigung haben. Die energetische Variante ermöglicht die Vorstellung eines mechanischen Wirkzusammenhanges und bezieht sich damit immer auf eine materielle Ebene, während die finale Kausalität mit Motivationen bzw. Absichten arbeitet, die man nicht mehr der Materie, sondern allein der Psyche zugestehen muß. So ist der dargestellte Konflikt eine spezielle Ausformung folgender Polaritäten:

causa efficiens – causa finalis
Vergangenheit – Zukunft
Materie – Geist
Körper – Psyche

An dieser Stelle wäre es jetzt von Nutzen, wenn wir all das, was wir über Polarität gesagt haben, praktisch anwenden würden. Dann könnten wir das Entweder-Oder in ein Sowohl-Als-auch eintauschen und dadurch begreifen, daß sich beide Betrachtungsweisen nicht ausschließen, sondern ergänzen. (Es ist erstaunlich, wie wenig man aus der Erfahrung mit der Korpuskel- *und* Wellenstruktur des Lichts gelernt hat!) Auch hier ist es eben davon abhängig, welche Blickrichtung ich einnehme, und nicht davon, was richtig oder falsch ist. Wenn aus einem Zigarettenautomaten eine Schachtel Zigaretten herausfällt, dann kann man die Ursache in dem hereingeworfenen Geldstück sehen oder auch in der Absicht, Zigaretten rauchen zu wollen. (Dies ist mehr als eine Wortspielerei, denn ohne den Wunsch und die Absicht, Zigaretten zu rauchen, gäbe es keine Zigarettenautomaten.)

Beide Betrachtungen sind legitim und schließen sich gegenseitig keineswegs aus. Eine Betrachtung allein aber wird immer unvollkommen sein, denn das Vorhandensein sämtlicher materieller und energetischer Ursachen zwingt noch lange nicht einen Zigarettenautomaten in die Existenz, solange die Absicht dazu fehlt. Genausowenig genügt die Absicht oder der Zweck, um etwas in Erscheinung treten zu lassen. Auch hier lebt ein Pol von seinem Gegenpol.

Was beim Zigarettenautomaten noch banal wirken mag, ist beim Verständnis der Evolution bereits ein Bibliotheken füllendes Streitthema. Erschöpft sich die Ursache für das menschliche Dasein in der materiellen Kausalkette der Vergangenheit und ist unser Sosein daher das zufällige Ergebnis der Entwicklungssprünge und Selektionsverfahren vom Wasserstoffatom bis zum menschlichen Großhirn? Oder braucht vielleicht diese Hälfte der Kausalität noch die Absichtlichkeit, die aus der Zukunft her wirkt und so die Evolution einem beabsichtigten Ziel entgegenlaufen läßt?

Den Naturwissenschaftlern ist dieser zweite Aspekt »zu viel, zu hypothetisch«, den Geisteswissenschaftlern ist der erste Aspekt »zu wenig und zu arm«. Doch wenn wir kleinere und damit überschaubarere Entwicklungen und »Evolutionen« anschauen, so werden wir immer beide Ursachenrichtungen vorfinden. Technologie allein führt noch nicht zu Flugzeugen, solange dem menschlichen Bewußtsein die fertige Idee des Fliegens fehlt. Genausowenig ist Evolution ein Ergebnis zufälliger Entscheidungen und Entwicklungen, sondern der materielle und biologische Nachvollzug eines ewigen Musters. Die materiellen Prozesse schieben von der einen Seite, die finale Gestalt saugt von der anderen Seite, damit sich in der Mitte eine Manifestation ereignen kann.

Damit sind wir beim nächsten Problem dieses Themas. Die Kausalität benötigt als Voraussetzung Linearität, auf welcher ein Vorher oder Nachher im Sinne eines Wirkzusammenhanges markiert werden kann. Linearität wiederum hat als Voraussetzung Zeit, und gerade diese existiert in Wirklichkeit nicht. Wir erinnern uns, daß Zeit in unserem Bewußtsein durch die Polarität entsteht, die uns zwingt, die Gleichzeitigkeit der Einheit in ein Nacheinander zu zerlegen. Zeit ist ein Phänomen unseres Bewußtseins, das wir nach außen projizieren. Dann glauben wir, es gäbe auch unabhängig von uns Zeit. Dazu kommt, daß wir uns den Zeitfluß immer linear und in eine Richtung laufend vorstellen. Wir glauben, daß die Zeit aus der Vergangenheit in die Zukunft fließt, und übersehen dabei, daß sich in dem Punkt, den wir Gegenwart nennen, sowohl Vergangenheit als auch Zukunft treffen.

Dieser anfänglich schwer vorstellbare Zusammenhang mag durch folgende Analogie anschaulicher werden. Wir stellen uns den Zeitablauf als Gerade vor, deren eines Ende in Richtung Vergangenheit läuft und deren anderes Ende Zukunft heißt.

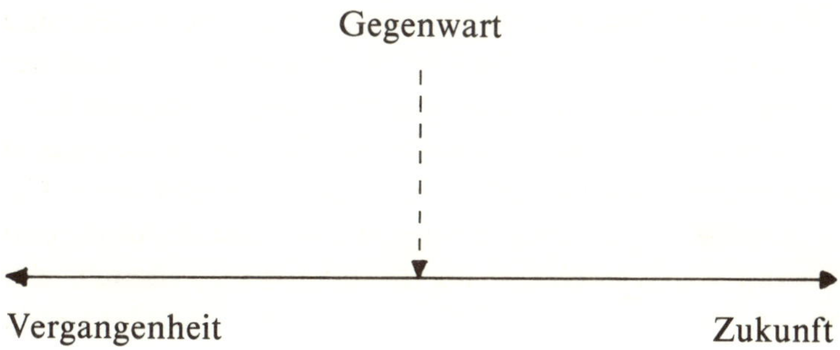

Nun wissen wir aber aus der Geometrie, daß es in Wirklichkeit keine parallelen Linien gibt, da durch die sphärische Krümmung des Raumes jede Gerade, wenn wir sie in die Unendlichkeit verlängern, sich zu einem Kreis schließt (Riemannsche Geometrie). Somit ist jede gerade Linie in Wirklichkeit ein Ausschnitt aus einem Kreisbogen. Wenn wir dieses Wissen auf unsere obige Zeitachse übertragen, dann sehen wir, daß sich die beiden Richtungen Vergangenheit und Zukunft im Kreis treffen.

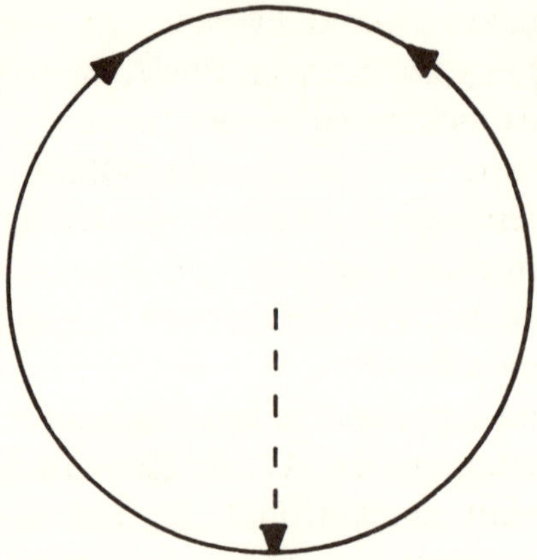

Das heißt: Wir leben immer auf unsere Vergangenheit zu bzw. unsere Vergangenheit wurde durch unsere Zukunft bestimmt. Wenn wir auf dieses Modell unsere Kausalitätsvorstellung anwenden, wird das Problem, das wir eingangs diskutierten, schlagartig klar: Kausalität fließt genauso in beide Richtungen auf jeden Punkt zu, wie Zeit dies tut. Solche Vorstellungen mögen ungewohnt klingen, doch sind sie nicht viel schwieriger als die für uns gewohnte Tatsache, daß wir bei einem Flug um die Welt unseren Ausgangspunkt wieder erreichen, obwohl wir uns immer weiter von ihm entfernen.

In den zwanziger Jahren dieses Jahrhunderts wies der russische Esoteriker P. D. Ouspensky in seiner visionär gestalteten Betrachtung der 14. Tarot-Karte (die Enthaltsamkeit) bereits auf dieses Problem der Zeit mit folgenden Worten hin: »Der Name des Engels ist die Zeit, sagte die Stimme. Auf seiner Stirn ist der Kreis, das ist das Zeichen der Ewigkeit und das Zeichen des Lebens. In den Händen des Engels sind zwei Krüge, golden und silbern. Ein Krug ist die Vergangenheit, der andere die Zukunft. Der Regenbogenstrom zwischen beiden ist die Gegenwart. Du siehst, daß er in beide Richtungen fließt. Dies ist die Zeit in dem für den Menschen unverständlichen Aspekt. Die Menschen denken, daß alles unaufhörlich in *eine* Richtung fließt. Sie sehen nicht, wie sich alles ewig trifft, das eine aus der Vergangenheit kommt und ein anderes aus der Zukunft, und daß die Zeit eine Vielfalt von Kreisen ist, die in verschiedenen Richtungen sich drehen. Begreife dieses Geheimnis und lerne, die entgegengesetzten Strömungen im Regenbogenstrom der Gegenwart unterscheiden.« (Ouspensky: »Ein neues Modell des Universums.«)

Auch Hermann Hesse griff dieses Thema der Zeit wiederholt in seinen Werken auf. So läßt er Klein im Erleben seines Todes sagen: »Wie gut, daß auch diese Erkenntnis nun zu ihm kam, daß es keine Zeit gab. Von allem, was der Mensch begehrt, ist er immer nur durch Zeit getrennt.« In seiner Dichtung »Siddhartha« behandelt Hesse das Thema der Zeitlosigkeit an vielen Stellen. »Hast du, so fragte er ihn einst, hast auch du vom Flusse jenes Geheimnis gelernt: daß es keine Zeit gibt? Vasudevas Gesicht überzog sich mit hellem Lächeln: Ja, Siddhartha, sprach er: Es ist doch dieses, was du meinst, daß der Fluß überall zugleich ist, am Ursprung und an der Mündung, am Wasserfall, an der Fähre, an der Stromschnelle, im Meer, im Gebirge, überall zugleich. Und daß es für ihn nur Gegenwart gibt, nicht den Schatten ›Vergangenheit‹, nicht den Schatten ›Zukunft‹. Das ist es, sagte Siddhartha. Und als ich es gelernt hatte, da sah ich mein Leben an, und es war auch ein Fluß, und es war der Knabe Siddhartha vom Manne Siddhartha und vom Greis Siddhartha nur durch Schatten getrennt, nicht durch Wirkliches. Es waren auch Siddhartas frühere Geburten keine Vergangenheit und sein Tod und seine Rückkehr zu Brahma keine Zukunft. Nichts war – nichts wird sein, alles ist, alles hat Wesen und Gegenwart.«

Wenn uns allmählich bewußt wird, daß sowohl Zeit als

auch Linearität außerhalb unseres Bewußtseins nicht existieren, so wird zwangsläufig auch das Denkmodell der Kausalität in seiner Absolutheit erschüttert. Es zeigt sich, daß auch Kausalität nur eine bestimmte subjektive Betrachtungsform des Menschen ist oder, wie David Hume formulierte, »ein Bedürfnis der Seele«. Zwar gibt es keinen Grund, die Welt nicht kausal zu betrachten – jedoch gibt es genausowenig einen Grund, die Welt kausal zu interpretieren. Die klärende Frage heißt auch hier nicht: richtig oder falsch? Sondern bestenfalls im Einzelfall: geeignet oder ungeeignet?

Unter diesem Aspekt stellt sich heraus, daß die kausale Betrachtungsweise weit seltener *geeignet* ist, als sie heute routinemäßig angewandt wird. Überall dort, wo wir es mit relativ kleinen Ausschnitten der Welt zu tun haben, und immer dann, wenn die Ereignisse sich unserer Überschaubarkeit nicht entziehen, kommen wir mit unserer Vorstellung von Zeit, Linearität und Kausalität im Alltag ganz gut zurecht. Wird jedoch die Dimensionalität größer oder das Anspruchsniveau einer Frage höher, so führt die kausale Betrachtungsweise eher zu unsinnigen Schlüssen als zur Erkenntnis. Kausalität braucht nämlich immer einen festgesetzten Endpunkt der Fragestellung. Im kausalen Weltbild hat schließlich jede Manifestation eine Ursache, weshalb es nicht nur erlaubt, sondern sogar notwendig ist, jede Ursache wiederum nach ihrer Ursache zu hinterfragen. Dieses Vorgehen führt zwar zur Erforschung der Ursache der Ursache der Ursache – aber leider nie zu einem Endpunkt. Die Ur-Ursache aller Ursachen kann nicht gefunden werden. Entweder man hört an einem beliebigen Punkt das weitere Hinterfragen auf, oder man endet in einer unlösbaren Frage, die nie sinnvoller sein kann als die bekannte Frage, ob zuerst das Ei oder die Henne da war.

Wir möchten damit deutlich machen, daß das Konzept der Kausalität bestenfalls im täglichen Leben als Hilfsfunktion des Denkens praktikabel sein mag, jedoch völlig unzureichend und unbrauchbar ist als Instrument, wissenschaftliche, philosophische und metaphysische Zusammenhänge zu erfassen. Der Glaube, es gäbe kausale Wirkzusammenhänge, ist falsch, denn er baut auf der Annahme der Linearität und der Zeit auf. Räumen wir jedoch ein, Kausalität wäre eine mögliche (und damit unvollkommene) subjektive Betrachtungsweise des Menschen, dann ist es auch wieder legitim, sie dort einzusetzen, wo sie uns in unserem Leben hilfreich erscheint.

Doch in unserem heutigen Weltbild herrscht die Meinung vor, Kausalität wäre a se existent und experimentell sogar beweisbar – und gegen diesen Irrtum möchten wir uns wenden. Der Mensch kann nie mehr beobachten als »immer – wenn – dann«-Bezüge. Solche Beobachtungen sagen aber nicht mehr, als daß zwei Manifestationen zeitlich synchron auftreten und zwischen ihnen eine Korrelation besteht. Wenn solche Messungen sofort kausal interpretiert werden, dann ist dieser letzte Schritt Ausdruck einer bestimmten Weltanschauung, hat aber nichts mehr mit der Messung oder Beobachtung selbst zu tun. Die Verbissenheit in eine kausale Interpretation hat unsere Weltsicht und unser Erkenntnisvermögen in einem ungeheuren Maße eingeschränkt.

Innerhalb der Wissenschaft war es die Quantenphysik, welche das kausale Weltbild durchstieß und in Frage stellte. So formulierte Werner Heisenberg, »daß in ganz kleinen Raum-Zeitbereichen, also in Bereichen von der Größenordnung der Elementarteilchen, Raum und Zeit in einer eigentümlichen Weise verwischt sind, nämlich derart, daß man in so kleinen Zeiten selbst die Begriffe *früher* oder *später* nicht richtig definieren kann. Im Großen würde sich an der Raum-Zeitstruktur natürlich nichts ändern können, aber man müßte mit der Möglichkeit rechnen, daß Experimente über die Vorgänge in ganz kleinen Raum-Zeit-Bereichen zeigen werden, daß gewisse Prozesse scheinbar zeitlich umgekehrt verlaufen, als es ihrer kausalen Reihenfolge entspricht.«

Heisenberg formuliert klar, aber vorsichtig, denn als Physiker beschränkt er seine Aussagen auf das Beobachtbare. Doch diese Beobachtungen fügen sich nahtlos in jenes Weltbild, das von den Weisen dieser Welt von jeher gelehrt wurde. Die Beobachtung der Elementarteilchen spielt sich in einem Grenzbereich unserer durch Zeit und Raum determinierten Welt ab – wir befinden uns gleichsam an der »Geburtsstätte der Materie«. Hier verwischen sich noch, wie Heisenberg sagt, Zeit und Raum. Vorher und Nachher werden aber um so deutlicher, je weiter wir in die größere und gröbere Struktur der Materie eindringen. Gehen wir jedoch in die andere Richtung, so verliert sich zuerst die klare Unterscheidbarkeit zwischen Zeit und Raum, Vorher und Nachher, bis diese Trennung schließlich ganz verschwindet und wir dort angekommen sind, wo Einheit und Ununterschiedenheit herrschen. Hier gibt es weder Zeit noch Raum, hier herrscht ewiges Hier und Jetzt. Es ist der Punkt, der alles enthält und dennoch »Nichts« genannt wird. Zeit und Raum sind die beiden Koordinaten, welche die Welt der Polarität, die Welt der Täuschung, Maja, aufspannen – ihre Nichtexistenz zu durchschauen, ist Voraussetzung, um Einheit erlangen zu können.

In dieser polaren Welt ist die Kausalität also *eine* Perspektive unseres Bewußtseins, Abläufe zu interpretieren, es ist die Denkweise der linken Hirnhemisphäre. Wir sagten schon, daß das naturwissenschaftliche Weltbild das Weltbild der linken Hirnhälfte ist – kein Wunder, daß man sich hier auch so sehr auf die Kausalität versteifte. Die rechte Hemisphäre kennt jedoch keine Kausalität, sondern sie denkt analog. Mit der Analogie haben wir jene zweite, zur Kausalität polar ausgerichtete Betrachtungsweise gefunden, die weder richtiger noch falscher, besser oder schlechter ist, jedoch die notwendige Ergänzung zur Einseitigkeit der Kausalität darstellt. Erst beide zusammen –

Kausalität und Analogie – können ein Koordinatensystem aufspannen, in dem sich unsere polare Welt sinnvoll interpretieren läßt.

So wie Kausalität waagrechte Bezüge sichtbar werden läßt, so verfolgt die Analogie Urprinzipien senkrecht durch alle Ebenen ihrer Manifestationen. Analogie fordert keinen Wirkzusammenhang, sondern orientiert sich an der Identität des Inhaltes in den verschiedenen Formen. Ist bei der Kausalität der Zeitbezug durch ein »Vorher«/»Nachher« ausgedrückt, so lebt die Analogie von der Synchronizität im Sinne des »Immer-Wenn-Dann«. Führt Kausalität in die immer größere Differenzierung, so faßt Analogie Vielfalt zu ganzheitlichen Mustern zusammen.

Die Unfähigkeit der Wissenschaft, analog zu denken, zwingt sie, auf sämtlichen Ebenen immer neu die Gesetze zu erforschen. Wissenschaft wagt und kann es nicht, ein gefundenes Gesetz so zu abstrahieren, daß es als Prinzip auf allen Ebenen analog gesehen wird. So erforscht sie beispielsweise die Polarität in der Elektrizität, im atomaren Bereich, im Säure-Basen-Haushalt, in den Hirnhemisphären und in tausend weiteren Bereichen jedesmal neu und von den anderen Bereichen getrennt. Die Analogie verschiebt den Blickwinkel um neunzig Grad und setzt die verschiedensten Formen in einen analogen Zusammenhang, indem sie in allen das gleiche Urprinzip entdeckt. So bekommen auf einmal der positive elektrische Pol, die linke Gehirnhälfte, die Säure, die Sonne, das Feuer, das chinesische Yang etwas miteinander zu tun, obwohl unter ihnen keine kausalen Verbindungen existieren. Die analoge Gemeinsamkeit leitet sich von dem allen aufgezählten Formen gemeinsamen Urprinzip ab, das man in unserem Beispiel auch das Prinzip des Männlichen oder der Aktivität nennen könnte.

Eine solche Art des Schauens zerlegt die Welt in archetypische Bestandteile und betrachtet die verschiedenen Muster, welche von den Archetypen gebildet werden. Diese

Muster lassen sich analog auf allen Ebenen der Erscheinungsformen wiederfinden – wie oben, so unten. Diese Art des Schauens muß genauso erlernt werden wie die kausale Betrachtungsweise. Sie eröffnet allerdings dann auch eine ganz andere Seite der Welt und läßt Zusammenhänge und Muster sichtbar werden, die für den kausalen Blick unsichtbar sind. So wie die Vorzüge der Kausalität innerhalb der Funktionalität liegen, hat die Analogie ihren Vorzug im Transparentwerden inhaltlicher Zusammenhänge. Die linke Hemisphäre kann dank der Kausalität viele Dinge zerlegen und analysieren, jedoch gelingt es ihr nicht, die Welt als Ganzes zu begreifen. Die rechte Hemisphäre muß wiederum auf die Fähigkeit verzichten, die Abläufe dieser Welt zu managen, dafür aber hat sie den Blick für das Ganze, für die Gestalt und dadurch ist sie auch in der Lage, Sinnhaftigkeit zu erfahren. Die Sinnhaftigkeit liegt außerhalb des Zwecks und der Logik oder, wie Laotse sagt:

> Der Sinn, der sich aussprechen läßt,
> ist nicht der ewige Sinn.
> Der Name, der sich nennen läßt,
> ist nicht der ewige Name.
> »Nichtsein« nenne ich den Anfang von Himmel und Erde.
> »Sein« nenne ich die Mutter der Einzelwesen.
> Darum führt die Richtung auf das Nichtsein
> zum Schauen des wunderbaren Wesens,
> die Richtung auf das Sein
> zum Schauen der räumlichen Begrenztheiten.
> Beides ist eins dem Ursprung nach
> und nur verschieden durch den Namen.
> In seiner Einheit heißt es das Geheimnis.
> Des Geheimnisses noch tieferes Geheimnis
> ist das Tor, durch das alle Wunder hervortreten.

7.
Die Methode des Hinterfragens

»Das ganze Leben ist nichts anderes als formgewordene Fragen, die den Keim der Antwort in sich tragen – und Antworten, die schwanger gehen mit Fragen. Wer irgend etwas anderes drin sieht, ist ein Narr.«

Gustav Meyrinck, Golem

Bevor wir uns dem zweiten Teil dieses Buches nähern, in dem wir versuchen, die Bedeutung der häufigsten Symptome aufzuschlüsseln, möchten wir noch einiges über die Methode des Hinterfragens sagen. Unsere Absicht ist es nicht, ein Deutungsbuch zu liefern, in dem man bei Bedarf sein Symptom nachschlägt, um zu erfahren, was es bedeutet, um dann entweder mit dem Kopf zu nicken oder ihn zu schütteln. Ein solcher Umgang mit diesem Buch wäre wohl das größte Mißverständnis, das man ihm entgegenbringen könnte. Vielmehr besteht unser Anliegen darin, eine bestimmte Art des Sehens und des Denkens zu vermitteln, die es dem interessierten Leser ermöglicht, Krankheit bei sich und den Mitmenschen einmal ganz anders als bisher zu sehen.

Dafür ist es jedoch notwendig, bestimmte Voraussetzungen und Techniken erst einmal zu erlernen, da die meisten Menschen den Umgang mit Analogien und Symbolen nicht gelernt haben. Dafür sind die konkreten Beispiele im zweiten Teil vorrangig gedacht. Sie sollen im Leser die Fähigkeit entwickeln, auch so zu denken und zu sehen. Erst die Entwicklung der eigenen Fähigkeit zum Deuten bringt Gewinn, da die vorgefertigte Deutung bestenfalls einen Rahmen liefert, dem individuellen Fall aber niemals ganz gerecht werden kann. Es ist hier wie beim Traumdeuten: Man sollte ein Traumdeutbuch zum Erlernen der Traumdeutung benutzen und nicht, um seine Träume nachzuschlagen.

Aus diesem Grunde erhebt der zweite Teil auch keinen Anspruch auf Vollständigkeit, obwohl wir uns bemüht haben, möglichst alle körperlichen und organischen Bereiche anzusprechen, um das nötige Ausgangsmaterial bereitzustellen, damit der Leser sein konkretes Symptom bearbeiten kann. Nachdem wir bisher versucht haben, die weltanschaulich-philosophischen Hintergründe zu vermitteln, sollen in diesem letzten Kapitel des theoretischen Teiles die wichtigsten Aspekte und Regeln dargestellt werden, die eine Deutung der Symptome ermöglichen. Es ist das Handwerkszeug, das zusammen mit einiger Übung jedem ernsthaft Bemühten eine sinnvolle Hinterfragung der Symptome möglich machen sollte.

Kausalität in der Medizin

Das Problem der Kausalität ist für unser Thema von so großer Bedeutung, weil sowohl Schulmedizin als auch Naturheilkunde, Psychologie und Soziologie miteinander wetteifern, die wahren und wirklichen Ursachen der Krankheitssymptome zu erforschen und durch Beseitigung der jeweiligen Ursachen Heilung in die Welt zu bringen. So suchen die einen die Ursache in Erregern und Umweltgiften, die anderen in frühkindlichen, traumatischen Ereignissen und Erziehungsstilen oder in den Bedingungen des Arbeitsplatzes. Vom Bleigehalt der Luft bis zur Gesellschaft ist nichts und niemand davor sicher, als Krankheitsursache verwendet zu werden.

Hingegen halten wir die Suche nach den Krankheitsursachen für die große Sackgasse in Medizin und Psychologie. Zwar wird man immer Ursachen finden, solange man danach sucht, doch der Glaube an das Kausalkonzept verhindert zu sehen, daß die gefundenen Ursachen nur die Ergebnisse der eigenen Erwartungshaltung sind. In Wirklichkeit sind all die *Ur-sachen* auch nur Sachen unter anderen Sachen. Das Ursachenkonzept kann nur halbwegs durchgehalten werden, weil man die Frage nach der Ursache an einem beliebigen Punkt abbricht. So kann man die Ursache einer Infektion in bestimmten Erregern entdecken, wodurch sich jedoch die Frage aufdrängt, warum in einem speziellen Fall dieser Erreger zur Infektion führte. Den

Grund dafür mag man in einer verminderten Abwehrlage des Organismus finden, was wiederum die Frage nach der Ursache dieser Abwehrschwäche aufwirft. Dieses Spiel kann man unendlich lang fortsetzen, denn selbst wenn man mit der Ursachensuche beim Urknall angekommen ist, bliebe immer noch die Frage nach der Ursache des Urknalls offen . . .

In der Praxis zieht man es deshalb vor, an einer beliebigen Stelle haltzumachen und so zu tun, als ob an dieser Stelle die Welt begänne. Man zieht sich zurück auf möglichst nichtssagende Sammelbegriffe, wie »locus minoris resistentiae« oder »erbliche Belastung«, »Organschwäche« oder ähnliche bedeutungsschwangere Begriffe. Doch woher nehmen wir die Berechtigung, ein beliebiges Glied einer Kette einfach zur »Ursache« hochzustilisieren? Es ist schlichte Unehrlichkeit, wenn jemand von einer Ursache oder einer Kausaltherapie spricht, denn das Kausalkonzept läßt – wie wir gesehen haben – das Finden einer Ursache gar nicht zu.

Etwas näher käme man der Sache, wenn man mit jenem polaren Kausalkonzept arbeiten würde, von dem wir am Anfang unserer Ursachenbetrachtung sprachen. Unter diesem Gesichtspunkt würde eine Krankheit aus zwei Richtungen, d. h. aus Vergangenheit *und* Zukunft, bedingt werden. In diesem Modell würde die Finalität ein bestimmtes symptomatisches Bild haben wollen, und die *bewirkende* Kausalität (efficiens) würde die stofflichen und korporalen Hilfsmittel bereitstellen, um das finale Bild zu verwirklichen. Bei einer solchen Betrachtung würde jener zweite Aspekt des Krankseins sichtbar werden, der bei der üblichen einseitigen Betrachtung völlig verlorengeht: die Absicht der Krankheit und damit die Sinnhaftigkeit des Geschehens. Ein Satz wird eben nicht nur durch Papier, Tinte, Druckmaschinen, Schriftzeichen usw. bedingt, sondern auch und vor allem von der finalen Absicht, eine Information weiterzugeben.

Es kann doch nicht so schwer sein, zu verstehen, wie durch die Reduktion auf materielle Prozesse bzw. auf die Bedingungen der Vergangenheit das Wesenhafte und Wesentliche verlorengeht. Jede Manifestation besitzt Form *und* Inhalt, besteht aus Teilen *und* besitzt eine Gestalt, die mehr ist als die Summe der Teile. Jede Manifestation wird von der Vergangenheit *und* der Zukunft bestimmt. Krankheit bildet keine Ausnahme. Hinter einem Symptom steht eine Absicht, ein Inhalt, der nun vorhandene Möglichkeiten benützt, um sich formal verwirklichen zu können. Deshalb kann eine Krankheit alle beliebigen Ursachen als Ursache einsetzen.

An diesem Punkt scheitert bisher die Arbeitsmethode der Medizin. Sie glaubt, durch Entzug der Ursachen Krankheit unmöglich machen zu können, und rechnet nicht damit, daß Krankheit so flexibel ist, sich neue *Ur-sachen* zu suchen und zu finden, um sich weiterhin zu verwirklichen. Dieser Zusammenhang ist sehr einfach: Hat jemand beispielsweise die Absicht, ein Haus zu bauen, dann läßt er sich schwerlich dadurch daran hindern, daß man ihm die Steine wegnimmt – er wird dann eben sein Haus aus Holz bauen. Zwar könnte man die Endlösung darin sehen, ihm alles mögliche Material zu nehmen, doch dies ist auf der Ebene der Krankheit mit Schwierigkeiten verbunden. Man müßte dem Patienten seinen Körper ganz nehmen, wollte man sichergehen, daß die Krankheit keine *Ursachen* mehr findet.

Dieses Buch beschäftigt sich nun mit den *finalen Ursachen* der Krankheit und will die einseitige funktionale Betrachtung um den fehlenden zweiten Pol ergänzen. Dadurch sollte auch klargestellt sein, daß wir die von der Medizin erforschten und beschriebenen materiellen Abläufe in ihrer Existenz keinesfalls leugnen, jedoch aufs schärfste der Behauptung entgegentreten, diese Abläufe allein wären die *Ursachen* der Krankheit.

Wie bereits dargestellt wurde, hat Krankheit eine Absicht und ein Ziel, das wir bisher in seiner allgemeinsten und absolutesten Form mit Heilung im Sinne der Einswerdung beschrieben. Zerlegen wir Krankheit in seine vielen symptomatischen Ausdrucksformen, die alle Schritte auf dem Weg zum Ziel darstellen, so kann man jedes Symptom nach seiner Absicht und Information hinterfragen, um zu erkennen, welcher Schritt vom einzelnen gerade jetzt gefordert ist. Diese Frage kann und muß bei *jedem* Symptom gestellt werden und kann nicht durch den Hinweis auf die funktionale Verursachung weggeschoben werden. Es lassen sich *immer* funktionale Bedingungen finden – doch genauso läßt sich *immer* eine inhaltliche Bedeutung finden.

So besteht der erste Unterschied unserer Betrachtung zur klassischen Psychosomatik im Verzicht auf eine Auswahl der Symptome. Wir halten *jedes* Symptom für deutbar und akzeptieren keine Ausnahme. Der zweite Unterschied besteht im Verzicht auf das vergangenheitsorientierte Kausalmodell der klassischen Psychosomatik. Ob man die Ursache einer Störung in Bakterien oder in bösen Müttern zu finden glaubt, ist für das Denkkonzept nebensächlich. Das psychosomatische Modell hat sich aus dem Grundfehler des einpoligen Kausalkonzeptes nicht gelöst. Uns interessieren keine Ursachen der Vergangenheit, denn davon gibt es, wie wir sahen, beliebig viele, und alle sind gleich wichtig und gleich unwichtig. Unsere Betrachtungsweise ließe sich entweder mit der »finalen Kausalität« umschreiben oder, noch besser, mit dem zeitfreien Konzept der Analogie.

Der Mensch besitzt ein von der Zeit unabhängiges *Sosein*, das allerdings im Laufe der Zeit von ihm verwirklicht und bewußt gemacht werden muß. Dieses sein inneres Muster nennt man das »Selbst«. Der Lebensweg des Menschen ist der Weg zu diesem Selbst, das ein Symbol der Ganzheit ist. Der Mensch benötigt »Zeit«, um diese Ganzheit zu finden – doch sie ist von Anfang an da. Gerade darin besteht die Illusion der Zeit – der Mensch braucht

Zeit, um das zu finden, was er schon immer ist. (Wenn etwas unverständlich wird, sollte man sich immer wieder auf die entsprechenden Beispiele zurückbesinnen: In einem Buch ist der ganze Roman gleichzeitig vorhanden – der Leser aber braucht Zeit, um in sich die ganze Handlung entstehen zu lassen, die von Anfang an immer da war!) Diesen Weg nennen wir »Evolution«. Evolution ist der bewußte Nachvollzug eines immer (d. h. zeitlos) bestehenden Musters. Auf diesem Weg zur Selbsterkenntnis treten ständig Schwierigkeiten und Irrtümer auf, oder – anders formuliert – man kann oder will bestimmte Teile seines Musters nicht sehen. Wir nannten solche nicht bewußten Aspekte den Schatten. Im Krankheitssymptom demonstriert der Schatten seine Anwesenheit und verwirklicht sich. Um die Bedeutung eines Symptoms begreifen zu können, braucht man keineswegs den Begriff der Zeit oder der Vergangenheit. Das Suchen der Ursachen in der Vergangenheit lenkt von der eigentlichen Information ab, da man die Eigenverantwortung durch die Schuldprojektion auf die Ursache abgibt.

Hinterfragen wir ein Symptom nach seiner Bedeutung, so wird durch die Antwort ein Teilbereich unseres eigenen Musters sichtbar. Forschen wir in unserer Vergangenheit, so finden wir selbstverständlich auch dort die verschiedenen Ausdrucksformen dieses Musters wieder. Daraus sollte man nicht gleich eine Kausalität basteln – vielmehr sind es parallele, zeitadäquate Ausdrucksformen des gleichen Problembereiches. Ein Kind benutzt zur Verwirklichung seiner Probleme eben Eltern, Geschwister und Lehrer, der Erwachsene seine Partner, Kinder und Arbeitskollegen. Die äußeren Bedingungen machen keinen Menschen krank, aber der Mensch benutzt alle Möglichkeiten, um sie in den Dienst seiner Krankheit zu stellen. Der Kranke erst macht die Sachen zu *Ur-sachen.*

Der Kranke ist Täter und Opfer in einer Person, er leidet immer nur unter seiner eigenen Un-bewußtheit. Diese

Feststellung ist kein Werturteil, denn nur der »Erleuchtete« hat keinen Schatten mehr – aber sie soll den Menschen vor der Täuschung bewahren, sich als Opfer irgendwelcher Umstände zu erleben, denn damit raubt sich der Kranke selbst die Möglichkeit der Wandlung. Weder Bakterien noch Erdstrahlen verursachen Krankheit, aber der Mensch benutzt sie als Hilfsmittel, sein Kranksein zu verwirklichen. (Der gleiche Satz klingt auf einer anderen Ebene viel selbstverständlicher: Weder Farben noch Leinwand verursachen ein Gemälde – aber der Mensch benützt sie als Hilfsmittel, sein Gemälde zu verwirklichen.)

Nach all dem Gesagten sollte daher die erste wichtige Regel im Umgang mit der Deutung der Krankheitsbilder im zweiten Teil nachvollziehbar sein.

1. Regel: Verzichten Sie bei der Deutung der Symptome auf die scheinbar kausalen Zusammenhänge auf der funktionalen Ebene. Solche sind immer zu finden, und ihre Existenz wird nicht abgestritten. Sie machen jedoch die Deutung eines Symptoms nicht hinfällig. Wir deuten allein das Symptom in seinem qualitativen und subjektiven Auftreten. Welche physiologischen, morphologischen, chemischen, nervalen oder sonstigen Kausalketten zur Verwirklichung des Symptoms benutzt wurden, ist für die Aussage über die Bedeutung irrelevant. Um Inhalte zu erkennen, ist allein wichtig, daß etwas ist und wie etwas ist – nicht, warum etwas ist.

Die Zeitqualität der Symptomatik

So uninteressant wie die zeitliche Vergangenheit für unser Fragen ist, so interessant und aussagekräftig ist das zeitliche Umfeld beim Auftreten eines Symptoms. Der genaue Zeitpunkt, an dem ein Symptom auftritt, kann wichtige Informationen über den Problembereich liefern, der sich im Symptom manifestiert. Alle synchron zum Auftreten eines Symptoms ablaufenden Ereignisse bilden den Rahmen der Symptomatik und sollten mit gesehen werden.

Dabei gilt es nicht nur, *äußere* Ereignisse zu beachten, sondern vor allem auch *innere* Prozesse wahrzunehmen. Mit welchen Gedanken, Themen und Phantasien setzte man sich gerade auseinander, als das Symptom auftrat? In welcher Stimmung war man? Gab es irgendwelche Nachrichten oder Veränderungen im Leben? Dabei erweisen sich häufig gerade die als *be-deutungslos* und *unwichtig* eingestuften Ereignisse in Wirklichkeit als signifikant. Da sich im Symptom ja ein verdrängter Bereich manifestiert, werden auch alle damit zusammenhängenden Ereignisse in ihrer Bedeutung verdrängt und entsprechend abgewertet.

Es sind im allgemeinen nicht die *großen Dinge* im Leben, denn mit ihnen setzt man sich meist bewußt auseinander. Die kleinen, harmlosen Dinge des Alltags aber sind häufig Auslöser für verdrängte Problembereiche. Akute Symptome wie Erkältung, Übelkeit, Durchfall, Sodbrennen, Kopfschmerzen, Verletzungen und ähnliches reagieren zeitlich sehr genau. Hier lohnt sich die Frage, was man genau in diesem Moment getan, gedacht oder phantasiert hat. Stellt man sich selbst die Frage nach dem Zusammenhang, so ist es gut, die erste, sich spontan einstellende Idee genau zu betrachten und nicht zu schnell als belanglos wieder wegzuschieben.

All dies braucht eine gewisse Übung und eine gute Portion Eigenehrlichkeit oder – besser gesagt – Mißtrauen sich selbst gegenüber. Wer davon ausgeht, sich selbst gut zu kennen und deshalb auf Anhieb entscheiden zu können, was da stimmt und was nicht, wird niemals besondere Erfolge auf dem Weg der Selbsterkenntnis verzeichnen können. Auf dem richtigen Weg ist eher jemand, der davon ausgeht, daß jedes Tier auf der Straße ihn besser einschätzen kann als er sich selbst.

2. Regel: Analysieren Sie den Zeitpunkt des Auftretens eines Symptoms. Fragen Sie nach Lebenssituation, Gedanken, Phantasien, Träumen, Ereignissen und Nachrichten, die den zeitlichen Rahmen für das Symptom liefern.

Analogie und Symbolik des Symptoms

Jetzt kommen wir zur zentralen Technik der Deutung, die verbal darzustellen und zu lehren, nicht einfach ist. Als erstes ist es notwendig, einen intimen Bezug zur Sprache zu entwickeln und bewußt hören zu lernen, was man sagt. Die Sprache ist ein grandioses Hilfsmittel, tiefere und unsichtbare Zusammenhänge zu erfahren. Sprache besitzt eine eigene Weisheit, die sich jedoch nur dem mitteilt, der auf sie lauschen lernt. Unsere Zeit tendiert zu einem recht schlampigen und willkürlichen Umgang mit der Sprache und hat damit den Zugang zur wahren Bedeutung der Begriffe verloren. Da auch die Sprache Anteil an der Polarität hat, ist auch sie immer ambivalent, doppelzüngig und doppeldeutig. Fast alle Begriffe schwingen auf mehreren Ebenen gleichzeitig. So müssen wir die Fähigkeit wieder erlernen, jedes Wort gleichzeitig auf all seinen Ebenen wahrzunehmen.

Fast jeder Satz, der im zweiten Teil dieses Buches steht, bezieht sich auf mindestens zwei Ebenen – sollten einige Sätze banal erscheinen, so ist dies ein sicheres Indiz dafür, daß die zweite Ebene, die Doppeldeutigkeit, übersehen wurde. Wir versuchen, durch Anführungsstriche, Kursivschreibungen und Worttrennungen die Aufmerksamkeit auf wichtige Stellen zu lenken. Doch letztlich steht und fällt unser Vorgehen mit dem Zugang zur Dimensionalität der Sprache. Das Gehör für Sprache ist genauso wenig lehrbar wie das Gehör für Musik – beides ist jedoch schulbar.

Unsere Sprache ist psychosomatisch. Fast alle Formulierungen und Worte, mit denen wir psychische Zustände und Prozesse ausdrücken, sind körperlichen Erfahrungen entlehnt. Der Mensch kann immer nur das *ver-stehen* und *be-greifen*, was er einmal korporal mit seinen Händen greifen und auf dem er mit seinen Füßen stehen kann. Schon hieraus ergibt sich ein für eine größere Abhandlung lohnendes Thema, das wir an dieser Stelle lediglich wie folgt zusammenfassen wollen: Der Mensch braucht für jede Erfahrung und für jeden Bewußtseinsschritt den Weg über die Leiblichkeit. Es ist dem Menschen unmöglich, Prinzipien bewußt zu integrieren, bevor diese bis in die Körperlichkeit hinabgestiegen sind. Die Leiblichkeit zieht uns in eine ungeheure Verbindlichkeit, vor der wir häufig Angst haben – aber ohne diese *Ver-bindlich-keit* bekommen wir eben auch keine *Ver-bindung* zum Prinzip. Auch dieser Gedankengang führt zu der Erkenntnis, daß der Mensch vor dem Kranksein nicht zu bewahren ist.

Doch kehren wir zurück zu der Bedeutung der Sprache für unser Anliegen. Wer gelernt hat, die psychosomatische Doppelbödigkeit der Sprache zu hören, stellt mit Erstaunen fest, daß der Kranke sein psychisches Problem meistens immer schon mit erzählt, während er über seine Körpersymptome spricht: Der eine sieht so schlecht, daß er die Dinge gar nicht klar erkennen kann – ein anderer ist erkältet und hat die Nase voll – der nächste kann sich nicht bükken, weil er so steif ist – einer kann nichts mehr schlucken – ein anderer kann die Dinge nicht mehr bei sich behalten – der eine kann nicht hören und der nächste möchte vor Jucken am liebsten aus der Haut fahren. Hier gibt es nicht mehr sehr viel zu deuten – man kann nur hinhören, mit dem Kopf nicken und feststellen: »Krankheit macht ehrlich!« (Durch den Gebrauch der lateinischen Krankheitsnamen sorgt die Schulmedizin mit Bedacht dafür, daß über die Sprache kein inhaltlicher Zusammenhang erkennbar wird!)

In all diesen Fällen muß eben der Körper leben, was der Betreffende sich in seiner Psyche niemals trauen oder eingestehen will. So traut man sich nicht einzugestehen, daß man eigentlich aus der Haut fahren möchte, d. h., gewohnte Grenzen sprengen möchte – damit verwirklicht sich der unbewußte Wunsch im Körper und benutzt als Symptom ein Ekzem, um den eigentlichen Wunsch bewußt zu machen. Mit dem Ekzem als *Ur-sache* im Hintergrund traut der Betreffende sich auf einmal, seinen Wunsch laut zu äußern: »Ich würde am liebsten aus der Haut fahren!« – denn schließlich hat er ja ein körperliches Alibi, und das nimmt heutzutage jeder ernst. So traut sich eine Angestellte nicht, sich und ihrem Arbeitgeber einzugestehen, daß sie eigentlich die Nase voll hat und sich ein paar Tage zurückziehen möchte – auf der körperlichen Ebene jedoch wird die volle Nase akzeptiert und führt zum gewünschten Erfolg.

Neben dem Hinhören auf die Doppelbedeutung der Sprache ist noch die Fähigkeit zu analogem Denken wichtig. Schon die Doppelbedeutung der Sprache beruht auf Analogie. So käme keiner auf die Idee, bei einem *herzlosen* Menschen das Fehlen des angesprochenen Organs zu vermuten. Auch den Wunsch, aus der Haut zu fahren, möchte man nicht unbedingt wörtlich einlösen. In all diesen Fällen verwenden wir die Begriffe in einem analogen Sinn, indem man etwas Konkretes stellvertretend für ein abstraktes Prinzip gebraucht. Mit *herzlos* meinen wir den Mangel an einer Fähigkeit, die aufgrund einer archetypischen Symbolik seit jeher mit dem Herzen in einen analogen Bezug gebracht wird. Das gleiche Prinzip wird aber auch durch die Sonne oder das Gold repräsentiert.

Analoges Denken erfordert die Fähigkeit der Abstraktion, denn man muß im Konkreten das darin zum Ausdruck kommende Prinzip erkennen und auf eine andere Ebene übertragen können. So übernimmt beispielsweise die Haut im menschlichen Körper u. a. die Funktion der Begrenzung und Abgrenzung nach außen. Will jemand aus der Haut fahren, so will er damit Grenzen sprengen und überwinden. So existiert eine Analogie zwischen Haut und beispielsweise Normen, die auf der psychischen Ebene die gleiche Funktion innehaben wie die Haut auf der somatischen. Wenn wir Haut und Normen »gleichsetzen«, so meint dies weder Identität noch einen kausalen Zusammenhang, sondern bezieht sich auf die Analogie des Prinzips. So entsprechen – wie wir noch sehen werden – abgelagerte Toxine (Gifte) im Körper verdrängten Konflikten im Bewußtsein. Diese Analogie besagt *nicht*, daß Konflikte Toxine erzeugen oder Toxine Konflikte schaffen. Beide sind jedoch analoge Manifestationen auf verschiedenen Ebenen.

Die Psyche *verursacht* genausowenig Körpersymptome wie Körperprozesse psychische Veränderungen verursachen. Wir finden jedoch immer auf beiden Ebenen das analoge Muster. *Alle* Bewußtseinsinhalte haben ihre Entsprechung im Körper und umgekehrt. In diesem Sinne ist auch *alles* ein Symptom. Gerne Spazierengehen oder schmale Lippen sind genauso ein Symptom wie eitrige Mandeln. (Vgl. den Anamnesestil der Homöopathie.) Die Symptome unterscheiden sich lediglich in der subjektiven Bewertung, die der Besitzer ihnen zukommen läßt. Letztlich ist es die Ablehnung und der Widerstand, der ein Symptom zum Krankheitssymptom macht. Der Widerstand verrät uns auch, daß ein bestimmtes Symptom Ausdruck eines Schattenbereiches ist – denn all die Symptome, welche unsere bewußten Seelenanteile ausdrücken, lieben und verteidigen wir als Ausdruck unserer Persönlichkeit.

Die alte Streitfrage nach der Grenze zwischen gesund und krank, normal und abnormal, läßt sich nur auf der Ebene der subjektiven Wertung beantworten – oder gar nicht. Wenn wir Körpersymptome betrachten und psychisch deuten, so will dies in erster Linie dem Betroffenen helfen, seinen Blick auf diesen, bisher nicht zur Kenntnis genommenen Bereich zu lenken, um festzustellen, daß es so ist. So wie es sich im Körper zeigt, ist es auch in der Seele – wie unten, so oben. Es geht nicht darum, sofort etwas zu ändern oder zu beseitigen – im Gegenteil: Das Gesehene gilt es zu bejahen, da ein Nein diesen Bereich erneut in den Schatten drängen würde.

Allein das Anschauen macht bewußt – sollte sich aus der größeren Bewußtheit von selbst eine subjektive Veränderung ergeben – wunderbar. Jede Absicht, etwas zu verändern, aber hat nur den gegenteiligen Effekt. Die Absicht, schnell einzuschlafen, ist die sicherste Art, Schlaf zu verhindern; aus der Absichtslosigkeit entsteht er aber von selbst. Absichtslosigkeit meint hier die genaue Mitte zwischen Verhindern- und Erzwingen-Wollen. Es ist die Ruhe der Mitte, die es ermöglicht, daß etwas Neues geschieht. Wer kämpft oder jagt, erreicht nie sein Ziel. Sollte jemand bei der Interpretation der Krankheitsbilder das Gefühl haben, die Deutung sei boshaft oder negativ, so ist diese Empfindung ein Indiz für die eigene Wertung, in der er noch verstrickt ist. Weder Worte noch Dinge, noch Ereignisse können an sich gut oder böse, positiv oder negativ sein, die Bewertung entsteht allein im Betrachter.

Es ist naheliegend, daß die Gefahr für solche Mißverständnisse bei unserem Thema groß ist, manifestieren sich doch in den Krankheitssymptomen all jene Prinzipien, die vom einzelnen oder vom Kollektiv stark negativ gewertet werden und deshalb bewußt nicht gelebt oder gesehen werden. So werden wir besonders häufig auf die Themen Aggression und Sexualität stoßen, da diese Bereiche im Zuge der Anpassung an die Normen und Wertvorstellungen einer sozialen Gemeinschaft schnell und leicht der Verdrängung zum Opfer fallen und dann ihre Verwirklichung über getarnte Wege suchen müssen. Der Hinweis, daß hinter einem Symptom pure Aggression steht, ist aber keineswegs eine Art Anschuldigung, sondern will helfen, sie zu sehen und bei sich zu bejahen. Auf die ängstliche Frage, was alles Entsetzliches passieren würde, wenn jeder so verfahren würde, sollte der Hinweis genügen, daß Aggression auch dann da ist, wenn man sie nicht anschaut, und daß sie durch das Anschauen weder größer noch schlimmer wird. Solange Aggression (oder ein beliebiger anderer Impuls) im Schatten liegt, ist sie jedoch der Bewußtheit entzogen und allein deshalb gefährlich.

Um unsere Darstellungen nachvollziehen zu können,

sollte man ruhig von allen gewohnten Wertungen Abstand nehmen. Ebenfalls ist es gut, ein allzu analytisches und rationales Denken einzutauschen gegen die Fähigkeiten für ein bildhaftes, symbolisches und analoges Denken. Sprachliche Bezüge und Assoziationen lassen uns schneller die Gestalt erkennen als ein steriles Schlußfolgern. Es sind eher die Fähigkeiten der rechten Hemisphäre gefordert, damit sich die Krankheitsbilder zur Sichtbarkeit entwickeln können.

3. Regel: Abstrahieren Sie das symptomatische Geschehen zum Prinzip, und übertragen Sie dieses Muster auf die psychische Ebene. Ein Hineinhören in die sprachlichen Formulierungen kann meistens als Schlüssel dienen, da unsere Sprache psychosomatisch ist.

Die erzwungenen Konsequenzen

Fast alle Symptome zwingen zu Verhaltensänderungen, die sich in zwei Gruppen sortieren lassen: Auf der einen Seite hindern uns Symptome daran, Dinge zu tun, die wir gern täten, und auf der anderen Seite zwingen sie uns, etwas zu tun, was wir nicht tun wollten. So hindert uns beispielsweise eine Grippe daran, auf eine Einladung zu gehen, und zwingt uns, im Bett zu bleiben. Ein gebrochenes Bein hindert uns daran, Sport zu treiben, und zwingt uns zur Ruhe. Unterstellen wir der Krankheit Absicht und Sinnhaftigkeit, so lassen gerade die verhinderten und erzwungenen Verhaltensänderungen gute Schlüsse auf die Absicht des Symptoms zu. Eine erzwungene Verhaltensänderung ist eine erzwungene Korrektur und sollte daher ernst genommen werden. Der Kranke neigt dazu, den erzwungenen Änderungen seines Lebensstils so viel Widerstand entgegenzubringen, daß er meistens mit allen Mitteln versucht, die Korrektur so schnell wie möglich rückgängig zu machen, um auf seinem gewohnten Weg unbeirrt fortfahren zu können.

Dagegen halten wir es für wichtig, sich von einer Störung erst einmal wirklich stören zu lassen. Ein Symptom korrigiert immer nur Einseitigkeiten; der Überaktive wird zur Ruhe gezwungen, der Überbewegliche in der Bewegung gehindert, dem Kommunikationsabhängigen wird die Möglichkeit dazu entzogen. Das Symptom erzwingt den nicht gelebten Pol. Wir sollten darauf mehr achten und freiwillig auf das Entzogene verzichten und das Erzwungene bejahen. Krankheit ist immer eine Krise, und jede Krise will Entwicklung. Jeder Versuch, den Stand *vor* einer Erkrankung wieder zu erreichen, ist naiv oder dumm. Krankheit will weiterführen zu neuen, unbekannten und ungelebten Ufern – erst wenn wir diesem Aufruf bewußt und freiwillig folgen, verleihen wir der Krise Sinnhaftigkeit.

4. Regel: Die beiden Fragen: »Woran hindert mich das Symptom«, und: »Wozu zwingt mich das Symptom?« führen meistens schnell an den zentralen Themenbereich der Krankheit heran.

Die Gemeinsamkeit gegenpolarer Symptome

Wir sahen bereits bei der Besprechung der Polarität, daß hinter jedem sogenannten Gegensatzpaar eine Einheit steht. Auch eine äußerlich gegenpolare Symptomatik kreist um ein gemeinsames Thema. So ist es kein Widerspruch, wenn wir sowohl bei der Verstopfung als auch beim Durchfall die Aufforderung des »Loslassens« als zentrales Thema vorfinden werden. Sowohl hinter dem zu niederen als auch hinter dem zu hohen Blutdruck werden wir die Flucht vor Konflikten finden. So wie sich Freude in Lachen *und* in Tränen äußern kann oder Angst einmal zu Lähmung, ein anderes Mal zur panischen Flucht führt, so hat jedes Thema die Möglichkeit, sich in scheinbar entgegengesetzten Symptomen zu äußern.

Zu diesem Thema gehört auch noch der Hinweis, daß eine besonders intensive Form, einen bestimmten Themenbereich zu leben, noch kein Indiz dafür ist, daß der Betreffende mit diesem Thema kein Problem habe oder dieses Thema bewußt wäre. Hohe Aggression heißt nicht, daß der Betreffende keine Angst hat, und demonstrative Sexualität besagt nicht, daß der Betreffende keine Sexualprobleme hat. Auch hier empfiehlt sich ein polarer Blick. Jedes Extrem deutet mit ziemlicher Sicherheit auf ein Problem hin. Dem Schüchternen wie dem Angeber fehlt es an Selbstsicherheit. Der Feigling und der Draufgänger haben Angst. Problemlosigkeit zeigt sich in der Mitte der Extreme. Ist ein Thema in irgendeiner Weise betont, weist es auf einen problematischen und noch unerlösten Bezug hin.

Ein bestimmtes Thema bzw. ein Problem kann sich durch verschiedene Organe und Systeme ausdrücken. Es gibt keine starre Zuordnung, die ein Thema zwingt, ein ganz bestimmtes Symptom als Verwirklichung zu wählen. Durch diese Flexibilität in der Wahl der Formen ergibt sich der gleichzeitige Erfolg und Mißerfolg bei der Symptombekämpfung. Zwar läßt sich ein Symptom durchaus funktional besiegen oder sogar präventiv verhindern, doch wählt das entsprechende Problem dann eine andere Form der Verwirklichung – ein Prozeß, der als Symptomverschiebung bekannt ist. So kann sich beispielsweise das Problem, daß ein Mensch *unter Druck steht*, sowohl als Bluthochdruck, als hoher Muskeltonus, als erhöhter Augeninnendruck (Glaukom), als Abszeß, als auch in seinem Verhalten, andere Menschen unter Druck zu setzen, manifestieren. Zwar hat jede Variante noch eine spezielle Eigenfärbung, doch alle erwähnten Symptome würden das gleiche Grundthema ausdrücken. Wer unter solchen Gesichtspunkten die Krankheitsgeschichte eines Menschen genau betrachtet, wird schnell einen roten Faden finden, der dem Kranken meistens völlig entgangen ist.

Eskalationsstufen
Ein Symptom macht zwar den Menschen heil, indem es im Körper das im Bewußtsein Fehlende verwirklicht, doch kann dieser Umweg das Problem nicht endgültig lösen. Denn im Bewußtsein bleibt der Mensch so lange unheil, bis er den Schatten integriert hat. Dabei ist das körperliche Symptom ein notwendiger Umweg, aber niemals die Lösung. Der Mensch kann allein in seinem Bewußtsein lernen, reifen, erfahren und erleben. Auch wenn für solche Erfahrung der Körper eine notwendige Voraussetzung darstellt, so sollte man sich dennoch eingestehen, daß der Wahrnehmungs- und Verarbeitungsprozeß im Bewußtsein geschieht.

So erleben wir beispielsweise Schmerz ausschließlich im Bewußtsein, nicht im Körper. Der Körper dient auch in diesem Falle lediglich als *Medium*, um Erfahrung auf dieser Ebene zu vermitteln (... daß der Körper letztlich nicht einmal zwingend ist, sieht man deutlich am Phantomschmerz*). Es erscheint uns wichtig, trotz der engen Wechselwirkung zwischen Bewußtsein und Körper diese beiden Instanzen gedanklich sauber zu unterscheiden, wollen wir den Lernprozeß im Kranksein recht verstehen. Bildlich gesprochen ist der Körper ein Ort, in dem ein von oben kommender Prozeß einen Tiefpunkt erreicht und deshalb umschlägt, um in die Gegenrichtung, wieder nach oben, zu steigen. Ein nach unten fallender Ball braucht den Widerstand eines materiellen Bodens, um wieder nach oben springen zu können. Bleiben wir bei dieser »Oben-Unten-Analogie«, so sind es die Bewußtseinsprozesse, die in die Körperlichkeit sinken und fallen, um hier ihre Umpolung zu erfahren und wieder in die Sphäre des Bewußtseins aufsteigen zu können.

Jedes archetypische Prinzip muß sich für den Menschen bis in die Leiblichkeit und materielle Erscheinung verdich-

* Phantomschmerz = Schmerz in den bei Amputierten nicht mehr vorhandenen Gliedteilen.

ten, um für ihn wirklich erfahrbar und begreifbar zu werden. Doch in der Erfahrung verlassen wir bereits wieder die materielle und körperliche Ebene und erheben uns ins Bewußtsein. Jeder bewußte Lernschritt schenkt einer Manifestation ihre Berechtigung und erlöst sie gleichzeitig wieder aus ihrer Notwendigkeit. Konkret auf Krankheit bezogen heißt dies, daß ein Symptom das Problem nicht auf der Körperebene lösen, sondern nur die Voraussetzung für einen Lernschritt leisten kann.

Jedes Körpergeschehen vermittelt Erfahrung. Wie weit aber die Erfahrung in die Bewußtheit reicht, ist im Einzelfall nicht vorhersagbar. Auch hier gelten die gleichen Gesetze wie bei jedem Lernprozeß. So ist es zwar nicht vermeidbar, daß ein Kind bei jeder Rechenaufgabe, mit der es sich auseinandersetzt, etwas lernt, doch es bleibt offen, wann das dahinterstehende mathematische Prinzip als solches endgültig begriffen wird. Solange das Kind das Prinzip noch nicht begriffen hat, wird es dazu tendieren, jede einzelne Aufgabe als Leid zu empfinden. Erst das Begreifen des Prinzips (Inhalt) befreit auch die Aufgaben (Form) vom Beigeschmack des Leides. Analog hierzu stellt auch jedes Symptom eine Aufforderung und eine Möglichkeit dar, das eigentliche, dahinterstehende Problem zu sehen und zu begreifen. Geschieht dies nicht, weil man beispielsweise völlig in der Projektion steckt und das Symptom als eine zufällige, funktional bedingte Störung betrachtet, so werden sich die Aufforderungen zu begreifen, nicht nur fortsetzen, sondern auch ihre Intensität erhöhen. Dieses Kontinuum von der sanften Aufforderung bis zum harten Druck nennen wir Eskalationsstufen. Jede Stufe stellt eine Erhöhung der Intensität dar, mit der das Schicksal den Menschen auffordert, seine gewohnte Sichtweise in Frage zu stellen und etwas bisher Verdrängtes bewußt zu integrieren. Je höher dabei der eigene Widerstand ist, um so höher wird der Druck des Symptoms.

Im folgenden finden Sie eine tabellarische Übersicht,

die sich in sieben Eskalationsstufen gliedert; diese Einteilung soll nicht als ein absolutes, starres System verstanden werden, sondern als ein Versuch, die Idee der Eskalation anschaulich zu machen:

1) psychischer Ausdruck (Gedanken, Wünsche, Phantasien)
2) funktionale Störungen
3) akute, körperliche Störungen (Entzündungen, Verletzungen, kleine Unfälle)
4) chronische Störungen
5) unheilbare Prozesse, Organveränderungen, Krebs
6) Tod (durch Krankheit oder Unfall)
7) angeborene Mißbildungen und Störungen (Karma)

Bevor ein Problem sich im Körper als Symptom manifestiert, meldet es sich in der Psyche als Thema, Idee, Wunsch oder Phantasie. Je offener und aufgeschlossener ein Mensch für seine Impulse aus dem Unbewußten ist und je mehr jemand bereit ist, solchen Impulsen Raum zu geben, um so lebendiger (und unorthodoxer) wird der Lebensweg des Menschen sein. Folgt jedoch ein Mensch sehr klaren Vorstellungen und Normen, so kann er sich solche Impulse aus dem Unbewußten nicht leisten, denn sie stellen Bisheriges in Frage und setzen neue Prioritäten. Ein solcher Mensch wird deshalb jene Quelle, aus der die Impulse gewöhnlich entspringen, in sich verschließen und mit der Überzeugung leben, daß er »solche Probleme« nicht kenne.

Dieser Versuch, sich im psychischen Bereich unempfindlich zu machen, fordert bereits den ersten Eskalationsschritt heraus: Man bekommt ein Symptom – klein, harmlos – aber treu. Damit hat sich ein Impuls verwirklicht, obwohl die Verwirklichung verhindert werden sollte. Denn auch der psychische Impuls will umgesetzt, d. h. gelebt werden, um bis in die Stofflichkeit hinabzusteigen. Geschieht diese Umsetzung nicht freiwillig, so gelingt sie dennoch über den Umweg der Symptombildung. An diesem

Punkt kann man die immer gültige Regel gut erkennen, daß jeder Impuls, dem man die Identifikation entzieht, scheinbar *von außen* wieder auf uns zukommt.

Nach den funktionalen Störungen, mit denen man nach anfänglichem Wehren meistens bald zu leben lernt, treten vor allem die akut entzündlichen Symptome auf, die sich je nach Problemlage fast überall im Körper ansiedeln können. Der Laie erkennt diese Symptome gut an der Nachsilbe -itis. Jede entzündliche Erkrankung stellt eine ganz aktuelle Aufforderung dar, etwas zu begreifen, und will – wie wir im zweiten Teil ausführlich darstellen – einen unbewußten Konflikt sichtbar werden lassen. Gelingt diese Absicht nicht – schließlich ist unsere Welt nicht nur konflikt-, sondern auch infektionsfeindlich –, so wandeln sich die akuten Entzündungen in eine chronische Form (-ose). Wer die aktuelle Aufforderung zur Wandlung nicht versteht, handelt sich einen dauerhaften Ermahner ein, der bereit ist, ihn über lange Zeit zu begleiten. Chronische Prozesse tendieren dazu, langsam irreversible, körperliche Veränderungen einzuleiten, die man dann als unheilbare Krankheiten bezeichnet.

Diese Entwicklung führt früher oder später zum Tod. Hier mag der Einwand naheliegen, daß schließlich jedes Leben mit dem Tod endet und der Tod deshalb nicht als Eskalationsschritt in unser Thema paßt. Doch man sollte nicht übersehen, daß der Tod immer auch Informationsträger ist, da er am eindrucksvollsten den Menschen an die einfache Wahrheit erinnert, daß alles materielle Dasein Anfang und Ende besitzt, und es darum unklug ist, sich daran festzuklammern. Die Aufforderung des Todes lautet immer: loslassen! Loslassen von der Illusion der Zeit und loslassen von der Illusion des Ichs! Der Tod ist ein Symptom, da er Ausdruck der Polarität ist, und er ist heilbar wie jedes Symptom durch Einswerdung.

Mit dem letzten Eskalationsschritt der angeborenen Störungen und Behinderungen mündet das Ende der Geraden wieder in ihren Anfang. Denn was man bis zu seinem Tode nicht begriffen hat, nimmt das Bewußtsein als Problem mit in die nächste Inkarnation. Wir berühren hiermit ein Thema, das in unserer Kultur noch nicht zur Selbstverständlichkeit geworden ist. Es ist zwar hier nicht der geeignete Ort, die Lehre der Reinkarnation zu diskutieren, doch wir können es schwer vermeiden, unser Bekenntnis zur Reinkarnation hier zu erwähnen, da sonst unsere Darstellung von Krankheit und Heilung in einigen Fällen nicht mehr nachvollziehbar wäre. Denn vielen erscheint das inhaltliche Konzept der Krankheitssymptome sowohl auf Kinderkrankheiten als auch besonders auf angeborene Störungen unanwendbar zu sein.

Hier mag die Lehre der Reinkarnation das Verständnis erleichtern. Wobei wir allerdings in die Gefahr geraten, in früheren Leben die »Ursachen« für die jetzige Erkrankung zu suchen – doch ein solches Unternehmen führt genauso in die Irre, wie die Ursachensuche in diesem Leben. Dennoch haben wir gesehen, daß unser Bewußtsein die Vorstellung von Linearität und Zeit benötigt, um auf der polaren Daseinsebene Abläufe betrachten zu können. In diesem Sinne ist auch die Idee von »früheren Leben« eine notwendige und sinnvolle Art, den Lernweg des Bewußtseins zu betrachten.

Ein Beispiel soll diesen Zusammenhang illustrieren: Ein Mensch erwacht am Morgen eines beliebigen Tages. Es ist für ihn ein neuer Tag, und er beschließt, diesen Tag so zu gestalten, wie er es will. Unbeeindruckt von dieser Absicht erscheint jedoch bereits am Morgen der Gerichtsvollzieher und fordert Geld zurück, obwohl unser Mensch nachweisbar an diesem Tage noch keinen Pfennig ausgegeben oder geliehen hat. Wie sehr unser Mensch über dieses Ereignis erstaunt ist, hängt davon ab, ob er bereit ist, seine Identität auf all die Tage, Monate und Jahre auszudehnen, die diesem Tag vorausgingen, oder ob er sich nur mit dem heutigen, neuen Tag identifizieren will. Im ersten Fall wird er sich weder über den Gerichtsvollzieher wundern, noch erstaunt sein über seine körperliche Beschaffenheit und andere Lebensumstände, die er an diesem neuen Tag antrifft. Er wird begreifen, daß er den neuen Tag nicht nur so gestalten kann, wie er es will, da die bisherige Kontinuität trotz der Unterbrechung durch Nacht und Schlaf auch in diesen neuen Tag hineinreicht. Sollte er die Unterbrechung der Nacht als Anlaß nehmen, sich nur noch mit dem neuen Tag zu identifizieren und den Bezug zum bisherigen Weg verloren haben, so müssen all die erwähnten Manifestationen als große Ungerechtigkeiten und als zufällige und willkürliche Durchkreuzungen seiner Absichten erscheinen.

Man ersetze in diesem Beispiel den Tag durch ein Leben und die Nacht durch Tod, so wird der Unterschied für das Weltbild deutlich, der durch die Anerkennung oder Leugnung der Reinkarnation entsteht. Reinkarnation vergrößert die Dimension der Betrachtung, weitet den Blick und macht daher das Muster besser erkennbar. Benützt man sie aber – wie es häufig geschieht – nur dafür, die angeblichen Ursachen weiter nach hinten zu schieben, so mißbraucht man sie. Wenn aber den Menschen bewußt wird, daß dieses Leben nur ein winziger Ausschnitt aus seinem Lernweg ist, so wird es leichter, die sehr unterschiedlichen Ausgangspositionen, in denen Menschen ihr Leben beginnen, als gesetzmäßig und sinnvoll zu erkennen, als bei der Hypothese, daß jedes Leben als einmaliges Dasein durch zufällige Mischung genetischer Vorleistungen entsteht.

Für unser Thema genügt es, sich bewußt zu machen, daß der Mensch zwar mit einem neuen Körper, aber mit einem *alten* Bewußtsein auf die Welt kommt. Der mitgebrachte Bewußtseinsstand ist Ausdruck der bisherigen Lernerfahrung. Somit bringt der Mensch eben auch seine spezifischen Probleme mit und benützt dann die Umwelt, diese zu realisieren und zu bearbeiten. Ein Problem kann in diesem Leben nicht entstehen, sondern lediglich sichtbar werden.

Wohlgemerkt – Probleme entstanden natürlich auch

nicht in früheren Inkarnationen, denn Probleme entstehen überhaupt nicht im formalen Bereich. Probleme und Konflikte sind wie Schuld und Sünde unverzichtbare Ausdrucksformen der Polarität und somit a priori da. In einer esoterischen Unterweisung fanden wir einmal den Satz: »Schuld ist die Unvollkommenheit der unreifen Frucht.« Ein Kind steckt genauso tief in der Problemhaftigkeit und Konflikthaftigkeit wie ein Erwachsener. Allerdings haben Kinder meist einen besseren Kontakt zum Unbewußten und daher auch den Mut, aufsteigende Impulse noch spontan zu verwirklichen – soweit die »klugen Erwachsenen« ihnen dazu Raum lassen. Mit dem Älterwerden nimmt meist die Abtrennung vom Unbewußten zu und damit auch die Erstarrung in den eigenen Normen und Lebenslügen, wodurch die Anfälligkeit für Krankheitssymptome selbstredend mit zunehmendem Alter auch zunimmt. Doch grundsätzlich ist jedes Lebewesen, das an der Polarität teilhat, unheil und damit auch krank.

Das gilt ebenso für die Tiere. Doch zeigt sich auch hier deutlich die Korrelation von Krankheit und Schattenbildung. Je geringer die Differenzierung und damit die Verstrickung in die Polarität, um so geringer ist die Krankheitsanfälligkeit. Je mehr sich ein Lebewesen in die Polarität und damit in die Erkenntnisfähigkeit entwickelt, um so anfälliger wird es für Krankheit. Mensch sein ist die höchst entwickelte Form der Erkenntnisfähigkeit, welche uns bekannt ist, und damit erlebt der Mensch die Spannung der Polarität am stärksten; entsprechend findet auch die Krankheit im Menschenreich ihre höchste Bedeutung.

Die Eskalationsstufen der Krankheit sollten einen Eindruck vermitteln, wie eine Aufforderung ihren Druck stufenweise erhöht und intensiviert. Es gibt keine großen Krankheiten oder Unfälle, die plötzlich aus heiterem Himmel kommen, sondern nur Menschen, die zu lange krampfhaft an einen heiteren Himmel glauben. Wer sich aber nicht täuscht, der kann nicht ent-täuscht werden!

Die Eigenblindheit

Bei der Lektüre der folgenden Krankheitsbilder dürfte es sehr nützlich sein, wenn Sie bei den einzelnen Symptombildern in Gedanken nach einem Ihnen bekannten Menschen aus Ihrer Verwandtschaft oder Bekanntschaft suchen, der an dem entsprechenden Symptom erkrankt war oder ist; so haben Sie die Möglichkeit, die gedeuteten Zusammenhänge zu prüfen. In diesen Fällen werden Sie sehr schnell die Stimmigkeit der Deutungen nachvollziehen können. Nebenbei führt eine solche Beschäftigung zu einer sehr guten Menschenkenntnis.

Doch all dies sollten Sie lediglich in Ihren Gedanken tun und auf gar keinen Fall andere Menschen mit irgendeiner Deutung überfallen. Denn letztlich geht Sie weder das Symptom noch das Problem eines anderen etwas an, und jede Bemerkung, die Sie ungefragt zu jemandem machen, ist bereits ein Übergriff. Jeder Mensch hat allein sich um seine eigenen Probleme zu kümmern – mehr kann er zur Vervollkommnung dieses Universums nicht beitragen. Wenn wir Ihnen dennoch empfehlen, die Krankheitsbilder an anderen Menschen zu prüfen, so dient dies lediglich dem Zweck, Sie von der Richtigkeit der Methode und der Zusammenhänge zu überzeugen. Denn bei der Betrachtung Ihres eigenen Symptoms werden Sie mit hoher Wahrscheinlichkeit feststellen, daß in diesem »ganz speziellen Fall« die Deutung überhaupt nicht stimmt, ja gerade das Gegenteil der Fall ist.

Hier liegt das größte Problem unseres Unternehmens: die »Betriebsblindheit im eigenen Haus«. Theoretisch ist diese Eigenblindheit leicht nachvollziehbar. Ein Symptom lebt ja ein im Bewußtsein fehlendes Prinzip – unsere Deutung benennt dieses Prinzip und weist darauf hin, daß es eben doch im Menschen da ist, allerdings im Schatten liegt und deshalb nicht gesehen werden kann. Der Patient vergleicht aber eine solche Aussage immer mit seinen bewußten Inhalten und stellt fest, es ist nicht da. Dies hält er dann meist für den *Beweis*, daß die Deutung in seinem Falle nicht stimmt. Dabei übersieht man, daß es ja gerade darum geht, daß er es nicht sieht, aber über den Umweg des Symptoms sehen lernen sollte! Das allerdings erfordert bewußte Arbeit und Auseinandersetzung mit sich selbst und ist nicht mit einem kurzen Blick zu lösen.

Wenn also ein Symptom Aggressivität verkörpert, so hat ein Mensch gerade deshalb dieses Symptom, weil er eben entweder die Aggression nicht bei sich sieht oder sie gar nicht lebt. Erfährt dieser Mensch etwas von der Deutung der Aggression, so wird er sich mit Vehemenz dagegen wehren, wie er sich schon immer gegen dieses Thema gewehrt hat – sonst läge es ja gar nicht im Schatten. Es ist also nicht überraschend, daß er bei sich keine Aggression entdeckt – würde er sie bei sich sehen, hätte er gar nicht dieses Symptom. Über diesen reziproken Zusammenhang kann man die Regel aufstellen, daß man an der Stärke der Betroffenheit ablesen kann, wie gut eine Deutung zutrifft. Stimmende Deutungen lösen zuerst eine Art Unwohlsein aus, ein Gefühl der Angst und damit der Abwehr. Es mag in solchen Fällen hilfreich sein, wenn man einen ehrlichen Partner oder Freund hat, den man befragen kann und der auch den Mut hat, offen die Schwächen auszusprechen, die er an uns wahrnimmt. Noch sicherer ist es, auf die Äußerungen und Kritik seiner Feinde zu lauschen – sie haben fast immer recht.

Regel:
Wenn eine Erkenntnis zutrifft, macht sie betroffen!

Zusammenfassung der Theorie

1. Das menschliche Bewußtsein ist polar. Dies ermöglicht einerseits Erkenntnisfähigkeit, andererseits macht es uns un-heil und un-vollkommen.

2. Der Mensch ist krank. Krankheit ist Ausdruck seiner Unvollkommenheit und innerhalb der Polarität unvermeidbar.
3. Das Kranksein des Menschen äußert sich in Symptomen. Symptome sind in die Stofflichkeit gestürzte Schattenteile des Bewußtseins.
4. Der Mensch als Mikrokosmos enthält in seinem Bewußtsein latent alle Prinzipien des Makrokosmos. Da der Mensch aufgrund seiner Entscheidungsfähigkeit sich aber immer nur mit der Hälfte aller Prinzipien identifiziert, gelangt die andere Hälfte in den Schatten und ist damit dem Menschen nicht bewußt.
5. Ein im Bewußtsein nicht gelebtes Prinzip erzwingt sich über den Umweg des körperlichen Symptoms seine Daseins- und Lebensberechtigung. Im Symptom muß der Mensch immer das leben und verwirklichen, was er eigentlich nicht leben wollte. Damit kompensiert die Symptomatik alle Einseitigkeiten.
6. Das Symptom macht den Menschen ehrlich!
7. Als Symptom *hat* der Mensch das, was ihm im Bewußtsein *fehlt!*
8. Heilung ist nur dadurch möglich, daß der Mensch den im Symptom verborgenen Schattenteil sich bewußt macht und integriert. Hat der Mensch das ihm Fehlende gefunden, wird das Symptom überflüssig.
9. Heilung zielt auf Ganzwerdung und Einheit. Der Mensch ist heil, wenn er sein wahres Selbst gefunden hat und einsgeworden ist mit allem, was ist.
10. Krankheit zwingt den Menschen, den Weg zur Einheit nicht zu verlassen – deshalb ist

KRANKHEIT EIN WEG ZUR VOLLKOMMENHEIT.

II. TEIL
Krankheitsbilder und ihre Bedeutung

Du sprachst:
»Was ist des Weges Zeichen, o Derwisch?«
»Höre es von mir,
und wenn du hörst, so überlege!
Das ist für dich das Zeichen:
Daß du, obwohl du vorwärts gehst,
dein Elend größer werden siehst.«

Fariduddin Attar

1.
Die Infektion

Die Infektion stellt eine der häufigsten Grundlagen krankhafter Prozesse im menschlichen Körper dar. Die meisten akut auftretenden Symptome sind Entzündungen, von der Erkältung angefangen über die Lungenentzündung bis zu Cholera und Pocken. Bei den lateinischen Krankheitsnamen verrät uns immer die Endung -itis, daß es sich um einen entzündlichen Prozeß handelt (Colitis, Hepatitis etc.). Auf dem großen Gebiet der Infektionskrankheiten hat die moderne Schulmedizin auch ihre großen Erfolge errungen durch die Entdeckung der Antibiotika (z. B. Penicillin) und die Impfung. Starben früher noch die meisten Menschen an den Folgen einer Infektion, so gehört dies heute in den medizinisch gut versorgten Ländern eher zur Ausnahme. Das heißt nicht, daß wir weniger Infektionen durchmachen, sondern lediglich, daß wir zu deren Bekämpfung gute Waffen bereitstehen haben.

Wem diese (allerdings übliche) Terminologie etwas sehr »kriegerisch« vorkommt, sollte nicht übersehen, daß es sich beim entzündlichen Prozeß tatsächlich um einen »Krieg im Körper« handelt: Eine gefährlich werdende Übermacht von feindlichen Erregern (Bakterien, Viren, Toxinen) wird von den Abwehrsystemen des Körpers angegriffen und bekämpft. Diese Auseinandersetzung erleben wir in Symptomen wie Schwellung, Rötung, Schmerz und Fieber. Gelingt dem Körper schließlich der Sieg über die eingedrungenen Erreger, so hat man die Infektion überstanden, siegen die Erreger, so stirbt der Patient. An diesem Beispiel sollte es besonders leicht möglich sein, die Analogie, das heißt, die Entsprechung von Entzündung und Krieg, schnell nachzuvollziehen. Analogie meint hier, daß sowohl Krieg als auch Entzündung – obwohl kein kausaler Zusammenhang zwischen beiden besteht – die gleiche innere Struktur aufweisen und sich in beiden das gleiche Prinzip verwirklicht, lediglich auf unterschiedlicher Manifestationsebene.

Die Sprache weiß um diese inneren Zusammenhänge sehr wohl. Das Wort *Ent-zündung* enthält ja bereits den berühmten »zündenden Funken«, der ein ganzes Pulverfaß zum Explodieren bringen kann. Der entsprechende englische Ausdruck *inflammation* heißt wörtlich *Entflammung.* Damit befinden wir uns aber inmitten von sprachlichen Bildern, die wir auch für kriegerische Auseinandersetzungen verwenden: Ein *schwebender Konflikt flammt* (oder flackert) *wieder auf,* man *legt Feuer an die Lunte,* die *Brandfackel wird in ein Haus geworfen, Europa ging in Flammen auf* usw. Bei so viel Zündstoff kommt es meist früher oder später zur Explosion, in der sich etwas Aufgestautes plötzlich entlädt, was wir nicht nur im Krieg, sondern auch in unserem Körper beobachten können, wenn sich ein kleiner Pickel oder auch ein großer Abszeß entlädt (und entleert).

Für unsere weiteren Überlegungen ist es wichtig, noch eine weitere Analogieebene mit einzubeziehen, nämlich die Psyche. Auch ein Mensch kann *explodieren.* Doch bei diesem Ausdruck denken wir nicht an einen Abszeß, sondern meinen eine emotionale Reaktion, in der sich ein innerer Konflikt zu befreien sucht. Wir werden im folgenden diese drei Ebenen »Psyche – Körper – Nationen« ständig synchron betrachten, um die exakte Analogie zwischen Konflikt – Entzündung – Krieg sehen zu lernen, die den Schlüssel zum Verständnis der Krankheit schlechthin darstellt.

Die Polarität unseres Bewußtseins stellt uns Menschen ständig in den Konflikt, in das Spannungsfeld zwischen zwei Möglichkeiten. Ständig müssen wir uns ent-scheiden (dieser Begriff meint ursprünglich, das Schwert zum Kampf aus der Scheide ziehen!), ständig auf die eine Möglichkeit verzichten, wollen wir die andere Möglichkeit verwirklichen. So fehlt uns immer etwas, sind wir immer unheil. Wohl dem, der diese ständige Spannung, die Konflikthaftigkeit des Menschseins sich eingestehen kann und spürt, denn die meisten Menschen neigen dazu, zu glauben, daß das Nichtsehen und Nichtspüren eines Konfliktes ein sicheres Zeichen dafür sei, keine Konflikte zu haben. Mit der gleichen Naivität glauben kleine Kinder daran, man könne sich durch das Schließen der Augen unsichtbar machen. Doch Konflikte kümmern sich nicht darum, ob man sie wahrnimmt oder nicht – sie sind immer da. Wer jedoch nicht bereit ist, seine Konflikte in seinem Bewußtsein zu ertragen, zu bearbeiten und allmählich einer Lösung entgegenzuführen, bei dem sinken die Konflikte in die Körperlichkeit und werden als Entzündung sichtbar. *Jede Infektion ist ein stofflich gewordener Konflikt.* Die in der Psyche gemiedene Auseinandersetzung (mit all ihren Schmerzen und Gefahren) erzwingt sich auf der Körperebene ihre Berechtigung als Entzündung.

Betrachten wir diesen Prozeß in seinem Ablauf sowie in seinen Entsprechungen auf den drei Ebenen Entzündung – Konflikt – Krieg:

1. Reiz: Die Erreger dringen ein. Es kann sich dabei um Bakterien, Viren oder Gifte (Toxine) handeln. Dieses Eindringen ist nicht so sehr – wie viele Laien immer glauben – vom Vorhandensein der Erreger abhängig, sondern vielmehr von der Bereitschaft des Körpers, diese Erreger hereinzulassen. Die Medizin nennt dies eine schlechte Immunlage. Das Problem der Infektion besteht nicht – wie die Sterilitätsfanatiker immer glauben – im Vorhandensein von Erregern, sondern in der Fähigkeit, mit ihnen leben zu können. Bereits diese Aussage läßt sich fast wörtlich auf die Bewußtseinsebene anwenden, denn auch hier kommt es nicht darauf an, daß der Mensch in einer keimfreien, das heißt problem- und konfliktfreien Welt lebt, sondern daß er fähig ist, *mit* den Konflikten zu leben. Daß die Immunitätslage psychisch gesteuert wird, bedarf wohl in diesem

Zusammenhang keiner größeren Ableitung, nachdem sogar im wissenschaftlichen Lager dieser Zusammenhang immer deutlicher erforscht wird (Streßforschung usw.).

Viel eindrucksvoller allerdings ist es, diese Zusammenhänge bei sich selbst aufmerksam zu beobachten. Wer also sein Bewußtsein für einen Konflikt, der ihn sehr *erregen* würde, nicht öffnen will, muß statt dessen seinen Körper für *Erreger* öffnen. Diese Erreger setzen sich an bestimmten Schwachstellen des Körpers fest, welche *loci minoris resistentiae* (lat. = Orte mit geringerer Widerstandsfähigkeit) genannt und von der Schulmedizin als angeborene bzw. vererbte Schwächen angesehen werden. Wer nicht analog denken kann, verwickelt sich an dieser Stelle meist in einen unlösbaren theoretischen Konflikt. Die Schulmedizin reduziert die Anfälligkeit bestimmter Organe für Entzündungen auf diese angeborene Organschwäche, was scheinbar eine weitere Deutung oder Interpretation unmöglich macht. Der Psychosomatik fiel allerdings schon immer auf, daß bestimmte Problembereiche mit bestimmten Organen korrelieren, sie geriet aber mit diesem Konzept in Widerspruch zur schulmedizinischen Theorie der loci minoris resistentiae.

Dieser scheinbare Widerspruch löst sich jedoch schnell auf, wenn wir von einem dritten Punkt aus den Streit betrachten. Der Körper ist sichtbarer Ausdruck des Bewußtseins, so, wie ein Haus sichtbarer Ausdruck der Idee des Architekten ist. Idee und Manifestation entsprechen einander, so wie eine Fotografie dem Negativ entspricht, ohne das gleiche zu sein. So entspricht jeder Körperteil und jedes Organ einem bestimmten psychischen Inhalt, einer Emotion und einem bestimmten Problemkreis (auf diesen Entsprechungen bauen beispielsweise Physiognomie, Bioenergetik, psychische Massagetechniken und ähnliches auf). Ein Mensch inkarniert mit einem bestimmten Bewußtsein, dessen momentaner Stand Ausdruck seiner bisherigen Lerngeschichte ist. Er bringt ein bestimmtes Muster von Problembereichen mit, deren stufenweise Herausforderung und Aufforderung, sie zu lösen, seinen Schicksalsweg gestalten werden, denn Charakter + Zeit = Schicksal. Charakter ist weder vererbt noch durch Umwelt geprägt, sondern er wird »mitgebracht« – er ist Ausdruck des Bewußtseins, das inkarniert.

Diese Bewußtseinslage mit den spezifischen Problemkonstellationen und Lebensaufgaben ist das, was beispielsweise die Astrologie über den Umweg der Messung von Zeitqualität symbolisch im Horoskop darstellt. (Näheres hierzu siehe »Schicksal als Chance«.) Wenn aber der Körper Ausdruck des Bewußtseins ist, so findet sich auch in ihm das entsprechende Muster wieder. Das heißt aber auch, daß besondere Problembereiche ihre körperliche bzw. organische Entsprechung in einer bestimmten Anfälligkeit haben. Diesen Zusammenhang benützt beispielsweise die Irisdiagnostik, ohne jedoch bisher die mögliche psychologische Korrelation zu beachten.

Der locus minoris resistentiae ist jenes Organ, das immer dann den Lernprozeß auf körperlicher Ebene übernehmen muß, wenn der Mensch das dem Organ entsprechende psychische Problem nicht bewußt bearbeitet. Welches Organ welchem Problem entspricht, wollen wir im weiteren Verlauf dieses Buches schrittweise klären. Wer diese Entsprechungen kennt, dem erschließt sich eine ganz neue Dimension hinter dem Krankheitsgeschehen, auf die all diejenigen verzichten müssen, die es nicht wagen, vom kausalen Denksystem loszulassen.

Betrachten wir weiterhin den Verlauf der Entzündung, ohne den Ort des Geschehens hier bereits mitzudeuten, so sehen wir, daß in der ersten Phase (Reiz) die Erreger in den Körper eindringen. Diesem Vorgang entspricht auf der psychischen Ebene die Herausforderung durch ein Problem. Ein Impuls, mit dem wir uns bisher noch nicht auseinandergesetzt haben, drängt durch die Abwehr unserer Bewußtseinsgrenze und *erregt* uns. Er *ent-zündet* die Spannung einer Polarität, die wir nunmehr als Konflikt bewußt erleben. Funktioniert unsere psychische Abwehr sehr gut, so kann der Impuls unser Oberbewußtsein nicht erreichen – wir sind immun für die Herausforderung und damit auch gegen Erfahrung und Entwicklung.

Auch hier gilt das Entweder-Oder der Polarität: Verzichten wir auf die Abwehr im Bewußtsein, bleibt die körperliche Immunität erhalten – ist unser Bewußtsein aber immun gegen neue Impulse, so wird der Körper aufnahmebereit für die Erreger. Der Erregung können wir nicht entgehen, wir können nur die Ebene wählen. Auf der Ebene des Krieges entspräche dieser ersten Reizphase das Eindringen von Feinden in ein Land (Grenzverletzung). Ein solcher Angriff lenkt selbstverständlich die gesamte militärische und politische Aufmerksamkeit auf die feindlichen Eindringlinge – alle werden überaktiv, wenden alle ihre Energie diesem neuen Problem zu, sammeln Truppen, machen mobil, halten Ausschau nach Verbündeten – kurz, man konzentriert sich auf den Unruheherd. Im Körpergeschehen nennt man diesen Vorgang

2. Exudationsphase: Die Erreger haben sich festgesetzt und bilden einen Entzündungsherd. Von allen Seiten fließt Gewebswasser zu, und wir erleben die Schwellung des Gewebes und spüren meist die Spannung. Verfolgen wir unseren psychischen Konflikt bis in diese zweite Phase, so wächst auch hier die Spannung. Unsere ganze Aufmerksamkeit zentriert sich um das neue Problem – wir können an nichts anderes mehr denken – es verfolgt uns Tag und Nacht – wir reden über kein anderes Thema mehr – all unsere Gedanken kreisen ohne Unterlaß um dieses eine Problem. Auf diese Weise fließt fast unsere gesamte psychische Energie in den Konflikt – wir nähren buchstäblich das Problem, blähen es auf, bis es übermächtig angeschwollen wie ein unüberwindbarer Berg vor uns steht. Der Konflikt hat all unsere psychischen Kräfte mobilisiert und an sich gebunden.

3. Abwehrreaktion: Der Körper bildet aufgrund der Erreger (= Antigene) spezifische Antikörper (Bildung im Blut und im Knochenmark). Lymphozyten und Granulozyten bilden einen Wall um die Erreger, den sogenannten Granulozytenwall, und die Makrophagen beginnen die Erreger aufzufressen. Der Krieg auf der Körperebene ist also im vollen Gang: Die Feinde werden umzingelt und angegriffen. Läßt sich der Konflikt nicht auf der lokalen Ebene lösen (begrenzter Krieg), so kommt es zur Generalmobilmachung: Das ganze Volk ist am Krieg beteiligt und stellt seine gesamte Aktivität in den Dienst der Auseinandersetzung. Im Körper erleben wir diese Situation als

4. Fieber: Durch den Angriff der Abwehrkräfte werden Erreger zerstört, und die dabei freiwerdenden Gifte führen zur Fieberreaktion. Im Fieber beantwortet der ganze Körper die lokale Entzündung durch generalisierte Temperaturerhöhung. Pro 1° Fieber verdoppelt sich die Stoffwechselrate, woraus ersichtlich ist, in welchem Maße Fieber die Abwehrvorgänge intensiviert. Deshalb sagt auch eine Volksweisheit, daß Fieber gesund ist. So korreliert die Höhe des Fiebers mit der Schnelligkeit des Krankheitsverlaufes. Deshalb sollte man alle Fieber senkenden Maßnahmen getrost auf die lebensgefährlichen Grenzwerte beschränken und nicht jeden Temperaturanstieg mit panischer Angst künstlich senken.

Auf der psychischen Ebene hat der Konflikt in dieser Phase unser ganzes Leben und unsere ganze Energie absorbiert. Die Ähnlichkeiten zwischen dem körperlichen Fieber und einer psychischen Erregung sind auffallend genug, so daß wir auch davon reden, *einer Sache entgegenzufiebern* oder uns *in fiebriger Erwartung* oder *Spannung befinden.* (Der bekannte Popsong »Fieber« verarbeitet diese Doppelbedeutung des Wortes.) So wird uns vor Erregung ganz heiß, unser Herzschlag steigt, man wird ganz rot (sei es Liebe oder Zorn ...), man schwitzt vor Aufregung und zittert vor Anspannung. All das ist nicht gerade angenehm

– aber gesund. Denn nicht nur Fieber ist gesund, noch gesünder ist die Auseinandersetzung mit Konflikten – und dennoch versucht man allerorten, Fieber wie Konflikte möglichst im Keim zu ersticken – und ist auch noch stolz auf die Künste des Unterdrückens (... wenn Unterdrükkung nur nicht so viel Spaß machen würde!).

5. Lyse (Lösung): Nehmen wir an, die Abwehrkräfte des Körpers waren erfolgreich: Sie haben die Fremdkörper zurückgedrängt, zum Teil inkorporiert (aufgefressen!), so kommt es zum Zerfall von Abwehrkörpern und Erregern – das Ergebnis ist der gelbe Eiter (Verluste auf beiden Seiten!). Die Erreger verlassen in umgewandelter, entschärfter Form den Körper. Doch auch der Körper ist dadurch verwandelt worden, denn er besitzt jetzt a) die Information der Erreger, dies nennt man die »spezifische Immunität«, und b) sind seine gesamten Abwehrkräfte trainiert und damit auch gestärkt worden – dies wird »unspezifische Immunität« genannt. Militärisch entspricht dem der Sieg der einen Seite, nachdem es Verluste auf beiden Seiten gegeben hat. Der Sieger geht dennoch gestärkt aus der Auseinandersetzung hervor, da er sich auf den Gegner eingestellt hat, ihn jetzt kennt und in Zukunft spezifisch auf ihn reagieren kann.

6. Tod: Nun kann es aber auch sein, daß die Erreger den Sieg in der Auseinandersetzung davontragen, was zum Tod des Patienten führt. Daß wir dieses Ergebnis für die ungünstigere Lösung halten, liegt lediglich an unserer einseitigen Parteinahme – es ist auch hier wie beim Fußball: Es kommt lediglich darauf an, mit welcher Mannschaft man sich identifiziert. Sieg ist Sieg, gleichgültig, welche Seite ihn für sich verbuchen kann – und der Krieg ist auch in diesem Falle beendet. Der Jubel ist auch diesmal groß, aber auf der Gegenseite.

7. Die Chronifizierung: Gelingt es keiner der beiden Seiten, den Konflikt in ihrem Sinne zu lösen, so kommt es zu einem Kompromiß zwischen den Erregern und den Ab-

wehrkräften: Die Erreger bleiben im Körper, ohne zu siegen (Tod), aber auch ohne vom Körper besiegt zu werden (Heilung im Sinne einer »restitutio ad integrum«). Wir haben das Bild einer Chronifizierung. Symptomatisch drückt sich dies aus in ständig erhöhten Zahlen der Lympho- und Granulozyten, der Antikörper, in leicht erhöhter Blutsenkung (BSG) und etwas Temperatur. Die nicht bereinigte Situation bildet einen Herd im Körper, an dem nun ständig Energie gebunden ist, die dem Rest des Organismus fehlt: Der Patient fühlt sich abgeschlagen, müde, antriebslos, lustlos, apathisch. Er ist nicht ganz krank und nicht ganz gesund – kein echter Krieg und kein echter Friede, eben ein Kompromiß – und als solcher *faul* wie alle Kompromisse dieser Welt. Der Kompromiß ist das hohe Ziel der Feigen, der »Lauwarmen« (Jesus sagt: »Ich möchte sie ausspeien aus meinem Munde. Sei heiß oder kalt«), die ständig Angst haben vor den Konsequenzen ihres Handelns und der Verantwortung, die sie dadurch auf sich nehmen müssen. Doch der Kompromiß ist niemals eine Lösung, denn er stellt weder das absolute Gleichgewicht zwischen zwei Polen dar, noch hat er die Kraft, zu einen. Der Kompromiß bedeutet Dauerzwist und somit Stagnation. Militärisch ist es der Stellungskrieg (vgl. Ersten Weltkrieg), der weiterhin Energie und Material verbraucht und damit alle anderen Bereiche wie Wirtschaft, Kultur usw. erheblich schwächt bzw. lahmlegt.

Im psychischen Bereich entspricht der Chronifizierung der Dauerkonflikt. Man bleibt im Konflikt stecken und findet weder Mut noch Kraft, eine Entscheidung herbeizuführen. Jede Entscheidung kostet Opfer – wir können eben gleichzeitig nur das eine *oder* das andere tun –, und diese notwendigen Opfer flößen Angst ein. So erstarren viele Menschen in der Mitte ihres Konfliktes, unfähig, dem einen oder dem anderen Pol zum Siege zu verhelfen. Ständig wägen sie ab, welche Entscheidung die richtige und welche die falsche sei, ohne zu begreifen, daß es *richtig* und *falsch* im abstrakten Sinne nicht gibt, denn um einmal *heil* zu werden, brauchen wir ohnehin beide Pole, doch können wir sie innerhalb der Polarität nicht gleichzeitig, sondern nur nacheinander verwirklichen – also fangen wir mit einem an – *ent-scheiden* wir uns!

Jede Entscheidung befreit. Der chronifizierte Dauerkonflikt aber zieht nur ständig Energie ab, was auch psychisch zur Lustlosigkeit, Antriebslosigkeit bis zur Resignation führt. Wenn wir uns aber zu einem Pol des Konfliktes durchringen, spüren wir schnell die dadurch freiwerdende Energie. Wie der Körper gestärkt aus der Infektion hervorgeht, so geht auch die Psyche gestärkt aus jedem Konflikt hervor, denn durch die Auseinandersetzung mit dem Problem hat sie gelernt, hat durch die Beschäftigung mit den zwei widerstrebenden Polen in sich ihre Grenzen erweitert und ist somit bewußter geworden. Aus jedem durchlebten Konflikt ziehen wir als Gewinn eine Information (Bewußtwerdung), die analog der spezifischen Immunität den Menschen befähigt, in Zukunft mit dem gleichen Problem auf ungefährliche Weise umzugehen.

Jeder durchlebte Konflikt lehrt überdies den Menschen auch, überhaupt mit Konflikten besser und mutiger umzugehen, was der unspezifischen Immunität im Körper entspräche. So wie auf der Körperebene jede Lösung hohe Opfer, besonders auf der Gegenseite, fordert, so muß auch die Psyche bei der Entscheidung reichlich Opfer bringen: Da müssen so manche bisherigen Anschauungen und Meinungen, manche liebgewonnenen Lebenshaltungen und manche vertrauten Gewohnheiten dem Tode überantwortet werden. Doch alles Neue setzt den Tod des Alten voraus. So, wie größere Entzündungsherde im Körper häufig Narben zurücklassen, so bleiben auch in der Psyche manchmal Narben zurück, die wir dann rückblickend als Erinnerungen an tiefe Einschnitte in unserem Leben betrachten.

Früher wußten alle Eltern, daß ein Kind nach einer

durchstandenen Kinderkrankheit (alle Kinderkrankheiten sind Infektionskrankheiten) einen Reifungs- bzw. Entwicklungssprung gemacht hat. Das Kind ist nach einer Kinderkrankheit nicht mehr das gleiche wie vorher. Die Krankheit hat es im Sinne der Reifung gewandelt. Doch nicht nur Kinderkrankheiten lassen reifen. So, wie der Körper aus jeder überstandenen Infektionskrankheit gestärkt hervorgeht, geht der Mensch aus jedem Konflikt reifer hervor. Denn nur Herausforderungen machen stark und tüchtig. Alle großen Kulturen entstanden durch hohe Herausforderungen, und selbst Darwin führte die Entwicklung der Arten auf die gelungene Bewältigung der Umweltbedingungen zurück (... mit diesem Hinweis ist der Darwinismus nicht gleichzeitig akzeptiert!).

»Der Krieg ist der Vater aller Dinge«, sagt Heraklit, und wer diesen Satz recht versteht, weiß, daß dieser Ausspruch eine der fundamentalsten Weisheiten ausdrückt. Der Krieg, der Konflikt, die Spannung der Pole liefern die Energie des Lebens und sichern so allein den Fortschritt und die Entwicklung. Solche Sätze klingen gefährlich und mißverständlich in einer Zeit, in der die Wölfe Schafspelze angelegt haben und in dieser Kostümierung ihre verdrängten Aggressionen als Friedensliebe präsentieren.

Es geschah mit Absicht, daß wir die Entwicklung der Entzündung Schritt für Schritt mit der Ebene des Krieges verglichen haben, denn dadurch bekommt unser Thema jene Schärfe, die vielleicht verhindern kann, daß das Gesagte zu schnell mit kopfnickendem Einverständnis überlesen wird. Wir leben in einer Zeit und einer Kultur, die bis ins Extrem konfliktfeindlich sind. Auf allen Ebenen versucht man, den Konflikt zu vermeiden, ohne dabei zu bemerken, daß diese Einstellung sich gegen jede Bewußtwerdung wendet. Zwar ist es den Menschen nicht möglich, innerhalb der polaren Welt Konflikte durch funktionale Maßnahmen zu vermeiden, doch führen gerade deshalb solche Versuche zu immer komplizierteren Verschiebungen der Entladungen auf anderen Ebenen, deren innere Zusammenhänge kaum noch jemand überblickt.

Unser Thema, die Infektionskrankheit, ist dafür ein gutes Beispiel. Zwar haben wir in der obigen Darstellung die Struktur des Konfliktes und die Struktur der Entzündung parallel betrachtet, um deren Gemeinsamkeit zu erkennen, jedoch laufen beide gerade nicht (oder nur selten) parallel im Menschen ab. Vielmehr ersetzt die eine Ebene die andere im Sinne des Entweder-Oder. Gelingt es einem Impuls, die Abwehr des Bewußtseins zu durchdringen und dadurch einem Menschen einen Konflikt bewußt zu machen, so findet der skizzierte Prozeß der Konfliktbearbeitung allein in der Psyche des Menschen statt, und es kommt in der Regel zu keiner somatischen Infektion. Öffnet sich der Mensch jedoch nicht für den Konflikt, indem er alles abwehrt, was seine künstlich aufrechterhaltene heile Welt in Frage stellen könnte, dann stürzt der Konflikt in die Körperlichkeit und muß als Entzündung auf der somatischen Ebene durchlebt werden.

Die Entzündung ist der Konflikt auf der stofflichen Ebene. Man sollte daher nicht den Fehler machen, seine Infektionskrankheiten oberflächlich zu betrachten, um zu dem Schluß zu kommen, »da hatte ich doch gar keine Konflikte«. Gerade dieses Nichtsehen des Konfliktes führt ja zur Erkrankung. Für eine solche Hinterfragung braucht es größere Mühe als nur einen flüchtigen Blick – es bedarf einer entlarvenden Ehrlichkeit, die der Psyche meistens so viel Unbehagen verschafft, wie die Infektion dem Körper. Gerade dieses Unbehagen wollen wir aber immer vermeiden.

Es ist richtig, Konflikte tun immer weh – egal, auf welcher Ebene wir sie erleben, sei es Krieg, innerer Widerstreit, Krankheit, schön sind sie nie. Doch das *Schön* oder *Nichtschön* ist keine Ebene, auf der wir argumentieren dürfen, denn wenn wir uns einmal eingestehen, daß wir nichts vermeiden können, stellt sich diese Frage gar nicht mehr.

Wer sich eben nicht erlaubt, psychisch zu explodieren, bei dem explodiert *es* im Körper (Abszeß) – kann man da noch die Frage nach *schöner* oder *besser* stellen? Krankheit macht ehrlich!

Ehrlich sind letztlich auch all die hochgelobten Bemühungen unserer Zeit, Konflikte auf allen Ebenen zu vermeiden. Vor dem Hintergrund des bisher Gesagten sehen wir wohl auch die bisherigen erfolgreichen Bemühungen bei der Bekämpfung der Infektionskrankheiten im neuen Licht. Der Kampf gegen Infektionen ist der Kampf gegen Konflikte auf der stofflichen Ebene. Ehrlich war hierbei auf jeden Fall die Namensgebung der Waffen: *Antibiotika.* Dieses Wort setzt sich zusammen aus den beiden griechischen Wörtern *anti* = gegen und *bios* = das Leben. Antibiotika sind demnach »Stoffe, die gegen das Leben gerichtet sind« – das ist Ehrlichkeit!

Diese Lebensfeindlichkeit der Antibiotika stimmt auf zwei Ebenen. Wenn wir uns daran erinnern, daß der Konflikt der eigentliche Motor der Entwicklung, das heißt des Lebens, ist, dann ist jede Unterdrückung eines Konfliktes gleichzeitig auch ein Angriff auf die Dynamik des Lebens an sich.

Doch auch im engeren medizinischen Sinne sind Antibiotika lebensfeindlich. Entzündungen stellen akute, das heißt aber auch schnelle und aktuelle Problembereinigungen dar, durch die vor allem Toxine über den Eiterprozeß aus dem Körper herausgebracht werden. Werden solche Reinigungsprozesse durch Antibiotika häufig und langfristig unterbunden, müssen die anfallenden Toxine im Körper abgelagert werden (meist im Bindegewebe), was bei überstiegener Kapazität zur cancerösen Entwicklung ausartet. Es entsteht der Mülleimereffekt: Man kann den Mülleimer entweder häufig entleeren (Infektion) oder aber so lange Müll sammeln, bis das im Müll entstandene Eigenleben das ganze Haus gefährdet (Krebs). Antibiotika sind Fremdstoffe, die der Betroffene nicht durch eigene

Mühe erarbeitet hat, sie betrügen ihn deshalb um die eigentlichen Früchte seines Krankseins: den durch Auseinandersetzung erarbeiteten Lerngewinn.

Unter diesem Blickwinkel sollte man auch das Thema »Impfung« kurz betrachten. Wir kennen zwei grundsätzliche Arten der Impfung: die aktive und die passive Immunisierung. Bei der passiven Immunisierung werden Abwehrstoffe verabreicht, die in anderen Körpern gebildet wurden. Zu dieser Form der Impfung greift man, wenn eine Krankheit bereits ausgebrochen ist (z. B. Tetagam gegen den Tetanuserreger). Auf der psychischen Ebene entspräche dem die Übernahme von fertigen Problemlösungen, Geboten und Moralvorschriften. Man schlüpft in fremde Patentrezepte und meidet damit jede eigene Auseinandersetzung und Erfahrung; ein bequemer Weg, der kein *Weg* ist, da ihm die *Be-wegung* fehlt.

Bei der aktiven Immunisierung werden geschwächte (entschärfte) Erreger verabreicht, damit der Körper aufgrund dieses Reizes selbst Antikörper bilden kann. Unter diese Form fallen alle prophylaktischen Impfungen, wie Polioschluckimpfung, Pockenimpfung, Tetanol zur Tetanusprophylaxe usw. Dieser Methode entspricht im psychischen Bereich das Üben von Konfliktlösungen in harmlosen Situationen (militärisch: Manöver). Viele pädagogische Bemühungen und auch die meisten Gruppentherapien fallen in diesen Bereich. In entschärften Situationen sollen Konfliktlösungsstrategien erlernt und erworben werden, die den Menschen befähigen, mit ernsten Konflikten bewußter umgehen zu können.

Alle diese Überlegungen sollten nicht als Rezepte mißinterpretiert werden. Es geht nicht um die Frage, »ob man sich impfen lassen darf oder nicht« oder »ob man niemals Antibiotika verwenden darf«. Es ist letztlich völlig gleichgültig, was man tut – solange man *weiß*, was man tut! *Bewußtsein* heißt unser Anliegen, nicht fertige Ge- oder Verbote.

Es stellt sich wohl noch die Frage, ob das körperliche Krankheitsgeschehen grundsätzlich in der Lage ist, einen psychischen Prozeß zu ersetzen. Die Beantwortung dieser Frage ist nicht leicht, da die gedankliche Trennung von Psyche und Körper nur ein theoretisches Hilfsmittel ist, in der Realität aber niemals so eindeutig getrennt erlebt werden kann. Denn was auch immer im Körper abläuft und geschieht, erleben wir immer auch in unserem Bewußtsein, in der Psyche. Wenn wir uns mit einem Hammer auf den Daumen schlagen, sagen wir: Der Daumen tut weh. Das ist jedoch nicht ganz richtig, denn der Schmerz ist ausschließlich im Bewußtsein, nicht im Daumen. Wir projizieren lediglich die psychische Empfindung »Schmerz« auf den Daumen.

Gerade weil der Schmerz ein Bewußtseinsphänomen ist, können wir ihn so gut beeinflussen: durch Ablenkung, Hypnose, Narkose, Akupunktur. (Wer obige Behauptung für überspitzt hält, möge sich bitte an das Phänomen des Phantomschmerzes erinnern!) Alles, was wir in einem körperlichen Krankheitsprozeß erleben und durchleiden, geschieht ausschließlich in unserem Bewußtsein. Die Unterscheidung »psychisch« oder »somatisch« bezieht sich lediglich auf die Projektionsfläche. Ist jemand krank vor Liebe, so projiziert er seine Empfindungen auf etwas Nichtkörperliches, nämlich Liebe, während ein an Angina Erkrankter seine Empfindungen auf seinen Hals projiziert – doch leiden können beide nur in ihrer Psyche. Die Materie – und somit auch der Körper – kann immer nur als Projektionsfläche dienen, ist selbst aber niemals ein Ort, wo ein Problem entstehen, und deshalb auch kein Ort, wo ein Problem gelöst werden kann. Als Projektionsfläche kann der Körper ein ideales Hilfsmittel zur besseren Erkenntnis darstellen, doch die Lösungen kann nur das Bewußtsein finden. So stellt jeder körperliche Krankheitsverlauf lediglich eine symbolische Problembearbeitung dar, deren Lerngewinn das Bewußtsein befruchten soll. Das ist auch der Grund, warum jede durchlebte Krankheit einen Reifeschritt nach sich zieht.

So entsteht ein Rhythmus zwischen körperlicher und psychischer Bearbeitung eines Problems. Kann ein Problem im Bewußtsein allein nicht gelöst werden, so wird der Körper als materielles Hilfsmittel eingesetzt, in dem das ungelöste Problem in symbolischer Form dramatisiert wird. Der dabei gewonnene Lerneffekt wird nach überstandener Krankheit an die Psyche zurückgegeben. Gelingt es nun der Psyche trotz der gewonnenen Erfahrungen immer noch nicht, das Problem zu *be-greifen*, sinkt es erneut in die Körperlichkeit, damit weitere praktische Erfahrungen gesammelt werden können. (Nicht umsonst bezeichnen Begriffe wie *be-greifen* und *ver-stehen* sehr konkrete Körperhaltungen!) Dieser Wechsel wird so lange wiederholt, bis die gemachten Erfahrungen das Bewußtsein befähigen, das Problem oder den Konflikt endgültig zu lösen.

Diesen Vorgang können wir uns durch folgendes Bild verdeutlichen: Ein Schüler soll Kopfrechnen lernen. Wir stellen ihm eine Aufgabe (Problem). Kann er sie im Kopf nicht lösen, drücken wir ihm zur Hilfe ein Rechenbrett in die Hand (Materie). Er projiziert nun das Problem auf das Rechenbrett und kann durch diesen Umweg das Problem lösen (und zwar auch im Kopf). Wir geben ihm danach eine weitere Aufgabe, die er wieder ohne Rechenbrett lösen soll. Gelingt es nicht, bekommt er erneut das Hilfsmittel – und dies so lange, bis er schließlich auf sein Rechenbrett verzichten kann, da er die Aufgaben nun im Kopf rechnen kann – ohne materielle Hilfsmittel. Gerechnet wird letztlich immer im Kopf, niemals auf dem Rechenbrett – aber die Projektion des Problems auf die sichtbare Ebene erleichtert den Lernprozeß.

Ich stelle diesen Punkt deshalb so ausführlich dar, weil aus dem wirklichen Begreifen dieses Zusammenhangs zwischen Körper und Psyche eine Konsequenz folgt, die wir gar nicht für selbstverständlich halten: daß nämlich der

Körper nicht der Ort ist, wo ein Problem gelöst werden kann! Die gesamte Schulmedizin geht jedoch gerade diesen Weg. Alle blicken fasziniert auf das Körpergeschehen und versuchen, das Kranksein auf der Körperebene zu lösen.

Doch hier gibt es gar nichts zu lösen. Das wäre genauso wie der Versuch, bei jeder Lösungsschwierigkeit unseres Schülers das Rechenbrett umzubauen. Menschsein findet im Bewußtsein statt und spiegelt sich im Körper. Ständig den Spiegel zu polieren, verändert nicht den, der sich darin spiegelt. (Gebe Gott, es wäre so einfach!) Wir sollten aufhören, im Spiegel Ursache und Lösung aller reflektierten Probleme zu suchen, sondern sollten den Spiegel benutzen, um uns selbst zu erkennen.

Infektion = ein stofflich gewordener Konflikt

Wer zu Entzündungen neigt, versucht, Konflikte zu vermeiden.

Bei einer infektiösen Erkrankung sollte man sich folgende Fragen stellen:

1. Welchen Konflikt in meinem Leben sehe ich nicht?
2. Welchem Konflikt weiche ich aus?
3. Welchen Konflikt gestehe ich mir nicht ein?

Um das Thema des Konfliktes zu finden, sollte man die Symbolik des betroffenen Organs oder Körperteils genau beachten.

2.
Das Abwehrsystem

Abwehren heißt, *nicht hereinlassen.* Der Gegenpol der Abwehr ist die Liebe. Man kann Liebe aus den verschiedensten Blickwinkeln auf den verschiedensten Ebenen definieren, doch läßt sich jede Form der Liebe immer wieder reduzieren auf den Akt des Hereinlassens. In der Liebe öffnet der Mensch seine Grenze und läßt etwas herein, was bisher außerhalb dieser Grenze war. Wir nennen diese Grenze meist *Ich* (Ego) und erleben alles, was außerhalb der eigenen Identifikation liegt, als *Du* (Nicht-Ich). In der Liebe öffnet sich diese Grenze, um ein Du hereinzulassen, damit es in der Vereinigung auch zum Ich wird. Überall, wo wir Grenzen setzen, lieben wir nicht – überall, wo wir hereinlassen, lieben wir. Seit Freud benützen wir das Wort »Abwehrmechanismen« für jene Spiele des Bewußtseins, die das Eindringen von bedrohlich wirkenden Inhalten aus unserem Unterbewußtsein verhindern sollen.

An dieser Stelle ist es wieder wichtig, daß wir die Gleichung Mikrokosmos = Makrokosmos nicht aus dem Auge verlieren, denn jede Ablehnung und Abwehr irgendeiner Manifestation aus der Umwelt ist immer äußerer Ausdruck einer innerpsychischen Abwehr. Jede Abwehr festigt unser Ego, denn sie betont die Grenze. Deshalb empfindet der Mensch das Neinsagen immer als wesentlich angenehmer als das Jasagen. Jedes Nein, jeder Widerstand läßt uns unsere Grenze, unser Ich spüren, während diese Grenze bei jedem »Einverstandensein« diffus verschwimmt – wir spüren uns dabei nicht. Es ist schwer, im geschriebenen Wort aufzuzeigen, was Abwehrmechanismen sind, denn was immer man beschreiben mag, man erkennt sie bestenfalls bei anderen Menschen. Abwehrmechanismen sind die Summe dessen, was uns daran hindert, vollkommen zu sein! Der Weg zur Erleuchtung ist theoretisch einfach zu formulieren: Alles, was ist, ist gut. Sei einverstanden mit allem, was ist – und du wirst eins mit allem, was ist. Das ist der Weg der Liebe.

Jedes »Ja – aber...«, das jetzt auftaucht, ist Abwehr und hindert uns an der Einswerdung. Jetzt beginnen die bunten und mannigfaltigen Spiele des Egos, das nicht davor zurückschreckt, die frömmsten, gescheitesten und edelsten Theorien in den Dienst seiner Abgrenzung zu stellen. So spielen wir weiter das Spiel der Welt.

Scharfsinnige Geister mögen einwenden, daß, wenn alles, was ist, gut ist, doch auch die Abwehr gut sein müßte! Richtig, sie ist es auch, denn sie verhilft uns, in einer polaren Welt so viel Reibung zu verspüren, daß wir durch Erkenntnis weiterkommen, aber sie ist letztlich nur ein Hilfsmittel, das durch seinen Gebrauch sich selbst überflüssig machen muß. Im selben Sinne hat auch Krankheit ihre Berechtigung, und dennoch wollen wir sie einmal in Heilung transmutieren.

So, wie die psychische Abwehr sich gegen *innere* Bewußtseinsinhalte wendet, die als gefährlich eingestuft und deshalb am Aufsteigen ins Oberbewußte gehindert werden, so wendet sich die körperliche Abwehr gegen »äußere« Feinde, Erreger oder Gifte genannt. Nun sind wir gewohnt, mit unseren selbstgebastelten Wertsystemen so frech herumzuhantieren, daß wir meistens selbst daran glauben, diese Maßstäbe seien absolut. Doch gibt es keinen Feind außer dem, den wir dazu erklärt haben. (Eindrucksvoll kann man das lustige Spiel mit unterschiedlicher Feindidentifikation bei den verschiedenen Ernährungsaposteln studieren. Hier gibt es fast nichts, was nicht das eine System für unglaublich schädlich erklärt, während ein anderes System es umgekehrt als sehr gesund empfiehlt. Wir empfehlen besonders folgende Diät: Alle Ernährungsbücher gründlich lesen und dann essen, was Spaß macht.) Bei einigen Menschen fällt die Originalität jener subjektiven Feindbilder so auf, daß wir bereit sind, sie für krank zu erklären: Wir meinen den Allergiker.

Allergie: Die Allergie ist eine Überreaktion auf einen als feindlich erkannten Stoff. Bezogen auf die Überlebensfähigkeit des Körpers hat das körpereigene Abwehrsystem durchaus seine Berechtigung. Das Immunsystem des Körpers bildet Antigene gegen die Allergene und entspricht damit einer – körperlich gesehen – sinnvollen Verteidigung gegen feindliche Eindringlinge. Beim Allergiker wird diese an sich sinnvolle Verteidigung maßlos überzogen. Er baut eine Hochrüstung auf und dehnt sein Feindbild auf immer mehr Bereiche aus. Immer mehr Stoffe werden zum Feind erklärt, und deshalb wird immer stärker gerüstet, um diesen vielen Feinden wirkungsvoll begegnen zu können. Doch wie im militärischen Bereich Hochrüstung immer ein Zeichen starker Aggressivität ist, so ist auch die Allergie Ausdruck starker Abwehr und Aggressivität, die in den Körper verdrängt wurde. Der Allergiker hat Probleme mit seiner Aggression, die er allerdings bei sich nicht erkennt und deshalb meistens auch nicht lebt.

(Es sei – um Mißverständnisse zu vermeiden – folgendes noch einmal in Erinnerung gerufen: Wir sprechen von einem *verdrängten* psychischen Aspekt, wenn ihn der Betreffende an sich nicht bewußt wahrnimmt. Es kann jedoch sein, daß er diesen Aspekt sehr wohl lebt – dennoch sieht er diese Eigenschaft an sich nicht. Es kann aber auch sein, daß die Eigenschaft so restlos verdrängt wurde, daß er sie nicht einmal mehr lebt. Es kann also sowohl ein aggressiver als auch ein total sanfter Mensch seine Aggression verdrängt haben!)

Bei der Allergie ist die Aggression aus dem Bewußtsein in den Körper gestürzt und tobt sich nun hier aus: Es wird nach Herzenslust verteidigt und angegriffen, gekämpft und gesiegt. Damit diese lustvolle Beschäftigung nicht zu schnell mangels Feinden ein Ende finde, werden harmloseste Objekte zum Feind erklärt: Blütenpollen, Katzen- oder Pferdehaare, Staub, Waschmittel, Rauch, Erdbeeren, Hunde oder Tomaten. Die Auswahl ist unbegrenzt – der Allergiker schreckt vor nichts zurück –, er kämpft zur Not mit allem und jedem, gibt jedoch meistens einigen symbolträchtigen Favoriten den Vorzug.

Es ist bekannt, wie eng Aggression immer mit Angst verbunden ist. Man bekämpft immer nur das, wovor man Angst hat. Bei genauerer Betrachtung der bevorzugten Allergene finden wir meistens schnell heraus, welche Lebensbereiche dem Allergiker eine so große Angst einjagen, daß er sie so leidenschaftlich in einem symbolischen Repräsentanten bekämpft. Da rangieren an erster Stelle die Haare von Haustieren, allen voran die Katzenhaare. Zu Katzenfell (wie Fell allgemein) assoziieren Menschen Schmusen und Liebkosen – es ist weich und kuschelig, anschmiegsam und dennoch »animalisch«. Es ist Symbol für Liebe und hat einen sexuellen Bezug (vgl. die Schmusetiere, mit denen Kinder ins Bett gehen). Ähnliches gilt für das Kaninchenfell. Beim Pferd ist die triebhafte Komponente stärker betont, beim Hund die aggressive – doch diese Unterschiede sind fein, nicht bedeutend, da ein Symbol niemals scharfe Grenzen besitzt.

Den gleichen Bereich repräsentieren auch die Blütenpollen, die bevorzugten Allergene aller Heuschnupfenallergiker. Blütenpollen sind ein Befruchtungs- und Fortpflanzungssymbol, so wie ja auch der »reife« Frühling jene Jahreszeit ist, unter der die Heuschnupfenkranken am meisten »leiden«. Tierhaare wie Pollen als Allergen zeigen uns an, daß die Themen »Liebe«, »Sexualität«, »Trieb« und »Fruchtbarkeit« stark mit Angst besetzt sind und deshalb aggressiv abgewehrt, d. h. nicht hereingelassen werden.

Ganz ähnlich ist es um die Angst vor dem Schmutzigen, Unsauberen, Unreinen bestellt, die sich in der Hausstauballergie ausdrückt. (Man vergleiche Ausdrücke wie *schmutzige Witze, dreckige Wäsche waschen, ein reines Leben füh-*

ren usw.) So, wie der Allergiker versucht, die Allergene zu vermeiden, versucht er auch, die entsprechenden Lebensbereiche zu vermeiden, wobei ihm eine verständnisvolle Medizin und die Umwelt gerne behilflich sind. Den Machtspielen des Kranken sind auch hier keine Grenzen gesetzt: Die Haustiere werden abgeschafft, niemand darf mehr rauchen usw. In dieser Tyrannei über die Umwelt findet der Allergiker ein gut getarntes Betätigungsfeld, um seine verdrängten Aggressionen unerkannt zu verwirklichen.

Die Methode der »Desensibilisierung« ist von der Idee her gut, nur sollte man sie nicht auf der körperlichen, sondern auf der psychischen Ebene anwenden, will man echte Erfolge haben. Denn Heilung kann der Allergiker nur finden, wenn er lernt, sich mit den von ihm gemiedenen und von ihm abgewehrten Bereichen bewußt auseinanderzusetzen, bis er es schafft, sie in sein Bewußtsein ganz hereinzulassen und sie zu assimilieren. Man tut einem Allergiker keinen guten Dienst, wenn man ihn bei seinen Verteidigungsstrategien unterstützt – er muß sich mit seinen Feinden aussöhnen – er muß sie liebenlernen. Daß die Allergene ausschließlich eine symbolische und niemals eine stofflich-chemische Wirkung auf den Allergiker ausüben, sollte auch einem eingefleischten Materialisten deutlich werden, wenn er erfährt, daß eine Allergie immer Bewußtsein braucht, um auftreten zu können. So gibt es in der Narkose keine Allergie, ebenfalls schwindet jede Allergie während einer Psychose. Umgekehrt lösen bereits Abbildungen, wie z. B. das Foto einer Katze oder eine rauchende Lokomotive im Film, beim Asthmatiker Anfälle aus. Die allergische Reaktion ist vom Stoff der Allergene absolut unabhängig.

Die meisten Allergene sind Ausdruck von Lebendigkeit: Sexualität, Liebe, Fruchtbarkeit, Aggression, Schmutz – in all diesen Bereichen zeigt sich das Leben in seiner vitalsten Form. Doch gerade diese nach Ausdruck drängende Lebendigkeit flößt dem Allergiker große Angst ein – er ist letztlich lebensfeindlich eingestellt. Sein Ideal ist das Sterile, Keimfreie, Unfruchtbare, von Trieben und Aggressionen befreite Leben – ein Zustand, der die Bezeichnung »Leben« kaum mehr verdient. So ist es auch kaum erstaunlich, daß sich die Allergie in manchen Fällen bis zu lebensbedrohlichen Autoaggressionskrankheiten steigern kann, in denen der Körper von ach! so sanften Menschen so lange wilde Schlachten liefert, bis er daran selbst zugrunde geht. Dann hat das Wehren, das Sich-Abschließen und Sich-Abkapseln eine höchste Form erreicht, die ihre Erfüllung im Sarg findet – eine echte, allergenfreie Kammer...

Allergie = stofflich gewordene Aggression

Der Allergiker sollte sich folgende Fragen stellen:

1. Warum dulde ich meine Aggression nicht im Bewußtsein, sondern zwinge sie zur Körperarbeit?
2. Vor welchen Lebensbereichen habe ich so viel Angst, daß ich sie meide?
3. Auf welche Themen deuten meine Allergene? Sexualität, Trieb, Aggression, Fortpflanzung, Schmutz im Sinne des dunklen Lebensbereiches
4. Wie weit setze ich meine Allergie ein, um damit meine Umwelt zu manipulieren?
5. Wie steht es um meine Liebe, um meine Fähigkeit, hereinzulassen?

3.
Die Atmung

Die Atmung ist ein rhythmisches Geschehen. Sie setzt sich aus zwei Phasen zusammen, dem Einatmen und dem Ausatmen. Der Atem ist ein gutes Beispiel für das Polaritätsgesetz: Die beiden Pole Einatmen und Ausatmen bilden durch ihren ständigen Wechsel einen Rhythmus. Dabei erzwingt ein Pol seinen Gegenpol, denn Einatmen erzwingt Ausatmen usw. Wir können auch sagen: Ein Pol lebt von der Existenz seines Gegenpols, denn vernichten wir die eine Phase, verschwindet auch die andere. Der eine Pol kompensiert den anderen Pol, und beide zusammen bilden eine Ganzheit. Atem ist Rhythmus, Rhythmus ist die Grundlage alles Lebendigen. Wir können die beiden Pole der Atmung auch durch die Begriffe *Spannung* und *Ent-spannung* ersetzen. Dieser Zusammenhang: Einatmen-Spannung und Ausatmen-Entspannung zeigt sich deutlich, wenn wir seufzen. Es gibt einen Einatmungsseufzer, der in die Spannung führt, und es gibt ein Seufzen beim Ausatmen, das in die Entspannung führt.

Auf den Körper bezogen, ist das zentrale Geschehen der Atmung ein Austauschprozeß: Durch die Einatmung wird der in der Luft enthaltene Sauerstoff den roten Blutkörperchen zugeführt, beim Ausatmen geben wir das Kohlendioxid wieder ab. Atmung umfaßt die Polarität von Aufnahme und Abgabe, von Nehmen und Geben. Damit haben wir die wichtigste Symbolik der Atmung bereits gefunden. Goethe formulierte:

»Im Atemholen sind zweierlei Gnaden,
die Luft einziehen, sich ihrer entladen,
jenes bedrängt, dieses erfrischt,
so wunderbar ist das Leben gemischt.«

Alle alten Sprachen verwenden für Atem dasselbe Wort

wie für Seele oder Geist. Im Lateinischen heißt *spirare* atmen und *spiritus* der Geist – ein Wortstamm, den wir in unserer *Inspiration* wiederfinden, was ja wörtlich Einhauchen meint, was mit Einatmen und Hineinnehmen untrennbar verbunden ist. Im Griechischen heißt *Psyche* sowohl Hauch als auch Seele. Im Indischen finden wir das Wort *atman*, dem wir die Verwandtschaft zum deutschen *atmen* unschwer anhören. Im Indischen nennt man einen Menschen, der die Vollendung erreicht hat, einen Mahatma, was wörtlich sowohl »große Seele« als auch »großer Atem« bedeutet. Aus der indischen Lehre erfahren wir auch, daß der Atem der Träger der eigentlichen Lebenskraft ist, die der Inder *prana* nennt. In der biblischen Schöpfungsgeschichte wird uns erzählt, daß Gott dem geformten Erdenkloß seinen göttlichen Odem einhauchte und so den Menschen zu einem »lebendigen« Seelenwesen machte.

Dieses Bild zeigt sehr schön, wie dem materiellen Körper, dem Formaspekt, etwas eingehaucht wird, was nicht aus der Schöpfung stammt – der göttliche Odem. Erst dieser Hauch, der aus dem Bereich jenseits des Erschaffenen kommt, macht den Menschen zu einem lebendigen, beseelten Wesen. Hier sind wir dem Geheimnis des Atems schon sehr nahe. Der Atem gehört nicht zu uns, noch gehört er uns. Der Atem ist nicht in uns, sondern wir sind *im Atem*. Über den Atem sind wir ständig verbunden mit etwas, was jenseits des Geschöpften, jenseits der Form ist. Der Atem sorgt dafür, daß diese Verbindung mit dem metaphysischen Bereich (im wörtlichen Sinne: mit dem, was *hinter der Natur* liegt) nicht abreißt. Wir leben im Atem wie in einer großen Gebärmutter, die weit über unser kleines, abgegrenztes Sein hinausragt – sie ist das Leben, jenes letzte, große Geheimnis, das man nicht erklären, nicht definieren kann – man kann es nur erfahren, indem man sich ihm öffnet und es durch sich hindurchfluten läßt. Der Atem ist die Nabelschnur, durch die dieses Leben zu uns fließt. Der

Atem sorgt dafür, daß wir in dieser Verbindung bleiben.

Hierin liegt seine Bedeutung: Der Atem bewahrt uns davor, daß der Mensch sich ganz abschließt, sich ganz verschließt, daß er seine Ich-Grenze ganz undurchdringlich macht. So gerne der Mensch sich auch immer wieder in sein Ego abkapselt – der Atem zwingt ihn, die Verbindung zum Nicht-Ich aufrechtzuerhalten. Machen wir uns bewußt, daß wir die gleiche Luft einatmen, die auch unser Feind ein- und ausatmet. Es ist die gleiche Luft, die Tier und Pflanze atmen. Der Atem verbindet uns ständig mit allem. Mag sich der Mensch noch so abgrenzen – der Atem verbindet ihn mit allem und jedem. Die Atemluft verbindet uns alle miteinander, ob wir es wollen oder nicht. Atem hat also etwas mit »Kontakt« und mit »Beziehung« zu tun.

Dieser Kontakt zwischen dem, was von außen kommt, und der eigenen Körperlichkeit findet in den Lungenbläschen (Alveolen) statt. Unsere Lunge besitzt eine innere Oberfläche von etwa siebzig Quadratmetern, wogegen unsere Hautoberfläche nur anderthalb bis zwei Quadratmeter mißt. Die Lunge ist unser größtes Kontaktorgan. Bei genauerem Hinsehen erkennen wir auch die feinen Unterschiede zwischen den beiden Kontaktorganen des Menschen, Lunge und Haut: Der Hautkontakt ist ein sehr enger und direkter Kontakt. Er ist verbindlicher und intensiver als der der Lunge und – er ist unserem Willen unterworfen. Man kann jemand anfassen oder es sein lassen. Der Kontakt, den wir mit der Lunge herstellen, ist indirekter, aber dafür zwingend. Wir können ihn nicht verhindern, selbst wenn wir *jemanden nicht riechen können.* Ein anderer Mensch kann mir *die Luft wegnehmen.* Ein Krankheitssymptom läßt sich zwischen den beiden Kontaktorganen Lunge und Haut häufig hin- und herschieben: Ein unterdrückter Hautausschlag kann sich als Asthma manifestieren, welches man durch Behandlung wieder in einen Hautausschlag verwandeln kann. Asthma wie Hautausschlag drücken das gleiche Problem aus: Kontakt, Berührung, Beziehung. Der Widerwille, über das Atmen mit jedem in Kontakt zu kommen, manifestiert sich beispielsweise in einem Spasmus beim Ausatmen, wie es beim Asthma der Fall ist.

Wenn wir weiter in Redewendungen hineinlauschen, die mit Atmung oder Luft zu tun haben, so wissen wir, daß es Situationen gibt, in denen man *keine Luft mehr bekommt* oder *nicht mehr frei atmen kann.* Damit berühren wir das Thema Freiheit und Einengung. Mit dem ersten Atemzug beginnen wir unser Leben, mit dem letzten Atemzug beenden wir es. Mit dem ersten Atemzug machen wir aber auch den ersten Schritt in die Außenwelt, indem wir uns von der symbiotischen Einheit mit der Mutter lösen – wir werden eigenständig, selbständig, frei. Wenn jemand schwer Luft bekommt, so zeigt sich hierin häufig die Angst, den ersten eigenen Schritt in die Freiheit und in die Selbständigkeit zu tun. Die Freiheit wirkt dann auf ihn *atem-beraubend,* das meint: ungewohnt und daher Angst auslösend. Der gleiche Zusammenhang zwischen Freiheit und Atmen zeigt sich bei jemandem, der, aus irgendeiner Beengung kommend, einen Raum betritt, in dem er sich frei fühlt oder überhaupt ins Freie kommt: Das erste, was er tut, ist, tief Luft holen – endlich kann er wieder frei durchatmen, er kann *aufatmen.*

Auch der sprichwörtliche *Lufthunger,* der uns besonders in beengender Umgebung überfällt, ist Hunger nach Freiheit und Freiraum.

Fassen wir zusammen, so symbolisiert die Atmung primär folgende Themenbereiche:
Rhythmus im Sinne des »Sowohl als auch«
Spannung – Entspannung
Nehmen – Geben
Kontakt – Abwehr
Freiheit – Beengung

Atmung – Assimilation des Lebens

Bei Erkrankungen, die mit der Atmung im Zusammenhang stehen, sollte man sich folgende Fragen stellen:

1. Was verschlägt mir den Atem?
2. Was will ich nicht hinnehmen?
3. Was will ich nicht hergeben?
4. Womit will ich nicht in Kontakt kommen?
5. Habe ich Angst, einen Schritt in eine neue Freiheit zu tun?

Das Asthma bronchiale

Nach den allgemeinen Betrachtungen über den Atem wollen wir nun noch speziell das Krankheitsbild des Asthma bronchiale genauer betrachten – jene Erkrankung, die schon immer ein besonders eindrucksvolles Beispiel für psychosomatische Zusammenhänge war. »Als Bronchialasthma bezeichnet man eine anfallsweise auftretende Atemnot mit einer charakteristischen pfeifenden Ausatmung. Es liegt eine Verengung der kleinen Bronchien und Bronchiolen vor, die durch einen Krampf der glatten Muskulatur, einen entzündlichen Reiz der Atemwege und eine allergische Schwellung und Sekretion der Schleimhaut verursacht sein kann« (Bräutigam).

Der Asthmaanfall wird vom Patienten als eine lebensbedrohliche Erstickung erlebt, der Betroffene ringt nach Luft, atmet keuchend, wobei besonders die Ausatmung gedrosselt ist. Beim Asthmatiker greifen verschiedene Problemkreise ineinander, die wir trotz ihrer inhaltlichen Nähe aus didaktischen Gründen getrennt darstellen wollen.

1. Nehmen und Geben:

Der Asthmatiker versucht, zu viel zu nehmen. Er atmet voll ein – es kommt zur Überblähung der Lunge und dadurch zu einem Ausatemkrampf. Man nimmt bis an die Grenze und ist dann randvoll – und wenn es nun darum geht, wieder hergeben zu müssen, kommt es zum Krampf. Wir sehen hier deutlich die Störung des Gleichgewichts; die Polaritäten Nehmen und Geben müssen sich entsprechen, um einen Rhythmus bilden zu können. Das Gesetz der Wandlung lebt vom inneren Gleichgewicht – jedes Übergewicht unterbricht den Fluß. Der Atemfluß wird beim Asthmatiker gerade dadurch unterbrochen, weil er zu sehr ans Nehmen denkt und sich hierin übernimmt. Nun kann er nicht mehr hergeben und dadurch auf einmal auch nicht mehr neu nehmen von dem, was er so gerne hätte. Beim Einatmen nehmen wir Sauerstoff auf, beim Ausatmen geben wir Kohlensäure ab. Der Asthmatiker will alles behalten und vergiftet sich dadurch selbst, da er das Verbrauchte nicht mehr hergeben kann. Dieses Nehmen ohne Geben führt buchstäblich zum Erstickungsgefühl.

Das Mißverhältnis zwischen Nehmen und Geben, das sich im Asthma so eindrucksvoll somatisiert, ist ein lohnendes Thema für viele Menschen. Es klingt so einfach, und doch scheitern viele an diesem Punkt. Dabei kommt es nicht darauf an, was man haben will – sei es Geld, Ruhm, Wissen, Weisheit –, in jedem Falle muß das Nehmen und Geben im Gleichgewicht sein, will man nicht am Genommenen ersticken. Der Mensch bekommt in dem Maße, wie er weitergibt. Hört das Geben auf, unterbricht er den Fluß, und es fließt auch nichts mehr nach. Wie bedauerlich sind doch jene, die ihr Wissen unbedingt mit ins Grab nehmen wollen! Sie behüten ängstlich das bißchen, das sie ergattern konnten, und verzichten auf die Fülle, die auf jeden wartet, der gelernt hat, das Erhaltene in verwandelter Form wieder herzugeben. Wenn der Mensch doch nur begreifen könnte, daß von allem für jeden in Überfülle vorhanden ist!

Wenn jemandem etwas fehlt, dann nur darum, weil er sich selbst davon abschneidet. Schauen wir uns ihn an, den Asthmatiker: Er ringt nach – Luft, obgleich so viel davon vorhanden ist. Aber manche können eben *den Hals nicht voll genug bekommen* ...

2. Sich-abschließen-wollen:

Man kann Asthma experimentell bei jedem Menschen erzeugen, indem man ihn Reizgase, wie z. B. Ammoniak, einatmen läßt. Ab einer gewissen Konzentration kommt es bei jedem Menschen zu einer reflektorischen Schutzreaktion durch die Koordination von Zwerchfellruhigstellung, Bronchokonstriktion und Schleimsekretion. Man nennt das den Kretschmer-Reflex. Dieses reflektorische Geschehen ist ein Zumachen und Abschließen, um etwas von draußen Kommendes nicht hereinzulassen. Bei Ammoniak ein sinnvoller, lebenserhaltender Reflex, der jedoch beim Asthmatiker auf einem wesentlich niedrigeren Schwellenniveau geschieht. Er erlebt die harmlosesten Stoffe der Umwelt bereits als lebensbedrohlich und verschließt sich sofort ihnen gegenüber. Wir haben im letzten Kapitel ausführlich über die Bedeutung der Allergie gesprochen, so daß es hier genügt, uns das ganze Thema Abwehr und Angst in Erinnerung zu rufen. Asthma ist ja meist mit einer Allergie eng verknüpft.

Im Griechischen heißt Asthma *Engbrüstigkeit*, im Lateinischen heißt eng *angustus*, womit wiederum unser deutsches Wort *Angst* verwandt ist. Weiterhin finden wir das lateinische *angustus* wieder bei der *Angina* (Mandelentzündung) und der *angina pectoris* (schmerzhafter Herzanfall bei Verengung der Herzkranzgefäße). Für uns ist es lohnend, zu merken, daß *Angst* und *Enge* untrennbar miteinander verbunden sind. So hat die asthmatische Enge ebenfalls viel mit Angst zu tun, mit der Angst vor dem Hereinlassen bestimmter Lebensbereiche, die wir schon bei den Allergenen aufgezeigt haben. Das Abschließen-Wollen geht beim Asthmatiker immer weiter, bis es letztlich seinen Höhepunkt im Tod findet. Der Tod ist die letzte Möglichkeit, zuzumachen, sich abzuschließen, abzukapseln vom Lebendigen. (In diesem Zusammenhang mag folgende Beobachtung interessant sein: Man kann einen Asthmatiker sehr böse machen mit dem Hinweis, daß sein Asthma niemals lebensgefährlich ist und daß er daran niemals sterben kann. Er legt nämlich sehr großen Wert auf die Lebensgefährlichkeit seiner Krankheit!)

3. Dominanzanspruch und Kleinheit:

Der Asthmatiker besitzt einen starken Dominanzanspruch, den er sich aber nicht eingesteht und der deshalb in den Körper hinuntergeschoben wird, wo er dann in der »Aufgeblasenheit« des Asthmatikers wieder zum Vorschein kommt. Diese Aufgeblasenheit zeigt eindrucksvoll seine Arroganz und seinen Machtanspruch, die er aus seinem Bewußtsein sorgfältig verdrängt hat. Deswegen flieht er auch gerne ins Ideelle und Formalistische. Wird der Asthmatiker jedoch mit dem Macht- und Dominanzanspruch eines anderen konfrontiert (Simile-Gesetz), fährt ihm der Schreck in die Lunge, und es verschlägt ihm die Sprache – die Sprache, die ja gerade von der Ausatemluft moduliert wird. Das Ausatmen gelingt ihm nicht mehr – *es bleibt ihm die Luft weg.*

Der Asthmatiker setzt seine Krankheitssymptome dafür ein, Macht auf seine Umwelt auszuüben. Die Haustiere müssen abgeschafft werden, jedes Staubkorn muß entfernt werden, niemand darf rauchen usw.

Den Höhepunkt findet dieser Machtanspruch in lebensbedrohlichen Anfällen, die genau dann sich manifestieren, wenn man den Asthmatiker mit dem eigenen Machtanspruch konfrontiert. Diese erpresserischen Anfälle sind für den Kranken selbst recht gefährlich, da sie ihn in lebensbedrohliche Situationen hineinführen, die er manchmal nicht mehr abfangen kann. Es bleibt immer wieder eindrucksvoll, wie weit ein Kranker in der Eigenschädigung geht, nur um Macht auszuüben. In der Psychotherapie ist häufig ein Anfall die letzte Rettung, wenn man der Wahrheit zu nahe kommt.

Aber schon diese Nähe von Machtausübung und Selbstopfer läßt uns etwas von der Ambivalenz einer solchen unbewußt gelebten Dominanz spüren. Denn mit dem Aufbauen von Machtanspruch, mit diesem Sich-immer-mehr-Aufplustern und -Aufblasen wächst proportional auch der Gegenpol, nämlich Ohnmacht und das Gefühl der Kleinheit und Hilflosigkeit. Jene Kleinheit im Bewußtsein zu realisieren und zu akzeptieren, wäre unter anderem eine Aufgabe, die der Asthmatiker zu lernen hätte.

Nach längerer Krankheit kommt es zur Erweiterung und Verfestigung des Brustkorbes – die Medizin nennt dies den Faß-Thorax. Er gibt ein mächtiges Aussehen, ermöglicht jedoch nur ein ganz geringes Atemvolumen, da keine Elastizität vorhanden ist. Deutlicher kann sich der Konflikt nicht mehr somatisieren: Anspruch und Realität.

In dem *Sich-Brüsten* liegt auch eine ganze Portion Aggression. Der Asthmatiker hat nie gelernt, seine Aggressionen adäquat auf einer sprachlichen Stufe zu artikulieren. Er möchte »sich Luft machen«, er hat das Gefühl, fast zu zerplatzen, doch jede Möglichkeit, seine Aggression adäquat im Schreien oder Schimpfen zu artikulieren, bleibt in der Lunge stecken. So regredieren diese aggressiven Äußerungen auf die Körperebene und kommen als Husten und Auswurf ans Tageslicht. Denken wir an die Redewendungen: *Jemandem etwas husten – jemanden anspucken – vor Wut nach Luft schnappen.*

Die Aggression zeigt sich weiterhin in der allergischen Komponente, die meistens mit Asthma verbunden ist.

4. Abwehr der dunklen Lebensbereiche:

Der Asthmatiker liebt das Reine, Saubere, Klare, Sterile und meidet das Dunkle, Tiefe, Irdische, was in der Wahl der Allergene meist deutlich zum Ausdruck kommt. Er möchte sich im oberen Bereich ansiedeln, um mit dem unteren Pol nicht in Berührung zu kommen. Er ist deshalb meist eher ein kopflastiger Mensch (die Elementenlehre ordnet die Luft dem Denken zu). Die Sexualität, die ebenfalls dem unteren Pol zugehört, schiebt der Asthmatiker nach oben in die Brust, wodurch es hier zur vermehrten Schleimproduktion kommt – ein Prozeß, der eigentlich den Geschlechtsorganen vorbehalten sein sollte. Der Asthmatiker befördert diesen (zu weit oben) produzierten Schleim durch den Mund nach außen – eine Lösung, deren Originalität dem deutlich wird, der die Entsprechung zwischen Genitalien und Mund sieht (wir werden in einem späteren Kapitel noch genauer darauf eingehen).

Der Asthmatiker sehnt sich nach reiner Luft. Er möchte am liebsten in den Höhen des Gebirges leben (ein Wunsch, der ihm unter dem Namen »Klimatherapie« häufig erfüllt wird). Hier fühlt sich auch sein Dominanzanspruch wieder wohl: Oben auf der Höhe stehend und hinunterschauend auf das dunkle Geschehen im tiefen Tal, im sicheren Abstand erhoben in die Sphäre, wo »die Luft noch rein ist«, herausgehoben aus den Tiefen mit ihrer Triebhaftigkeit und ihrer Fruchtbarkeit – oben auf dem Berge, wo sich das Leben auf mineralische Klarheit reduziert hat. Hier erlebt der Asthmatiker seinen immer angestrebten Höhenflug, der von fleißigen Klimatologen in der Zwischenzeit wissenschaftlich abgesichert wurde. Ein anderer Kuraufenthalt ist das Meer mit seiner salzigen Luft. Auch hier die gleiche Symbolik: Salz, Symbol der Wüste, Symbol des Mineralischen, Symbol des Leblosen. Das ist der Bereich, den der Asthmatiker anstrebt – denn vor der Lebendigkeit hat er Angst.

Der Asthmatiker ist ein Mensch, der sich nach Liebe sehnt – er will Liebe haben, deshalb atmet er so viel ein. Doch er kann keine Liebe geben – das Ausatmen ist behindert.

Was kann ihm helfen? Wie bei allen Symptomen gibt es nur das eine Rezept: Bewußtheit und schonungslose Ehrlichkeit gegenüber sich selbst! Wenn man sich seine Ängste erst einmal eingestanden hat, muß man beginnen, die Angst auslösenden Bereiche nicht mehr zu meiden, sondern sich ihnen so lange zuzuwenden, bis man sie lieben und integrieren kann. Dieser notwendige Prozeß symbolisiert sich sehr schön in einer Therapie, die zwar in der Schulmedizin nicht bekannt ist, aber in der Naturheilkunde zu den erfolgreichsten Maßnahmen bei Asthma und Allergie gehört: die Eigenurintherapie. Sie besteht darin, daß dem Kranken der eigene Urin intramuskulär injiziert wird. Betrachten wir diese Therapie einmal unter dem symbolischen Gesichtspunkt, so sehen wir, daß diese Therapie einen Patienten zwingt, das, was er abgegeben hat, *den eigenen Dreck und Schmutz*, wieder aufzunehmen, sich mit ihm neu auseinanderzusetzen und zu integrieren! Das macht heil!

Asthma

Fragen, die der Asthmatiker sich stellen sollte:

1. In welchen Bereichen will ich nehmen, ohne zu geben?
2. Kann ich mir bewußt meine Aggressionen eingestehen, und welche Möglichkeiten stehen mir zur Verfügung, sie zu äußern?
3. Wie gehe ich mit dem Konflikt »Dominanz/Kleinheit« um?
4. Welche Lebensbereiche werte und wehre ich ab? Kann ich etwas von der Angst spüren, die sich hinter meinem Bewertungssystem verschanzt hat?
   Welche Lebensbereiche versuche ich zu meiden, welche halte ich für schmutzig, niedrig, unedel?
   Nicht vergessen: Wann immer die Enge spürbar wird – es ist Angst! Das einzige Mittel gegen Angst ist Ausdehnung. Ausdehnung geschieht durch Hereinlassen des Gemiedenen!

Erkältung und grippale Affektionen

Bevor wir die Atmung verlassen, wollen wir kurz die Symptome der Erkältung betrachten, da hiervon die Atmungsorgane meistens am stärksten betroffen sind. Grippe wie Erkältung sind akute entzündliche Prozesse, und so wissen wir, daß auch sie Ausdruck einer Konfliktbearbeitung sind. So bleibt für unsere Deutung an dieser Stelle nur die Betrachtung der Orte und Bereiche übrig, an denen sich der entzündliche Prozeß manifestiert. Eine Erkältung tritt immer in Krisensituationen auf, in denen man *die Nase voll hat* bzw. *über etwas verschnupft* ist. Vielleicht hört sich für manche der Begriff »Krisensituation« zu bombastisch an. Natürlich sind hier keine einschneidenden Lebenskrisen gemeint, sie drücken sich in entsprechend gewaltigen Symptomen aus. Wir meinen mit »Krisensituationen« jene häufigen, unsensationellen, aber für die Psyche dennoch wichtigen Alltagssituationen, die wir als Überlastung empfinden und deretwegen wir einen legitimen Grund suchen, uns ein wenig zurückzuziehen, weil uns die Situation zu sehr fordert. Da wir im Moment nicht bereit sind, uns die Herausforderung dieser »kleinen« Alltagssituationen und unsere Fluchtwünsche bewußt einzugestehen, kommt es zur Somatisierung; unser Körper lebt daraufhin unsere *volle Nase* und unser *Verschnupftsein* aus. Doch auch über diesen (unbewußten) Weg haben wir unser Ziel erreicht, sogar mit dem Vorteil, daß jedermann großes Verständnis für unsere Situation hat, worauf wir bei bewußter Konfliktbearbeitung kaum rechnen könnten. Unsere Erkältung gestattet es uns, uns erst einmal von der belastenden Situation etwas zurückzuziehen und uns wieder mehr uns selbst zuzuwenden. Wir können unsere Empfindlichkeit nun auf der körperlichen Ebene voll ausleben.

Der Kopf tut weh (unter diesen Umständen kann man doch wohl eine weitere bewußte Auseinandersetzung von niemandem erwarten!), die Augen tränen, alles ist wund, gereizt. Diese generalisierte Empfindlichkeit kann sich schließlich bis zum »Haarspitzenkatarrh« steigern. Niemand darf uns zu nahe kommen, nichts und niemand darf uns mehr berühren. Die Nase ist verstopft und macht alle Kommunikation (atmen als Kontakt!) unmöglich. Mit der Drohung: »Komm mir nur nicht zu nahe, ich bin erkältet!« hält man sich erfolgreich alle vom Leibe. Diese Abwehrhaltung kann man durch Niesen noch eindrucksvoll unterstützen, denn hierbei wird das Ausatmen zu einer recht aggressiven Abwehrwaffe umfunktioniert. Auch die Sprache als Kommunikationsmittel wird durch den rauhen Hals auf ein Minimum reduziert, für Auseinandersetzungen reicht es auf jeden Fall nicht mehr. Ein *bellender Husten* zeigt durch seinen bedrohlichen Ton deutlich, daß sich die Kommunikationsfreude darauf beschränkt, bestenfalls *jemandem etwas zu husten.*

Daß bei so viel Abwehr auch die Mandeln als eines der wichtigsten Abwehrorgane des Körpers auf Hochtouren arbeiten, ist nicht verwunderlich. Dabei schwellen sie so an, daß man nicht mehr *alles schlucken* kann, ein Zustand, der den Patienten zu der selbstkritischen Frage ermuntern sollte, was er denn eigentlich nicht mehr schlucken will. Schlucken ist ja ein Akt des Hereinnehmens, des Akzeptierens. Doch gerade das wollen wir jetzt nicht mehr. Das zeigt uns die Erkältung auf allen Ebenen. Die Gliederschmerzen und das Zerschlagenheitsgefühl der Grippe lähmen jede Bewegung und vermitteln manchmal sogar durch Schulterschmerzen einen spürbaren Eindruck des Gewichts der Probleme, die einem auf der Schulter lasten und die man nicht länger tragen will.

Eine ganze Menge von diesen Problemen versuchen wir in Form von eitrigem Schleim aus uns herauszubefördern, und je mehr wir davon loswerden, um so erleichterter fühlen wir uns. Der zähe Schleim, der zuerst alles verstopfte und so jeden Fluß und jede Kommunikation unterbrach, muß sich lösen und verflüssigen, damit wieder etwas in

Fluß und Bewegung kommt. So bringt schließlich jede Erkältung wieder etwas in Fluß und signalisiert einen kleinen Fortschritt in unserer Entwicklung. Die Naturheilkunde sieht in der Erkältung mit Recht einen sehr gesunden Reinigungsprozeß, durch den Toxine aus dem Körper ausgeschwemmt werden – auf der psychischen Ebene entsprechen den Toxinen Probleme, die analog ebenfalls verflüssigt und ausgeschieden werden. Körper und Seele gehen gestärkt aus der Krise hervor – bis zum nächsten Mal, wenn wir mal wieder *die Nase voll haben ...*

4.
Verdauung

In der Verdauung geschieht etwas sehr Ähnliches wie bei der Atmung. Durch das Atmen nehmen wir Umwelt auf, assimilieren sie und geben das nicht Assimilierbare wieder ab. Das gleiche geschieht bei der Verdauung, wobei der Verdauungsprozeß jedoch tiefer in die Stofflichkeit des Körpers hineinreicht. Der Atem wird durch das Luftelement beherrscht, die Verdauung gehört zum Erdelement, ist materieller. Im Gegensatz zur Atmung fehlt der Verdauung der klare Rhythmus. Die Rhythmik der Einverleibung und Ausscheidung von Nahrungsstoffen verliert im trägen Erdelement ihre Klarheit und Schärfe.

Die Verdauung hat ebenfalls eine Ähnlichkeit mit den Gehirnfunktionen, denn das Gehirn (bzw. das Bewußtsein) verarbeitet und verdaut die nicht stofflichen Eindrücke dieser Welt (denn der Mensch lebt nicht nur vom Brot allein). In der Verdauung müssen wir die stofflichen Eindrücke dieser Welt verarbeiten. So umfaßt also die Verdauung

1. die Aufnahme der Außenwelt in Form von stofflichen Eindrücken
2. die Unterscheidung von »zuträglich« und »unzuträglich«
3. die Assimilierung der zuträglichen Stoffe
4. die Ausscheidung der unverdaubaren Stoffe.

Bevor wir uns näher mit den Problemen, die bei der Verdauung auftreten können, befassen, ist es nützlich, einen Blick auf die Symbolik der Nahrung zu werfen. An den Nahrungsmitteln und Speisen, die ein Mensch bevorzugt oder ablehnt, läßt sich schon viel erkennen (sage mir, was du ißt, und ich sage dir, wer du bist!). Es ist eine gute Übung, das Auge und das Bewußtsein so zu schärfen, daß sie auch in den alltäglichsten und gewohntesten Abläufen die Zusammenhänge erkennen, die hinter den – niemals zufälligen – Erscheinungsformen liegen. Wenn ein Mensch auf etwas Bestimmtes Appetit hat, so liegt darin der Ausdruck einer ganz bestimmten Affinität und ist dadurch eine Aussage über ihn selbst. Wenn etwas »nicht nach seinem Geschmack« ist, so ist diese Antipathie genauso interpretierbar wie eine Entscheidung in einem psychologischen Test. Hunger ist Symbol des Haben-Wollens, des Hineinnehmen-Wollens, ist Ausdruck einer bestimmten Gier. Essen ist Befriedigung des Wollens durch Integration, durch Hineinnahme und Sättigung.

Hat jemand Hunger nach Liebe, ohne daß dieser Hunger adäquat gestillt wird, so taucht er als Hunger nach Süßigkeiten wieder im Körper auf. Heißhunger auf Süßigkeiten und Naschereien ist immer Ausdruck von nicht befriedigtem Liebeshunger. Die Doppelbedeutung der Worte *süß* und *naschen* wird sehr anschaulich, wenn wir von einem *süßen Mädchen* sprechen, das man am liebsten *vernaschen* würde. Liebe und Süßigkeit gehören eng zusammen. Naschsucht bei Kindern ist ein deutliches Indiz dafür, daß sie sich nicht genügend geliebt fühlen. Eltern protestieren gerne zu schnell gegen eine solche Möglichkeit mit dem Hinweis, daß sie »doch alles für ihr Kind täten«. Doch »alles tun« und »lieben« sind nicht zwangsläufig das gleiche. Wer nascht, sehnt sich nach Liebe und Bestätigung. Dieser Regel kann man getrost mehr vertrauen als der Selbsteinschätzung seiner Liebesfähigkeit. Es gibt auch Eltern, die ihre Kinder mit Süßigkeiten überhäufen und dadurch kundtun, daß sie nicht bereit sind, ihrem Kind Liebe zu geben und ihm deshalb auf einer anderen Ebene einen Ausgleich anbieten.

Menschen, die viel denken und intellektuell arbeiten, haben ein Verlangen nach salziger Nahrung und herzhaften Speisen. Stark konservativ eingestellte Menschen bevorzugen konservierte Nahrung, speziell Geräuchertes, und mögen starken Tee, den sie bitter trinken (allgemein gerbsäurehaltige Nahrung). Menschen, die gut gewürztes, ja sogar scharfes Essen bevorzugen, zeigen an, daß sie auf der Suche nach neuen Reizen und neuen Eindrücken sind. Es sind Menschen, die die Herausforderungen lieben, auch dann, wenn sie manchmal schwer verträglich und schwer verdaubar sind. Das ist ganz anders bei den Personen, die Schonkost essen – kein Salz, keine Gewürze. Diese Menschen *schonen sich* vor allen neuen Eindrücken. Sie gehen angstvoll allen Herausforderungen aus dem Weg, haben Angst vor jeder Konfrontation. Diese Angst kann sich bis zur Breinahrung des Magenkranken steigern, über dessen Persönlichkeit wir bald genauer sprechen werden. Breinahrung ist Babykost – was deutlich zeigt, daß der Magenkranke regrediert ist in die Undifferenziertheit der Kindheit, in der man weder unterscheiden noch zerlegen können muß und sogar auf das (ach, so aggressive) Zubeißen und Zerkleinern der Nahrung verzichten darf. Er vermeidet, harte Kost zu schlucken.

Besondere Angst vor Gräten symbolisiert Angst vor Aggressionen. Angst vor Kernen zeigt Angst vor Problemen – man will dann ungern bis auf den Kern der Dinge stoßen. Doch auch dazu gibt es eine Gegengruppe: die Makrobiotiker. Diese Menschen suchen die Probleme. Sie wollen um jeden Preis den Kern der Dinge erfahren und sind daher offen für harte Kost. Das geht so weit, daß sogar eine Ablehnung der problemlosen Bereiche des Lebens spürbar wird: Bei den süßen Nachspeisen fordern sie noch etwas, wo man fest zubeißen kann. Damit verraten die Makrobioten eine gewisse Angst vor Liebe und Zärtlichkeit bzw. die Schwierigkeit, Liebe anzunehmen. Einige Menschen schaffen es sogar, ihre Konfliktfeindlichkeit so ins Extrem zu treiben, daß sie schließlich auf einer Intensivstation intravenös ernährt werden – dies ist zweifellos die sicherste Form, ohne Eigenbeteiligung konfliktfrei dahinzuvegetieren.

Die Zähne

Die Nahrung kommt als erstes in den Mund und wird dort von den Zähnen zerkleinert. Mit den Zähnen beißen und zerbeißen wir. Beißen ist eine sehr aggressive Handlung, ist Ausdruck des Zupacken-Könnens, des Anpacken-Könnens und des Angreifen-Könnens. So wie der Hund seine Zähne fletscht und dadurch seine aggressive Gefährlichkeit dokumentiert, reden auch wir davon, daß wir »jemandem die Zähne zeigen«, und meinen damit unsere Entschlossenheit, uns zur Wehr zu setzen. Schlechte bzw. kranke Zähne sind ein Hinweis darauf, daß jemand seine Aggressionen schwer äußern bzw. einsetzen kann.

Dieser Zusammenhang wird auch nicht durch den Hinweis entschärft, daß heutzutage fast alle schlechte Zähne haben, was man bereits bei kleinen Kindern feststellen könne. Das ist sicherlich richtig, doch zeigen kollektive Symptome lediglich kollektive Probleme. Aggression ist in allen sozial hochentwickelten Kulturen unserer Zeit zu einem zentralen Problem geworden. Man fordert »soziale Anpassung«, was im Klartext heißt: »Verdränge deine Aggressionen!« All diese verdrängten Aggressionen unserer lieben und friedlichen, sozial so gut angepaßten Mitbürger treten als »Krankheiten« wieder ans Tageslicht und setzen letztlich der sozialen Gemeinschaft in dieser pervertierten Form genauso zu wie in ihrer Urform. Die Kliniken sind daher die modernen Schlachtfelder unserer Gesellschaft. Hier kämpfen die verdrängten Aggressionen gegen ihre Inhaber erbarmungslose Schlachten. Hier leiden die Menschen unter ihren eigenen Bosheiten, die sie ein Leben lang nicht wagten, in sich zu entdecken und bewußt zu bearbeiten.

Es sollte uns nicht wundern, wenn wir bei der Mehrzahl der Krankheitsbilder immer wieder auch der Aggression und der Sexualität begegnen. Beides sind Problembereiche, die der Mensch unserer Zeit am stärksten verdrängt.

Vielleicht möchte mancher einwenden, daß sowohl die steigende Kriminalität und die vielen Gewalttaten als auch die sexuelle Welle gegen unsere Argumentation sprächen. Darauf wäre jedoch zu antworten, daß sowohl das Fehlen als auch der Ausbruch von Aggressionen Symptome dafür sind, daß Aggressionen verdrängt wurden. Beides sind nur unterschiedliche Phasen des gleichen Prozesses. Erst wenn Aggression nicht verdrängt zu werden braucht und somit von Anfang an einen Raum zugewiesen erhält, in dem man Erfahrungen mit dieser Energie sammeln kann, ist es möglich, den aggressiven Persönlichkeitsanteil bewußt zu integrieren. Eine integrierte Aggression steht dann als Energie und Vitalität der Gesamtpersönlichkeit zur Verfügung, ohne daß es zur süßlichen Sanftmut noch zu wilden Aggressionsausbrüchen kommt. Doch ein solcher Stand muß erst erarbeitet werden. Dafür muß die Möglichkeit geboten werden, durch Erfahrungen zu reifen. Verdrängte Aggressionen führen lediglich zur Schattenbildung, mit denen man sich in der pervertierten Form der Krankheit doch auseinandersetzen muß. Für die Sexualität wie für alle anderen psychischen Funktionen gilt das eben Gesagte analog.

Kommen wir zurück auf die Zähne, welche im tierischen und menschlichen Körper Aggressionen und Durchsetzungsvermögen *(sich durch-beißen)* repräsentieren. Häufig verweist man auf irgendwelche Naturvölker, deren gesunde Zähne von deren natürlicher Ernährungsweise kausal abgeleitet werden. Doch finden wir bei diesen Völkern auch einen gänzlich anderen Umgang mit den Aggressionen. Neben der kollektiven Problematik bleibt der Zustand der Zähne jedoch auch individuell deutbar. Neben der schon erwähnten Aggression zeigen uns die Zähne auch unsere Vitalität, unsere Lebenskraft (Aggression und Vitalität sind nur zwei verschiedene Aspekte ein und derselben Kraft, jedoch erwecken beide Begriffe unterschiedliche Assoziationen in uns). Denken wir an den Ausdruck: »Einem geschenkten Gaul schaut man nicht ins Maul.« Den Hintergrund dieser Redewendung bildet die Gewohnheit, beim Pferdekauf einem Gaul ins Maul zu schauen, um am Zustand der Zähne Alter und Vitalität einschätzen zu können. Auch die psychoanalytische Traumdeutung interpretiert den Zahnausfall in Träumen als einen Hinweis auf Energie- und Potenzverlust.

Es gibt Menschen, die regelmäßig nachts *mit den Zähnen knirschen*, teilweise so vehement, daß man durch kunstvolle Spezialspangen versuchen muß, sie daran zu hindern, durch ihr Knirschen ihre Zähne total abzureiben. Die Symbolik liegt offen zutage. *Zähneknirschen* ist in unserem Symbolgebrauch ein fester Begriff für ohnmächtige Aggression. Wer sich seinen Wunsch, zuzubeißen, bei Tage nicht eingestehen kann, muß des Nachts mit den Zähnen knirschen, so lange, bis er seine gefährlichen Zähne selbst abgerieben und entschärft hat ...

Wer schlechte Zähne hat, dem fehlt Vitalität und damit auch die Fähigkeit, zuzupacken und sich durchzubeißen. Er wird daher an Problemen *schwer zu kauen* oder auch *schwer zu beißen haben.* So beschreibt denn auch die Zahnpastareklame das notwendige Ziel mit den Worten: »... damit Sie wieder kraftvoll zubeißen können!«

Die sogenannten »dritten Zähne« ermöglichen es, eine Vitalität und Durchsetzungskraft, die man nicht mehr besitzt, nach außen vorzutäuschen. Doch bleibt – wie bei jeder Prothese – dieser Akt eine Täuschung und entspricht etwa dem Trick, seinen ängstlichen, aber verschmusten Schoßhund am Gartenzaun mit »Warnung bissiger Hund« anzukündigen. Ein Gebiß ist nur eine »gekaufte Bissigkeit«.

Das Zahnfleisch ist die Grundlage der Zähne und bettet sie ein. Analog repräsentiert das Zahnfleisch die Grundlage von Vitalität und Aggression, Urvertrauen und Selbstsicherheit. Fehlt einem Menschen diese Portion Urvertrauen und Selbstsicherheit, wird es ihm nie gelingen, sich aktiv und vital mit Problemen auseinanderzusetzen, wird er nie den Mut haben, harte Nüsse zu knacken oder sich zur Wehr zu setzen. Das Vertrauen ist es, das dieser Fähigkeit den nötigen Halt geben muß, wie auch das Zahnfleisch den Zähnen Halt gibt. Das aber kann das Zahnfleisch nicht, wenn es selbst so empfindlich und verletzlich ist, daß es bei jeder Kleinigkeit schon blutet. Blut ist Symbol des Lebens, und so zeigt uns das blutende Zahnfleisch überdeutlich, wie dem Urvertrauen und der Selbstsicherheit schon bei der kleinsten Herausforderung die Lebenskraft entrinnt.

Das Schlucken

Nachdem die Nahrung von den Zähnen zerkleinert wurde, schlucken wir den eingespeichelten Speisebrei hinunter. Mit dem Schlucken integrieren wir, nehmen wir auf – Schlucken ist Einverleiben. Solange wir etwas lediglich im Mund haben, können wir es noch ausspucken. Haben wir jedoch erst einmal etwas geschluckt, so ist der Vorgang nur noch schwer umkehrbar. An großen Brocken haben wir *schwer zu schlucken.* Ist der Brocken zu groß, können wir ihn gar nicht mehr schlucken. Manchmal muß man im Leben etwas schlucken, obwohl man eigentlich nicht will, z. B. eine Kündigung. Es gibt schlechte Nachrichten, an denen man schwer zu schlucken hat.

Gerade in solchen Fällen fällt es leichter, etwas zu schlucken, wenn wir etwas Flüssigkeit hinzugeben, besonders einen *guten Schluck.* Alkoholiker sagen in ihrer Sprache von jemandem, der viel trinkt, er *schluckt viel* (Schluckspecht). Der alkoholische Schluck soll meistens das Schlucken einer anderen, schwer schluckbaren Sache erleichtern oder sogar ersetzen. Man schluckt das Flüssige, weil es etwas anderes im Leben gibt, was man nicht schlukken kann und nicht schlucken will. So ersetzt der Alkoholiker durch das Trinken das Essen (viel Trinken führt zu Appetitlosigkeit) – er ersetzt das Schlucken der harten, festen Nahrung durch den weicheren, einfacheren Schluck, den Schluck aus der Flasche.

Es gibt eine ganze Anzahl von Schluckstörungen, so z. B. ein Kloßgefühl im Hals oder auch Halsschmerzen wie die Angina, die alle das Gefühl des *Nicht-mehr-schlucken-Könnens* vermitteln. In solchen Fällen sollte sich der Betroffene immer fragen: »Was gibt es zur Zeit in meinem Leben, was ich nicht schlucken kann oder nicht schlucken will?« Unter den Schluckstörungen gibt es noch eine recht originelle Variante, nämlich das »Luftschlucken«, auch »Aerophagie« genannt, was wörtlich »Luftfressen« heißt. Der Ausdruck macht deutlich, was hier geschieht. Man will etwas nicht schlucken, nicht einverleiben, täuscht aber Bereitwilligkeit vor, indem man »Luft schluckt«. Dieser vertuschte Widerstand gegen das Schlucken äußert sich dann etwas später als Aufstoßen und rektaler Luftabgang (vgl. »gegen etwas anstinken«).

Übelkeit und Erbrechen

Haben wir die Nahrung geschluckt und in uns hineingenommen, so kann sie sich dennoch als *schwer verdaulich* herausstellen und einem wie *ein Stein im Magen liegen.* Ein Stein ist aber – ähnlich wie der Kern – ein Symbol für ein Problem (so gibt es auch den *Stein des Anstoßes*). Wir wissen alle, wie ein Problem im Magen liegen und den Appetit verderben kann. Der Appetit ist in höchstem Maße von der psychischen Situation abhängig. Viele Redewendungen zeigen diese Analogie zwischen den psychischen und somatischen Abläufen: *Das hat mir den ganzen Appetit verschlagen,* oder: *Wenn ich daran denke, wird mir ganz übel,* oder auch: *Mir wird schon schlecht, wenn ich ihn nur sehe.* Übelkeit signalisiert Ablehnung von etwas, was wir nicht haben wollen und das uns deshalb *quer im Magen liegt.* Auch wildes Durcheinanderessen kann zu Übelkeit führen. Das gilt nicht nur auf der physischen Ebene – auch in sein Bewußtsein kann der Mensch zu viel Unpassendes gleichzeitig hineinstopfen, so daß es ihm nicht bekommt, weil er es nicht verdauen kann.

Die Übelkeit erfährt ihre Steigerung im Erbrechen der Nahrung. Man entledigt sich der Dinge und Eindrücke, die man nicht haben, nicht einverleiben, nicht integrieren will. Erbrechen ist ein massiver Ausdruck von Abwehr und Ablehnung. So sagte der jüdische Maler Max Liebermann angesichts der Zustände in Politik und Kunst nach 1933: »Ick kann ja nich so viel fressen, wie ick kotzen möchte!«

Erbrechen ist »Nicht-Akzeptieren«. Ganz deutlich wird dieser Zusammenhang auch bei dem bekannten Schwangerschaftserbrechen. Hierin äußert sich die unbewußte Abwehr gegen das Kind bzw. gegen den männlichen Samen, den man sich nicht »einverleiben« wollte. In der Verlängerung dieses Gedankens kann das Schwangerschaftserbrechen auch eine Ablehnung der eigenen weiblichen Rolle (Mutterschaft) ausdrücken.

Der Magen

Der nächste Ort, den unsere – nicht erbrochene – Nahrung erreicht, ist der Magen, der primär die Funktion des Aufnehmens hat. Er nimmt all die Eindrücke, die von außen kommen, auf, nimmt auf, was es zu verdauen gilt. Aufnehmen-Können erfordert ein Geöffnetsein, erfordert Passivität und Bereitschaft im Sinne der Hingabefähigkeit. Mit diesen Eigenschaften repräsentiert der Magen den weiblichen Pol. So wie das männliche Prinzip gekennzeichnet ist durch die Fähigkeit des Abstrahlens und der Aktivität (Feuerelement), so zeigt das weibliche Prinzip Aufnahmebereitschaft, Hingabefähigkeit, Beeindruckbarkeit und die

Fähigkeit, aufnehmen und bergen zu können (Wasserelement). Auf der psychischen Ebene ist es die Fähigkeit des Fühlens, die Gefühlswelt (nicht die Emotionen!), welche hier das weibliche Element verwirklicht. Verdrängt ein Mensch die Fähigkeit des Fühlens aus seinem Bewußtsein, so sinkt diese Funktion in den Körper, und der Magen muß nun neben den physischen Nahrungseindrücken auch die psychischen Gefühle aufnehmen und verdauen. In einem solchen Fall geht nicht nur die *Liebe durch den Magen,* da *schlägt etwas auf den Magen* oder *man frißt etwas in sich hinein,* was später als *Kummerspeck* in die Sichtbarkeit drängt.

Neben der Fähigkeit des Aufnehmens finden wir im Magen noch eine andere Funktion vor, die wieder dem männlichen Pol zuzuordnen wäre: Produktion und Abgabe der Magensäure. Säure greift an, ätzt, beißt, zersetzt – sie ist eindeutig aggressiv. Ein Mensch, dem etwas nicht paßt und dem etwas gegen den Strich geht, sagt: *Ich bin sauer.* Gelingt es einem Menschen nicht, diesen Ärger bewußt zu bewältigen oder auch in Aggression umzusetzen, so daß er *seinen Ärger lieber herunterschluckt,* dann somatisiert sich seine Aggression, sein *Sauersein* als Magensäure. Der Magen reagiert sauer, indem er eine aggressive Flüssigkeit auf materieller Ebene produziert, um damit nichtmaterielle Gefühle zu verarbeiten und zu verdauen – ein schwieriges Unternehmen, bei dem uns so manches wieder aufstößt und nach oben drückt, um daran zu erinnern, daß man Gefühle besser nicht herunterschlucken und dem Magen zum Verdauen überlassen sollte. Die Säure steigt nach oben, denn sie möchte zum Ausdruck kommen.

Doch damit hat der Magenkranke Probleme. Ihm fehlt die Fähigkeit, mit seinem Ärger und mit seinen Aggressionen bewußt umzugehen und damit Konflikte und Probleme selbstverantwortlich zu lösen. Der Magenkranke äußert entweder seine Aggression überhaupt nicht (alles in sich hineinfressen) oder er zeigt übertriebene Aggression –

beide Extreme helfen ihm aber nicht dabei, Probleme echt zu lösen, denn ihm fehlt als Hintergrund das Selbstvertrauen und das Geborgenheitsgefühl als Basis für eigenständige Konfliktbewältigung, ein Problem, das wir beim Thema Zähne-Zahnfleisch ja bereits behandelt haben. Jeder weiß, daß schlecht gekaute Nahrung für den gereizten und übersäuerten Magen besonders schlecht verträglich ist. Das Kauen ist aber Aggression. Fehlt das aggressive Kauverhalten, so fällt dies wiederum dem Magen zur Last, und er produziert mehr Säure.

Der Magenkranke ist ein Mensch, der sich keinen Konflikt leisten will. Er sehnt sich unbewußt zurück in die konfliktfreie Kindheit. Sein Magen will wieder Breinahrung. So ernährt sich der Magenkranke von passierter Kost, von Nahrung, die bereits ein Sieb passiert hat, durch einen Filter gegangen ist und somit ihre Ungefährlichkeit bewiesen hat. Da kann kein harter Brocken mehr drin sein. Die Probleme bleiben im Sieb zurück. Magenkranke vertragen keine Rohkost – sie ist viel zu roh, zu ursprünglich, zu gefährlich. Die Nahrung muß erst durch den aggressiven Kochvorgang getötet sein, bevor man sich daranwagt. Auch Vollkornbrot läßt sich zu schwer verdauen, weil es noch so viele Probleme enthält. Alle scharfen Speisen, Alkohol, Kaffee, Nikotin und Süßigkeiten stellen einen viel zu großen Reiz dar, als daß der Magenkranke sich ihm stellen würde. Leben und Essen sollen frei sein von allen Herausforderungen. Magensäure führt zu einem Druckgefühl, das die weitere Aufnahme von neuen Eindrücken verhindert.

Bei der Einnahme von medikamentösen Säurepuffern kommt es meistens zum Aufstoßen, was Erleichterung bringt, da Aufstoßen eine aggressive Äußerung nach außen ist. Man hat sich mal wieder Luft gemacht und etwas Druck abgelassen. Auch die von der Schulmedizin häufig eingesetzte Tranquillizertherapie (z. B. Valium) zeigt uns den gleichen Zusammenhang: Durch das Medikament wird die Verbindung zwischen der Psyche und dem Vegetativum chemisch unterbrochen (sog. psycho-vegetative Entkoppelung); ein Schritt, der in schweren Fällen auch chirurgisch gemacht wird, indem man beim Ulkuskranken bestimmte Nervenäste, die für die Säureproduktion verantwortlich sind, operativ durchtrennt (Vagotomie). Bei beiden schulmedizinischen Interventionen wird die Verbindung Gefühl - Magen getrennt, damit der Magen nicht weiterhin Gefühle somatisch verdauen muß. Der Magen wird von Außenreizen abgeschirmt. Die enge Verbindung von Psyche und Magensekretion ist seit den Experimenten von Pawlow hinlänglich bekannt. (Durch die synchrone Darreichung von Futter und einem Glockenton konnte Pawlow bei seinen Versuchshunden einen sog. bedingten Reflex konditionieren, so daß nach einiger Zeit der Glockenton allein genügte, um die beim Anblick von Nahrung übliche Magensekretion auszulösen.)

Die Grundhaltung, Gefühl und Aggression nicht nach außen, sondern nach innen, gegen sich selber zu lenken, führt in der Konsequenz schließlich zum Magengeschwür, zur Ulkusbildung (das Magengeschwür ist kein Geschwür im Sinne der Neubildung oder Wucherung, sondern die Durchlöcherung der Magenwand). Beim Magengeschwür wird anstelle von Außeneindrücken die eigene Magenwand verdaut - man verdaut sich selbst -, Selbstzerfleischung ist der richtige Ausdruck. Der Magenkranke muß lernen, sich seine Gefühle bewußt zu machen, Konflikte bewußt zu bearbeiten und die Eindrücke bewußt zu verdauen. Weiterhin sollte der Ulkuspatient sich seine Wünsche nach infantiler Abhängigkeit, mütterlicher Geborgenheit und seine Sehnsucht, geliebt und versorgt zu werden, bewußt machen und zugestehen, auch und gerade dann, wenn diese Wünsche hinter einer Fassade aus Unabhängigkeit, Ehrgeiz und Durchsetzungsvermögen gut versteckt werden. Auch hier zeigt der Magen die Wahrheit.

Magen- und Verdauungsbeschwerden

Bei Magen- und Verdauungsbeschwerden sollte man sich folgende Fragen stellen:

1. Was kann oder will ich nicht schlucken?
2. Fresse ich etwas in mich hinein?
3. Wie gehe ich mit meinen Gefühlen um?
4. Worüber bin ich sauer?
5. Wie gehe ich mit meiner Aggression um?
6. Wie weit gehe ich Konflikten aus dem Wege?
7. Gibt es in mir eine verdrängte Sehnsucht nach einem konfliktfreien Kindheitsparadies, in dem ich nur geliebt und versorgt werde, ohne mich selbst durchbeißen zu müssen?

Dünndarm und Dickdarm

Im Dünndarm geschieht die eigentliche Verdauung der Nahrung durch Aufspaltung in Einzelbestandteile (Analyse) und durch Assimilation. Auffallend ist die äußere Ähnlichkeit zwischen dem Dünndarm und dem Gehirn. Beide haben auch eine ähnliche Aufgabe und Funktion: Das Gehirn verdaut die Eindrücke auf der nichtstofflichen Ebene, der Dünndarm verdaut die stofflichen Eindrücke. Beschwerden im Dünndarmbereich sollten die Frage aufwerfen, ob man nicht zu viel analysiert, denn das Charakteristische der Dünndarmfunktion ist die Analyse, die Aufspaltung, das Ins-Detail-Gehen. Menschen mit Dünndarmbeschwerden neigen meist zu einem Übermaß an Analyse und Kritik, sie haben an allem etwas auszusetzen. Auch ist der Dünndarm ein guter Indikator für Existenzängste. Im Dünndarm wird die Nahrung verwertet, »ausgenutzt«. Hinter einer zu starken Betonung des Auswertens und Verwertens steht aber immer Existenzangst, Angst, nicht genug herauszuholen und zu verhungern. Wesentlich seltener können Dünndarmprobleme auch auf das Gegenteil aufmerksam machen: zu wenig Kritikfähigkeit. Dies ist der Fall bei den sog. Fettstühlen der Pankreasinsuffizienz.

Eines der häufigsten Symptome, das zum Dünndarmbereich gehört, ist der Durchfall. Im Volksmund sagt man: *Jemand hat Schiß,* oder auch: *Der macht sich vor Angst in die Hosen.* Schiß haben meint Angst haben. Im Durchfall haben wir einen Hinweis auf eine Angstproblematik. Wenn man Angst hat, nimmt man sich nicht mehr die Zeit, sich mit den Eindrücken analytisch auseinanderzusetzen. Man läßt alle Eindrücke unverdaut hindurchfallen. Es bleibt nichts mehr hängen. Man zieht sich auf ein stilles und einsames Örtchen zurück, wo man *den Dingen dann ihren Lauf lassen* kann. Dabei verliert man viel Flüssigkeit, jene Flüssigkeit als Symbol für Flexibilität, die notwendig wäre, um die angstmachende (enge) Ich-Grenze zu erweitern und dadurch die Angst zu überwinden. Wir sprachen schon früher davon, daß Angst immer mit Enge und mit Festhalten verbunden ist. Die Therapie der Angst heißt immer: Loslassen und ausdehnen, flexibel werden und geschehen lassen! Die Therapie bei Durchfall erschöpft sich meist darin, dem Kranken große Mengen Flüssigkeit zuzuführen. Damit bekommt er symbolisch jene Flexibilität, die er benötigt, um seine Grenzen, in denen er die Angst erlebt, zu erweitern. Durchfall, sei er chronisch oder akut, belehrt uns immer darüber, daß wir Angst haben und zu stark festhalten wollen, und lehrt uns, loszulassen und laufenzulassen.

Im Dickdarm ist die eigentliche Verdauung bereits beendet. Hier wird dem unverdaulichen Rest der Nahrung lediglich noch das Wasser entzogen. Die verbreitetste Störung, die in diesen Bereich fällt, ist die Verstopfung. Seit Freud deutet die Psychoanalyse den Stuhlgang als einen Akt des Gebens und Schenkens. Daß Kot symbolisch etwas mit Geld zu tun hat, wird jedem schnell bewußt, wenn er an den Ausdruck *Geldscheißer* denkt oder auch an das Märchen, in dem der Goldesel statt Kot goldene Taler scheißt. Auch verbindet der Volksmund das versehentliche Treten in Hundekot mit der Aussicht auf unerwartetes Geld. Diese Hinweise sollten genügen, um jedem auch ohne weitläufige Theorie den symbolischen Zusammenhang zwischen Kot und Geld bzw. Stuhlgang und *etwas hergeben* deutlich werden zu lassen. Verstopfung ist Ausdruck des *Nicht-hergeben-Wollens,* des *Festhalten-Wollens* und berührt immer den Problemkreis des Geizes. Verstopfung ist in unserer Zeit ein sehr verbreitetes Symptom, an dem die Mehrzahl aller Menschen leidet. Sie zeigt deutlich ein zu starkes Festhalten am Materiellen und die Unfähigkeit, im materiellen Bereich loslassen zu können.

Dem Dickdarm kommt jedoch noch eine weitere wichtige symbolische Bedeutung zu. So wie der Dünndarm dem bewußten, analytischen Denken entspricht, so der Dickdarm dem Unbewußten, im buchstäblichen Sinne der »Unterwelt«. Das Unbewußte ist mythologisch gesehen das Totenreich. Der Dickdarm ist ebenfalls ein Totenreich, denn in ihm befinden sich die Stoffe, die nicht in Leben umgewandelt werden konnten, er ist der Ort, wo Gärung auftreten kann. Gärung ist ebenfalls ein Fäulnis- und Sterbeprozeß. Symbolisiert der Dickdarm das Unbewußte, die Nachtseite im Körper, so entspricht der Kot den Inhalten des Unbewußten. Doch damit erkennen wir deutlich die nächste Bedeutung der Verstopfung: Es ist die Angst, unbewußte Inhalte ans Tageslicht kommen zu lassen. Es ist der Versuch, unbewußte, verdrängte Inhalte bei sich zu behalten. Seelische Eindrücke werden gestaut, und man schafft es nicht, wieder von den Eindrücken Abstand zu gewinnen. Der verstopfte Patient kann sie buchstäblich nicht *hinter sich lassen.* Aus diesem Grund ist es für eine Psychotherapie von großem Nutzen, wenn als erstes eine bestehende Verstopfung korporal wieder in Fluß gebracht wird, damit analog auch die unbewußten Inhalte zum Vorschein kommen. Verstopfung zeigt uns, daß wir Schwierigkeiten mit dem Hergeben und dem Loslassen haben, daß wir sowohl materielle Dinge, als auch unbewußte Inhalte festhalten und nicht *ans Licht kommen lassen wollen.*

Colitis ulcerosa nennt sich eine akut beginnende chronifizierende Dickdarmentzündung, die mit Leibschmerzen und blutig-schleimigen Durchfällen einhergeht. Auch hier beweist der Volksmund seine tiefen psychosomatischen Kenntnisse: Wir alle kennen ihn, den *Schleimscheißer*! (Auch der Begriff *Schleimer* kommt vor.) Ein Schleimscheißer *kriecht einem anderen hinten rein,* um sich *lieb Kind zu machen* – doch dafür muß er seine eigene Persönlichkeit opfern, muß auf sein eigenes persönliches Leben verzichten, um dafür das Leben eines anderen leben zu können (... kriecht man jemandem hinten hinein, so lebt man dort mit ihm in symbiotischer Einheit). Blut und Schleim sind

Lebensstoffe, sind uralte Symbole des Lebens. (Die Mythen einiger Naturvölker erzählen, wie alles Leben aus dem Schleim sich entwickelte.) Blut und Schleim verliert der, der Angst hat, sein eigenes Leben und seine eigene Persönlichkeit zu verwirklichen. Das eigene Leben leben verlangt aber, eine eigene Position dem anderen gegenüber aufbauen, was allerdings eine gewisse Einsamkeit mit sich bringt (Verlust der Symbiose). Davor hat der Colitis-Patient Angst. Aus Angst *schwitzt er Blut und Wasser* – über den Darm. Über den Darm (= das Unbewußte) opfert er die Symbole seines eigenen Lebens: Blut und Schleim. Ihm hilft nur die Erkenntnis, daß jeder Mensch sein eigenes Leben selbst verantwortlich leben muß – oder er verliert es.

Bauchspeicheldrüse (Pankreas)

Zum Bereich der Verdauung gehört auch die Bauchspeicheldrüse, die primär zwei Funktionen hat: Der exokrine Teil produziert die wesentlichen Verdauungssäfte, deren Tätigkeit einen eindeutig aggressiven Charakter zeigt. Der endokrine Teil der Bauchspeicheldrüse, die Inselzellen, produzieren das Insulin. Die Unterproduktion dieser Inselzellen führt zu dem verbreiteten Krankheitsbild des Diabetes (Zuckerkrankheit). Das Wort *Diabetes* stammt vom griechischen Verb diabeinein, was *hindurchwerfen* und *hindurchgehen* heißt. Ursprünglich nannte man diese Krankheit auch *Zuckerharnruhr*, also eigentlich *Zuckerdurchfall*. Wenn wir uns an die eingangs dargestellte Symbolik der Nahrung erinnern, dann können wir das Wort *Zuckerdurchfall* frei übersetzen mit *Durchfall der Liebe*. Der Diabetiker kann (mangels Insulin) den in der Nahrung aufgenommenen Zucker nicht assimilieren – der Zucker fällt durch ihn hindurch, und er scheidet ihn im Urin wieder aus. Ersetzen wir lediglich das Wort *Zucker* durch das Wort *Liebe*, dann haben wir den Problembereich des Diabetikers schon recht genau umrissen. Süße Sachen sind nur der Ersatz für andere süße Wünsche, die das *süße Leben* ausmachen. Hinter dem Wunsch des Diabetikers, süße Sachen genießen zu wollen, und der gleichzeitigen Unfähigkeit, den Zucker zu assimilieren und in die eigene Zelle hineinzunehmen, steht der nicht eingestandene Wunsch nach Liebeserfüllung, gepaart mit der Unfähigkeit, Liebe annehmen, sie ganz hereinlassen zu können. Der Diabetiker muß bezeichnenderweise von »Ersatznahrung« leben – von Ersatz für seine echten Wünsche. Diabetes führt zur Übersäuerung des ganzen Körpers bis hin zum Koma. Wir kennen diese Säure als Symbol der Aggression. Immer wieder begegnen wir dieser Polarität von Liebe und Aggression, von Zucker und Säure (mythologisch: Venus und Mars). Der Körper belehrt uns: Wer nicht liebt, wird sauer; oder – um es noch eindeutiger zu formulieren: Wer nicht genießen kann, wird selbst bald ungenießbar!

Nur der kann Liebe aufnehmen, der auch Liebe geben kann – der Diabetiker gibt die Liebe nur in Form von nicht assimiliertem Zucker im Urin ab. Wer sich nicht genug durchgehen läßt, dem geht der Zucker im Körper durch (Zuckerharnruhr). Der Diabetiker will Liebe (süße Sachen), doch er traut sich nicht, diesen Bereich aktiv zu verwirklichen (». . . ich darf wirklich nichts Süßes!«). Doch er sehnt sich weiter danach (». . . ich möchte ja so gerne, aber ich darf ja nicht!«) – kann sie aber nicht bekommen, da er nicht gelernt hat, selbst Liebe zu geben – und so fällt die Liebe durch ihn hindurch: Er muß den Zucker unassimiliert ausscheiden. Da soll einer nicht sauer werden!

Die Leber

Die Leber macht uns ihre Betrachtung nicht gerade einfach, da sie ein Organ mit enorm vielseitigen Funktionen ist. Sie ist eines der größten Organe im Menschen und das

Zentralorgan des intermediären Stoffwechsels oder – bildhaft ausgedrückt – das Labor des Menschen. Skizzieren wir kurz ihre wichtigsten Funktionen:

1. Energiespeicherung: Die Leber baut Glykogen (Stärke) auf und lagert es ein (für etwa fünfhundert Kilokalorien). Darüber hinaus aufgenommene Kohlehydrate werden in Fett umgebaut und in den Fettdepots des Körpers gespeichert.

2. Energieproduktion: Die Leber baut aus den mit der Nahrung aufgenommenen Aminosäuren und Fettbestandteilen Glykose (= Energie) auf. Alles Fett erreicht die Leber und kann in ihr zur Verbrennung, zur Energiegewinnung verwertet werden.

3. Eiweißstoffwechsel: Die Leber kann Aminosäuren sowohl abbauen als auch neue synthetisieren. Somit ist die Leber das Verbindungsglied zwischen dem Eiweiß (Protein) des Tier- und Pflanzenreiches, aus denen unsere Nahrung kommt, und dem Eiweiß des Menschen. Das Eiweiß einer jeden Art ist nämlich vollkommen individuell, doch die Bausteine, aus denen das Eiweiß aufgebaut ist, die Aminosäuren, sind universal (Vergleich: Unterschiedliche, individuelle Häusertypen – Eiweiß – sind alle aus den gleichen Ziegelsteinen gebaut – Aminosäuren). Die individuelle Verschiedenheit des Eiweißes im Pflanzen-, Tier- und Menschenreich besteht also im unterschiedlichen Muster der Aminosäurenanordnung; die Reihenfolge der Aminosäuren ist in der DNS kodiert.

4. Entgiftung: Sowohl körpereigene als auch fremde Gifte werden in der Leber inaktiviert und wasserlöslich gemacht, um dann über die Galle oder die Niere ausgeschieden werden zu können. Weiterhin muß das Bilirubin (Abbauprodukt des roten Blutfarbstoffes Hämoglobin) in der Leber umgewandelt werden, um ausgeschieden werden zu können. Eine Störung dieses Prozesses führt zur Gelbsucht. Schließlich synthetisiert die Leber den Harnstoff, der über die Nieren ausgeschieden wird.

So weit ein gestraffter Überblick über die wichtigsten Funktionen dieser so vielseitigen Leber. Beginnen wir unsere symbolische Umsetzung beim letztgenannten Punkt, der Entgiftung. Die Fähigkeit der Leber, zu entgiften, setzt die Fähigkeit der Unterscheidung und Wertung voraus, denn wer nicht unterscheiden kann zwischen dem, was giftig ist, und dem, was nicht giftig ist, kann nicht entgiften. Störungen und Erkrankungen der Leber lassen daher auf Probleme der Wertung und der Bewertung schließen, weisen hin auf eine Fehleinschätzung dessen, was nützlich oder schädlich ist (Nahrung oder Gift?). Solange nämlich die Bewertung, was zuträglich ist und wieviel man davon verarbeiten und verdauen kann, funktioniert, kommt es niemals zu einem Zu-viel. Die Leber erkrankt aber immer an einem Zu-viel: Zu viel Fett, zu viel Essen, zu viel Alkohol, zu viel Drogen etc. Eine kranke Leber zeigt, daß der Mensch zu viel von etwas aufnimmt, was seine Verarbeitungskapazität übersteigt, zeigt Maßlosigkeit, überzogene Expansionswünsche und zu hohe Ideale.

Die Leber ist der Lieferant der Energie. Der Leberkranke verliert aber gerade diese Energie und Lebenskraft: Er verliert seine Potenz, er verliert die Lust am Essen und Trinken. Er verliert die Lust an allen Bereichen, die mit Lebensäußerungen zu tun haben – und so korrigiert und kompensiert das Symptom bereits sein Problem, das da heißt: zu-viel. Es ist die körperliche Reaktion auf seine Maßlosigkeit und Größenphantasien und lehrt ihn, von diesem Zu-viel loszulassen. Da die Blutgerinnungsfaktoren nicht mehr gebildet werden, wird das Blut zu flüssig – und so fließt dem Patienten das Blut – der Lebenssaft – buchstäblich weg. Der Patient lernt in der Krankheit die Einschränkung, die Ruhe und die Entbehrung (Sex, Essen, Trinken) – überdeutlich sehen wir diesen Prozeß bei der Hepatitis.

Die Leber hat weiterhin einen starken Symbolbezug zu weltanschaulichen und religiösen Bereichen, dessen Ableitung für manchen vielleicht gar nicht leicht nachvollziehbar ist. Erinnern wir uns an die Eiweißsynthese. Das Eiweiß ist der Baustein des Lebens. Es wird aufgebaut aus den Aminosäuren. Die Leber baut aus dem pflanzlichen und tierischen Eiweiß der Nahrung das menschliche Eiweiß auf, in dem sie die räumliche Anordnung der Aminosäuren (Muster) verändert. Mit anderen Worten: Unter Beibehaltung der Einzelbausteine (Aminosäuren) verändert die Leber die räumliche Struktur und erreicht damit einen Qualitätssprung bzw. einen Evolutionssprung vom Pflanzen- und Tierreich zum Menschenreich. Gleichzeitig bleibt aber trotz des Evolutionsschrittes die Identität der Bausteine erhalten, die dadurch die Verbindung zur Herkunft aufrechterhalten. Die Eiweißsynthese ist ein vollkommenes mikrokosmisches Abbild dessen, was wir im Makrokosmos Evolution nennen. Durch Umstellung und Veränderung des qualitativen Musters wird aus den immer gleichen »Urbausteinen« die unendliche Vielzahl der Formen geschaffen. Durch die Konstanz des »Materials« bleibt immer alles miteinander verbunden, weshalb die Weisen lehren, daß alles in einem und eins in allem ist (pars pro toto).

Ein anderer Ausdruck für diese Erkenntnis ist *religio*, wörtlich »Rückverbindung«. Die Religion sucht die Rückverbindung zum Urgrund, zum Ausgangspunkt, zum All-Einen, und sie findet sie, weil die Vielheit, die uns von der Einheit trennt, letztlich nur eine Illusion (Maja) ist – sie kommt nur durch das Spiel der unterschiedlichen Anordnung (Muster) des gleichen Seienden zustande. Deshalb kann nur der den Weg zurück finden, der die Illusion der unterschiedlichen Formen durchschaut. Das viele und das eine – in diesem Spannungsfeld arbeitet die Leber.

Leberkrankheiten

Der Leberkranke sollte sich folgende Fragen vorlegen:

1. In welchen Bereichen habe ich die Fähigkeit rechter Wertung und Bewertung verloren?
2. Wo kann ich nicht mehr unterscheiden zwischen dem, was für mich zuträglich ist, und dem, was für mich »giftig« ist?
3. Wo bin ich ins Übermaß, ins Zu-viel geraten, wo will ich zu viel (Größenphantasien), wo expandiere ich ins Maßlose?
4. Kümmere ich mich um den Bereich meiner »religio«, meiner *Rück-bindung* zum Urgrund, oder verbaut mir die Vielheit die *Ein-sicht?* Kommen weltanschauliche Themen in meinem Leben zu kurz?
5. Fehlt es mir an Vertrauen?

Gallenblase

Die Gallenblase sammelt die von der Leber erzeugte Galle. Doch die Galle kann ihren Weg zur Verdauung nicht finden, wenn die Gallengänge verlegt sind, wie dies häufig durch Gallensteine geschieht. Daß die Gallenflüssigkeit der Aggression entspricht, wissen wir aus der Umgangssprache.

Wir sagen: *Jemand spuckt Gift und Galle,* und der »Choleriker« ist sogar nach dieser galligen, gestauten Aggression benannt.

Es fällt auf, daß Gallensteine häufiger bei Frauen auftreten, während dazu polar bei Männern die Nierensteine häufiger sind. Gallensteine sind wiederum bei verheirateten Frauen mit Kindern signifikant häufiger als bei unverheirateten. Diese statistischen Beobachtungen können vielleicht den Nachvollzug unserer Deutung etwas erleichtern. Energie will fließen. Wird Energie am Fließen gehindert, so kommt es zum Energiestau. Findet ein Energiestau über längere Zeit keinen Abfluß, so hat die Energie die Tendenz, sich zu verfestigen. Ablagerungen und Steinbildungen im Körper sind immer Ausdruck von geronnener Energie. Gallensteine sind versteinerte Aggressionen. (Energie und Aggression sind fast identische Begriffe. Es sollte deutlich sein, daß Worte wie z. B. Aggression bei uns keine negative Wertung besitzen – wir brauchen Aggression so dringend, wie wir auch die Galle oder die Zähne brauchen!)

Die Häufigkeit der Gallensteine bei verheirateten Frauen mit Familie überrascht deshalb wenig. Diese Frauen erleben ihre Familie als eine Struktur, die sie daran zu hindern scheint, ihre Energie und Aggression nach eigenem Gesetz fließen zu lassen. Man erlebt familiäre Situationen als Zwänge, aus denen man sich nicht zu befreien traut – die Energien gerinnen und versteinern. In der Kolik wird der Patient gezwungen, all das nachzuholen, wozu er vorher nicht den Mut fand: durch starke Bewegungen und Schreien kommt viel der unterdrückten Energie wieder in Fluß. Krankheit macht ehrlich!

Die Magersucht (anorexia nervosa)

Wir wollen unser Kapitel über die Verdauung abschließen mit einer klassischen, psychosomatischen Krankheit, die ihren Charme aus der Mischung von Gefährlichkeit und Originalität bezieht. (Immerhin sterben zwanzig Prozent aller Patientinnen noch daran!): die Magersucht. Bei der Magersucht treten der Witz und die Ironie, die jede Krankheit enthält, besonders offenkundig zutage: Ein Mensch weigert sich zu essen, weil er keine Lust dazu hat, und stirbt daran, ohne jemals das Gefühl dafür entwickelt zu haben, krank zu sein. Das ist Größe! Angehörige und Ärzte solcher Patienten haben meist viel mehr Schwierigkeit, Größe zu zeigen. Sie alle sind meistens eifrig bemüht, die Magersüchtigen vom Vorteil des Essens und des Lebens zu überzeugen, und steigern dabei ihre Nächstenliebe bis zur klinischen Zwangsernährung. (Wer so viel Komik nicht genießen kann, ist ein schlechter Zuschauer beim großen Welttheater!)

Die Magersucht finden wir fast ausschließlich bei Patientinnen. Sie ist eine typisch weibliche Krankheit. Die Patientinnen, meistens in der Pubertät, fallen durch eigenartige Eßgewohnheiten bzw. »Nicht-Eßgewohnheiten« auf: Sie weigern sich, Nahrung zu sich zu nehmen, was – teils bewußt, teils unbewußt – mit dem Wunsch, schlank zu bleiben, motiviert wird.

Die strikte Weigerung, etwas zu essen, schlägt allerdings zwischendurch auch ins Gegenteil um: Wenn sie allein sind und nicht beobachtet oder gesehen werden, fangen sie an, enorme Mengen von Speisen in sich hineinzuschlingen. So leeren sie nachts den Kühlschrank und essen alles in sich hinein, was sie nur finden können. Doch sie wollen die Nahrung nicht bei sich behalten und sorgen dafür, daß sie alles wieder erbrechen. Sie erfinden alle möglichen Tricks, um ihre besorgte Umwelt über ihre Eßgewohnheiten zu täuschen. Es ist meist äußerst schwierig, sich ein zutreffendes Bild darüber zu machen, was eine Magersüchtige wirklich ißt und was sie nicht ißt, wann sie ihren Heißhunger befriedigt und wann nicht.

Wenn sie schon mal essen, bevorzugen sie Dinge, die die Bezeichnung »Nahrung« kaum verdienen: Zitronen, grüne Äpfel, saure Salate, also ausschließlich Dinge mit wenig Nährwert und Kalorien. Zusätzlich verwenden diese Patientinnen meistens noch Abführmittel, um das Wenige oder das Nichts, das sie zu sich nehmen, auch möglichst schnell und sicher wieder loszuwerden. Auch haben sie ein großes Bewegungsbedürfnis. Sie machen ausgedehnte Spaziergänge und laufen sich so den Speck, den sie nie angesetzt haben, ab, was bei dem oft sehr geschwächten Gesamtzustand der Patientinnen recht erstaunlich ist. Auffallend ist ein übergroßer Altruismus dieser Patientinnen, der sogar häufig darin gipfelt, daß sie gern und mit viel Sorgfalt für andere kochen. Für andere kochen, sie bewirten und ihnen beim Essen zusehen – das macht ihnen nichts aus, solange sie nur nicht mitessen müssen. Ansonsten haben sie einen großen Hang zur Einsamkeit und ziehen sich gern zurück. Häufig fehlt magersüchtigen Patientinnen die Menstruation, fast immer haben sie zumindest Probleme und Störungen in diesem Bereich.

Fassen wir dieses symptomatische Bild zusammen, so finden wir hier die Übersteigerung eines asketischen Ideals. Im Hintergrund steht der alte Konflikt zwischen Geist und Materie, oben und unten, Reinheit und Trieb. Nahrung baut den Körper auf und nährt somit das Reich der Formen. Das Nein der Magersüchtigen zum Essen ist ein Nein zur Körperlichkeit und zu allen Ansprüchen, die vom Körper ausgehen. Das eigentliche Ideal der Magersüchtigen geht weit über den Bereich des Essens hinaus: Das Ziel ist Reinheit und Vergeistigung. Man möchte alles Schwere und Körperliche loswerden. Man möchte der Sexualität und der Triebhaftigkeit entfliehen. Sexuelle Keuschheit und Geschlechtslosigkeit heißt das Ziel. Dafür muß man möglichst schlank bleiben, sonst entstehen am Körper Rundungen, die die Magersüchtige als Frau ausweisen würden. Doch Frau sein will man nicht.

Nicht nur vor den runden, weiblichen Formen hat man Angst, sondern ein dicker Bauch erinnert auch an die Möglichkeit, schwanger werden zu können. Der Widerstand gegen die eigene Weiblichkeit und gegen die Sexualität äußert sich deshalb auch im Fehlen der Regelblutungen. Das höchste Ideal der Magersüchtigen heißt: Entmaterialisierung. Weg von allem, was noch mit der niederen Körperlichkeit zu tun hat.

Vor dem Hintergrund eines solchen Askeseideals schätzt sich die Magersüchtige nicht als krank ein und hat überhaupt kein Verständnis für irgendwelche therapeutischen Maßnahmen, die alle nur dem Körper dienen, von dem sie ja gerade weg will. So umgeht sie gekonnt jede Zwangsernährung in den Kliniken, indem sie durch immer raffiniertere Tricks alle Nahrung unauffällig verschwinden läßt. Sie lehnt jede Hilfe ab und verfolgt verbissen ihr Ideal, durch Vergeistigung alle korporalen Bereiche hinter sich zu lassen. Der Tod wird nicht als Bedrohung empfunden – da ja gerade das Lebendige es ist, was so viel Angst auslöst. Man hat Angst vor allem, was rund, amorph, weiblich, fruchtbar, triebhaft und sexuell ist – man hat Angst vor Nähe und Wärme. Aus diesem Grunde beteiligen sich die Magersüchtigen auch nicht am gemeinsamen Essen. In der Runde zusammensitzen und gemeinsam Nahrung zu sich zu nehmen, ist in allen Kulturen ein uraltes Ritual, bei dem menschliche Nähe und Wärme entsteht. Doch gerade diese Nähe flößt der Magersüchtigen Angst ein.

Diese Angst wird gespeist aus dem Schattenbereich dieser Patientinnen, in dem die so sorgsam im bewußten Leben gemiedenen Themen mit fordernder Gier auf ihre Verwirklichung warten. Die Magersüchtigen besitzen einen riesigen Heißhunger nach dem Lebendigen, den sie aus Angst, von ihm gänzlich überrollt zu werden, mit ihrem Symptomverhalten auszurotten versuchen. Doch überfallen sie der verdrängte und bekämpfte Heißhunger und die Gefräßigkeit von Zeit zu Zeit. Und so kommt es zu dem heimlichen Freßverhalten. Schuldbewußt wird dieser »Ausrutscher« dann durch Erbrechen wieder rückgängig gemacht. So findet die Magersüchtige nicht die Mitte in ihrem Konflikt zwischen Gier und Askese, zwischen Hunger und Verzicht, zwischen Egozentrik und Hingabe. Hinter dem altruistischen Verhalten finden wir immer eine stark überzogene Egozentrik, die man im Umgang mit diesen Patientinnen sehr bald zu spüren bekommt. Man sehnt sich heimlich nach Zuwendung und erzwingt sie über den Umweg der Krankheit. Wer das Essen verweigert, hält plötzlich eine ungeahnte Macht über die Menschen in Händen, die in verzweifelter Angst glauben, einen Menschen zum Essen und zum Überleben zwingen zu müssen. Mit diesem Trick halten bereits kleine Kinder ihre Familien sicher im Griff.

Den Magersüchtigen kann man nicht durch Zwangsernährung helfen, sondern bestenfalls, indem man ihnen hilft, gegenüber sich selbst ehrlich zu werden. Die Patientin muß in sich ihre Gier, ihren Heißhunger nach Liebe und Sex, ihre Egozentrik und ihre Weiblichkeit mit all der Triebhaftigkeit und Leiblichkeit entdecken und akzeptieren lernen. Sie muß begreifen, daß man die irdischen Bereiche weder durch Bekämpfung noch durch Verdrängen überwächst, sondern allein dadurch, daß man sie integriert, lebt und dadurch transmutiert. In dieser Hinsicht könnten viele Menschen aus dem Krankheitsbild der Anorexia auch für sich eine Lehre ableiten. Nicht nur Magersüchtige tendieren dazu, mit anspruchsvoll klingender Philosophie die Angst auslösenden Ansprüche ihrer Leiblichkeit zu verdrängen, um so ein reines und vergeistigtes Leben zu führen. Sie übersehen leicht, daß Askese meistens einen Schatten wirft – und dieser Schatten heißt: Gier.

5.
Sinnesorgane

Die Sinnesorgane sind die Pforten der Wahrnehmung. Durch die Sinnesorgane sind wir mit der Außenwelt verknüpft. Sie sind die Fenster in unserer Seele, durch die wir hindurchschauen – um letztlich uns selbst zu sehen. Denn diese Außenwelt, die wir mit unseren Sinnen erfahren und an deren unumstößliche Realität wir so fest glauben, gibt es in Wirklichkeit nicht.

Versuchen wir, diese ungeheuerliche Behauptung schrittweise abzuleiten. Wie funktioniert unsere Wahrnehmung? Jeder Akt der sinnlichen Wahrnehmung läßt sich reduzieren auf eine Information, die durch Veränderung von Teilchenschwingungen zustande kommt. Wir betrachten beispielsweise einen Eisenstab und sehen seine schwarze Farbe, fühlen die Kälte des Metalls, riechen einen typischen Geruch, spüren seine Härte. Nun erhitzen wir mit einem Bunsenbrenner den Eisenstab – dabei sehen wir, wie er seine Farbe ändert und rot zu glühen beginnt, spüren die Hitze, die von ihm ausgeht, können seine neue Beweglichkeit prüfen und sehen. Was ist geschehen? Wir haben dem Eisenstab lediglich Energie zugeführt, was eine Erhöhung der Geschwindigkeit der Teilchen zur Folge hatte. Diese höhere Teilchengeschwindigkeit hat zu veränderten Wahrnehmungen geführt, die wir mit »rot«, »heiß«, »biegsam« usw. umschreiben.

Wir sehen an diesem Beispiel deutlich, daß unsere gesamte Wahrnehmung auf der Schwingung von Teilchen und deren Frequenzveränderung beruht. Teilchen gelangen an spezifische Rezeptoren unserer Wahrnehmungsorgane und erregen dort einen Reiz, der mittels chemo-elektrischer Impulse über das Nervensystem zu unserem Hirn geleitet wird und dort nun ein komplexes Bild auslöst, das wir »rot«, »heiß«, »duftend« usw. nennen. Teilchen kommen herein – komplexe Wahrnehmungsmuster heraus; dazwischen liegt die Verarbeitung. Wir glauben, daß die komplexen Bilder, die unser Bewußtsein aus den Teilcheninformationen erarbeitet, außerhalb von uns tatsächlich existent sind! Hierin liegt unser Irrtum. Draußen gibt es nur Teilchen – doch gerade sie haben wir noch niemals wahrgenommen. Zwar beruht unsere Wahrnehmung auf Teilchen – aber wir können die Teilchen nicht wahrnehmen. Wir sind in Wirklichkeit nur von unseren subjektiven Bildern umgeben. Zwar meinen wir, daß andere Menschen (gibt es sie?) das gleiche wahrnehmen, falls sie die gleichen Worte für die Wahrnehmung verwenden wie wir – und doch können zwei Menschen niemals feststellen, ob sie das gleiche sehen, wenn sie von »grün« sprechen. Wir sind immer ganz allein im Kreise unserer eigenen Bilder – doch wir unternehmen viele Anstrengungen, dieser Wahrheit nicht zu begegnen.

Die Bilder wirken ebenso echt – genauso echt wie im Traum –, allerdings nur, solange man träumt. Eines Tages wacht man aus dem Traum auf, den wir tagsüber träumen, um zu staunen, wie sich unsere für wirklich gehaltene Welt ins Nichts auflöst – Maja, Illusion, Schleier nur, der uns den Blick auf die eigentliche Wirklichkeit verhängt. Wer unserer Argumentation folgte, mag einwenden, daß zwar die Umwelt nicht in der äußeren Form existiere, wie wir sie wahrnehmen, daß aber dennoch eine Außenwelt als solche existiere, eben aus Teilchen bestehend. Doch auch das trügt. Denn auf der Ebene der Teilchen läßt sich die Grenze zwischen Ich und Nicht-Ich, zwischen Innen und Außen nicht mehr finden. Einem Teilchen sieht man nicht mehr an, ob es noch zu mir oder schon zur Umwelt gehört. Hier gibt es keine Grenze. Hier ist alles eins.

Genau das meint ja die alte esoterische Lehre »Mikrokosmos = Makrokosmos«. Dieses »ist gleich« gilt hier mit mathematischer Genauigkeit. Das Ich (Ego) ist die Illusion, die als künstliche Grenze nur im Bewußtsein existiert – solange, bis der Mensch lernt, dieses Ich zu opfern, um zu seiner Überraschung zu erfahren, daß das gefürchtete »Alleinsein« in Wirklichkeit ein »All-eins-Sein« ist. Doch der Weg zu dieser Einheit – der Ein-weihungsweg – ist lang und beschwerlich. Erst einmal sind wir durch unsere fünf Sinne an diese scheinbare Welt der Materie gebunden – wie Jesus mit fünf Wunden an das Kreuz der materiellen Welt genagelt war. Dieses Kreuz kann nur dadurch überwunden werden, daß man es auf sich nimmt und es zum Vehikel der »Wiedergeburt im Geiste« macht.

Wir sagten am Anfang dieses Kapitels, daß die Sinnesorgane die Fenster unserer Seele sind, durch die wir uns selbst betrachten. Das, was wir Umwelt oder Außenwelt nennen, sind Spiegelungen unserer Seele. Ein Spiegel ermöglicht es uns, uns selbst anzusehen und besser zu erkennen, denn er zeigt auch die Bereiche von uns, die wir ohne den Umweg der Spiegelung gar nicht sehen könnten. So ist unsere »Umwelt« das grandioseste Hilfsmittel auf dem Wege der Selbsterkenntnis. Da der Blick in diesen Spiegel nicht immer sehr erfreulich ist – denn auch unser Schatten wird in ihm sichtbar –, ist uns sehr daran gelegen, das Außen von uns abzutrennen und zu betonen, daß wir »in diesem Falle bestimmt nichts damit zu tun haben«. Allein darin liegt unsere Gefahr. Wir projizieren unser Sosein nach außen und glauben dann an die Eigenständigkeit unserer Projektion. Dann versäumen wir, die Projektion zurückzunehmen – so beginnt das Zeitalter der Sozialarbeit, in dem jeder dem anderen hilft und keiner sich selbst. Wir brauchen für unseren Weg der Bewußtwerdung die Spiegelung über das *Außen.* Doch dürfen wir nicht versäumen, die Projektionen wieder in uns zurückzunehmen, wollen wir *heil* werden. Die jüdische Mythologie erzählt uns diesen Zusammenhang im Bilde der Erschaffung des Weibes. Dem vollkommenen, androgynen Menschen Adam wird eine Seite (Luther übersetzt »Rippe«) weggenommen, und diese Seite wird zu etwas formal Eigenständigem gestaltet. Damit fehlt Adam die eine Hälfte, die er in der Projektion als Gegenüber findet. Er ist *unheil* geworden und kann nur dadurch wieder heil werden, daß er sich mit dem vereinigt, was ihm fehlt. Doch kann dies nur über den Umweg des *Außen* geschehen. Versäumt jedoch der Mensch das, was er außen wahrnimmt, auf seinem Lebensweg schrittweise wieder zu integrieren, indem er der verlockenden Illusion nachgibt, zu glauben, das Außen habe mit ihm nichts zu tun, dann beginnt das Schicksal die Wahrnehmung allmählich zu behindern.

Wahrnehmung heißt wörtlich: Die Wahrheit zur Kenntnis zu nehmen. Dies kann nur dadurch geschehen, daß man in allem, was man wahrnimmt, sich selbst erkennt. Vergißt der Mensch das, werden die Fenster unserer Seele, die Sinnesorgane, langsam trüb und undurchsichtig und zwingen so den Menschen, endgültig seine Wahrnehmung nach innen zu richten. In dem Maße, wie die Sinnesorgane *nicht mehr richtig funktionieren*, lernt der Mensch, nach innen zu schauen, nach innen zu lauschen, in sich hineinzuhören. Der Mensch wird gezwungen, sich auf sich selbst zurückzu-be-sinnen.

Es gibt Meditationstechniken, mit denen diese Rück-besinnung freiwillig geschieht: Der Meditierende verschließt mit den Fingern beider Hände seine Sinnespforten: die Ohren, die Augen und den Mund und meditiert auf die entsprechenden inneren Sinneswahrnehmungen, die bei einiger Übung sich als Geschmack, Farbe und Ton manifestieren.

Die Augen

Die Augen lassen nicht nur Eindrücke herein, sondern sie lassen auch etwas heraus: In ihnen sieht man die Gefühle und Stimmungen des Menschen. Deshalb forscht man im

Blick des anderen und versucht, ihm tief in die Augen zu schauen oder in seinen Augen zu lesen. Die Augen sind der Spiegel der Seele. Es sind ebenfalls die Augen, die in Tränen ausbrechen und so eine innere psychische Situation nach außen hin zu offenbaren. Die Irisdiagnostik benützt bis heute das Auge zwar lediglich als *Spiegel des Körpers*, jedoch ist es genausogut möglich, im Auge Charakter und Persönlichkeitsstruktur eines Menschen zu sehen. Auch *der böse Blick* oder der *magische Blick* zeigt uns, daß das Auge nicht nur ein Organ ist, das hineinläßt, sondern auch etwas Inneres nach außen entlassen kann. Aktiv werden die Augen auch dann, wenn man *ein Auge auf jemanden wirft.* Im Volksmund wird der Vorgang des Sich-Verliebens auch mit *Sich-Verschauen* bezeichnet – eine Formulierung, die bereits verrät, daß Verliebte die Realität nicht mehr klar sehen können – man verschaut sich in diesem Zustand sehr leicht, denn *Liebe macht blind* (. . . wenn das nur nicht ins Auge geht!).

Die häufigsten Störungen im Bereich der Augen sind die Kurzsichtigkeit und die Weitsichtigkeit, wobei Kurzsichtigkeit vor allem in der Jugend auftritt, und die Weitsichtigkeit eine Störung des Alters ist. Diese Verteilung ist naheliegend, denn Jugend sieht meist nur ihren eigenen engen Umkreis, und es fehlt ihr daher der Überblick und der Weitblick. Das Alter besitzt mehr Abstand und Distanz zu den Dingen. Analog zeigt auch das Gedächtnis des alten Menschen neben der Vergeßlichkeit für ganz nahe Ereignisse eine hervorragende Fähigkeit, weit Zurückliegendes mit bewundernswerter Exaktheit zu erinnern.

Kurzsichtigkeit zeigt eine zu starke Subjektivität. Der Kurzsichtige betrachtet alles durch *die eigene Brille* und fühlt sich bei jedem Thema persönlich betroffen. Man *sieht nur bis zur eigenen Nasenspitze* – und dennoch führt dieser enge Gesichtskreis nicht zur Selbsterkenntnis. Hier liegt das Problem, denn der Mensch sollte das, was er sieht, auf sich beziehen, um so sich selbst sehen zu lernen. Doch dieser Prozeß pervertiert ins Gegenteil, wenn er in der Subjektivität steckenbleibt. Konkret heißt das, daß zwar der Mensch alles auf sich bezieht, aber sich weigert, sich darin selbst zu sehen und zu erkennen. Dann führt die Subjektivität nur in eine schmollende Beleidigtheit oder andere Abwehrreaktionen, ohne daß die Projektion aufgelöst wird.

Die Kurzsichtigkeit deckt dieses Mißverständnis auf. Sie zwingt den Menschen, seinen Eigenbereich näher anzuschauen. Sie rückt den Punkt des schärfsten Sehens näher an die eigenen Augen, näher an die eigene Nasenspitze. Die Kurzsichtigkeit zeigt somit auf der Körperebene die hohe Subjektivität – sie will aber Selbsterkenntnis. Echte Selbsterkenntnis führt zwangsläufig aus der eigenen Subjektivität heraus. Wenn jemand nicht (bzw. schlecht) sehen kann, dann lautet die klärende Frage: »Was *will* er nicht sehen?« Die Antwort heißt immer: »Sich selbst.«

Wie stark die Weigerung ist, sich so zu sehen, wie man ist, kann jedermann an der Dioptrienzahl seiner Brille leicht ablesen. Die Brille ist eine Prothese und damit Betrug. Man gleicht damit eine sinnvolle Korrektur des Schicksals künstlich aus und tut dann so, als ob alles in Ordnung wäre. Dieser Betrug wird bei den Kontaktschalen noch um eine beträchtliche Stufe verstärkt, weil man die Tatsache des »Schlecht-Sehen-Könnens« auch noch vertuscht. Stellen wir uns einmal vor, man könnte über Nacht allen Menschen ihre Brillen und Kontaktlinsen nehmen – was dann geschieht! Jetzt wird das Leben auf einmal viel ehrlicher. Da kann man sofort erkennen, wie jemand die Welt und sich sieht, und – was viel wichtiger ist – die Betroffenen würden sich selbst erleben in ihrer Unfähigkeit, die Dinge so zu sehen, wie sie sind. Nur diejenige Behinderung nützt einem Menschen etwas, die er auch erlebt. Da könnte auf einmal so manchem bewußt werden, wie »unklar« sein Weltbild ist, wie »verschwommen« er alles sieht und wie eng sein Gesichtskreis ist. Vielleicht würde es dann einigen *wie Schuppen von den Augen fallen*, und sie würden beginnen, die Dinge richtiger zu sehen, denn wie will jemand, der nicht richtig sehen kann, jemals *Ein-sicht* erlangen?

Der alte Mensch sollte aufgrund seiner Lebenserfahrung Weisheit und Weitsicht entwickelt haben. Doch viele verwirklichen diesen Weitblick leider nur auf der körperlichen Ebene als Weitsichtigkeit. Farbenblindheit zeigt uns die Blindheit für die Mannigfaltigkeit und Buntheit des Lebens – davon sind Menschen betroffen, die alles grau in grau sehen und Unterschiede gerne nivellieren – mit einem Wort: ein farbloser Mensch.

Die Bindehautentzündung (Conjunktivitis) zeigt uns wie jede entzündliche Krankheit einen Konflikt. Die Bindehautentzündung führt zu Schmerzen in den Augen, die nur durch Schließen der Augen eine Erleichterung erfahren. So verschließt man die Augen vor einem Konflikt, weil man ihm nicht ins Auge schauen will.

Schielen: Wir benötigen beim Sehen *zwei* Bilder, um etwas in seiner *ganzen* Dimensionalität sehen zu können. Wer erkennt in dieser Aussage nicht bereits das ganze Polaritätsgesetz wieder? Wir brauchen immer *zwei* Sichtweisen, um die Einheit ganz begreifen zu können. Sind die Sehachsen jedoch nicht koordiniert, so schielt man, d. h., es entstehen auf der Netzhaut beider Augen zwei nicht deckungsgleiche Bilder (Doppelbild). Doch bevor wir nun zwei divergente Bilder sehen, entschließt sich das Gehirn, lieber eines der beiden Bilder ganz auszufiltern (nämlich das Bild des schielenden Auges). So wird man in Wirklichkeit *einäugig*, da das Bild des zweiten Auges nicht weitergeleitet wird. Man sieht alles flach und verliert damit die Dimensionalität.

Genauso verhält es sich mit der Polarität. Auch hier muß der Mensch die beiden Pole als *ein* Bild sehen können (z. B. Welle und Korpuskel – Freiheit und Determinismus – Gut und Böse). Schafft er dies nicht und klaffen beide Bilder auseinander, schaltet er eine Sichtweise aus (er verdrängt sie) und wird *ein-äugig*, statt *ein-sichtig*. Der schielende Mensch ist in Wirklichkeit ein *einäugiger* Mensch, da das Bild des zweiten Auges vom Gehirn unterdrückt wird, was zum Verlust der Dimensionalität und damit zu einer *ein-seitigen Weltsicht* führt.

Star: Beim »grauen Star« trübt sich die Linse und somit auch der Blick. Man sieht die Dinge nicht mehr scharf. Solange man die Dinge *scharf sieht*, besitzen sie allerdings auch *Schärfe* – d. h., sie sind auch verletzend. Löst man jedoch diese verletzende Schärfe durch Undeutlichkeit auf, so verliert die Welt ihre Gefährlichkeit der Verletzung. Unscharf sehen entspricht einer beruhigenden Distanzierung von der Umwelt – und damit auch von sich. Der »graue Star« ist wie eine Jalousie, die man herunterläßt, um nicht sehen zu müssen, was man nicht sehen will. Der graue Star legt sich wie Schuppen vor die Augen – er kann bis zur Erblindung führen.

Beim »grünen Star« (Glaukom) kommt es durch erhöhten Innendruck des Auges zum zunehmenden Ausfall des Gesichtsfeldes bis zum Röhrensehen. Man betrachtet die Welt wie durch Scheuklappen. Der Überblick geht verloren – man nimmt nur noch einen beliebigen Ausschnitt wahr. Dahinter steckt der psychische Druck der nicht geweinten Tränen (Augeninnendruck).

Die extremste Form des *Nicht-sehen-Wollens* ist die Blindheit. Blindheit wird von der Mehrzahl der Menschen wohl als der härteste Verlust im körperlichen Bereich eingestuft. Den Ausdruck: *Jemand ist mit Blindheit geschlagen*, verwenden wir im übertragenen Sinne. Dem Blinden wird die äußere Projektionsfläche endgültig entzogen und er ist dadurch gezwungen, nach innen zu sehen. Die körperliche Blindheit ist nur die letzte Manifestation der eigentlichen Blindheit, um die es geht: die Blindheit des Bewußtseins.

Vor einigen Jahren wurde in den USA durch eine neue Operationstechnik einer Anzahl von jugendlichen Blinden das Augenlicht wiedergegeben. Das Ergebnis war keinesfalls Glück und Freude, vielmehr wurde die Mehrzahl der Operierten mit dieser Veränderung nicht fertig und konnte sich in dieser Welt nicht mehr zurechtfinden. Man kann diese Erfahrung gewiß unter den verschiedensten Gesichtspunkten analysieren und zu erklären versuchen. Für unsere Art der Betrachtung ist nur die Erkenntnis wichtig, daß man durch funktionale Maßnahmen zwar Funktionen verändern, nicht aber die Probleme beseitigen kann, die sich in den Symptomen lediglich manifestieren. Erst wenn wir von der Idee lassen, jede Art der Behinderung sei eine unliebsame Störung, die man so schnell und so unauffällig wie möglich wieder beseitigen oder kompensieren muß, können wir Gewinn aus der Störung ziehen. Wir müssen uns von der Störung erst einmal in unserem gewohnten Lebenstrott stören lassen – wir müssen uns von der Behinderung erst einmal hindern lassen, so weiter zu leben, wie wir es bis jetzt taten. Dann wird Krankheit zum Weg und führt zur Heilung. Dann kann auch beispielsweise die Blindheit das wahre Sehen lehren und uns zu höherer Einsicht führen.

Die Ohren

Hören wir zuerst wieder auf einige Redewendungen und Formulierungen, in denen wir das Bild der Ohren oder das Hören in der Sprache verwenden: *Ein offenes Ohr haben – jemandem sein Ohr leihen – jemandem Gehör schenken – auf jemanden hören – ge-horchen – Ge-horsam.* Alle diese Formulierungen zeigen uns den deutlichen Bezug der Ohren zum Thema des *Herein-lassens*, des »Passiv-Seins« (lauschen) und des Gehorsams. Verglichen mit dem Hören ist das Sehen eine viel aktivere Art der Wahrnehmung. So ist es auch leichter, aktiv wegzuschauen oder die Augen zu schließen, als die Ohren zu verschließen. Die Fähigkeit zu hören ist körperlich Ausdruck des Gehorsams und der Demut. So fragen wir ein Kind, das nicht gehorcht: *Kannst du schlecht hören?* Wer schlecht hören kann, will nicht *gehorchen.* Solche Menschen *über-hören* einfach, was sie nicht hören wollen. Es zeigt eine gewisse Egozentrik, wenn man dem anderen sein Ohr nicht mehr leiht, wenn man nichts mehr hereinläßt. Es fehlt an Demut und der Bereitschaft, zu *ge-horchen.* Genauso ist es bei der sogenannten Lärmschwerhörigkeit. Nicht die Lautstärke an sich schädigt, sondern der psychische Widerstand gegen den Lärm, das »Nicht-herein-lassen-Wollen« führt zum »Nicht-herein-lassen-Können«. Die häufigen Ohrentzündungen und Ohrenschmerzen bei Kindern fallen in ihrer Häufung in das Alter, in dem die Kinder das Gehorchen lernen müssen. Von Schwerhörigkeit sind die meisten alten Menschen in einem gewissen Grade betroffen. Altersschwerhörigkeit gehört genauso wie schlechtes Sehen, Steifheit und Unbeweglichkeit zu den somatischen Alterssymptomen, die alle Ausdruck sind von der Tendenz des Menschen, im Alter immer unbeugsamer und unnachgiebiger zu werden. Der alte Mensch verliert meist die Anpassungsfähigkeit und Flexibilität und ist immer weniger bereit zu gehorchen. Die skizzierte Entwicklung ist zwar für das Alter typisch, aber nicht notwendig. Das Alter überzeichnet lediglich die noch nicht gelösten Probleme und macht im selben Maße ehrlich wie die Krankheit.

Hörsturz nennt man eine plötzlich auftretende, meist einseitige, hochgradige Innenohrschwerhörigkeit bis Taubheit (spätere Ertaubung des zweiten Ohres möglich). Um den Hörsturz deuten zu können, ist es wichtig, die aktuelle Lebenssituation, in der er auftritt, genau zu betrachten. Der Hörsturz ist die Aufforderung, nach innen zu horchen und der inneren Stimme zu gehorchen. Taub wird nur der, der für seine innere Stimme schon lange taub ist.

Augenkrankheiten

Wer Probleme mit den Augen bzw. mit dem Sehen hat, sollte als erstes seine Brille (bzw. Kontaktlinsen) für einen Tag ablegen und die dadurch geschaffene, ehrliche Lebenssituation bewußt erleben. Fertigen Sie nach diesem Tag ein Protokoll an, in dem Sie sich Rechenschaft ablegen über die Art, wie Sie die Welt sahen und erlebten, was Sie tun und was Sie nicht tun konnten, woran Sie gehindert waren, wie Sie mit der Umwelt zurechtkamen usw. Ein solches Protokoll sollte genug Stoff liefern, um ihre Art, die Welt - und sich - zu sehen, besser kennenzulernen. Grundsätzlich sollte man auch noch folgenden Fragen nachgehen:

1. Was will ich nicht sehen?
2. Verbaut meine Subjektivität meine Selbsterkenntnis?
3. Versäume ich, im Geschehen mich selbst zu erkennen?
4. Benutze ich das Sehen zu größerer Einsicht?
5. Habe ich Angst davor, die Dinge in ihrer Schärfe zu sehen?
6. Kann ich es überhaupt ertragen, die Dinge so zu sehen, wie sie sind?
7. Vor welchem Bereich meines *So-seins* schaue ich gerne weg?

Ohrenkrankheiten

Wer Probleme mit den Ohren bzw. mit dem Hören hat, stellt sich am besten diese Fragen:

1. Warum bin ich nicht bereit, jemandem mein Ohr zu leihen?
2. Wem oder was will ich nicht gehorchen?
3. Sind die beiden Pole Egozentrik und Demut bei mir im Gleichgewicht?

6.
Kopfschmerzen

Kopfschmerzen sind erst seit einigen Jahrhunderten bekannt, in früheren Kulturepochen kannte man sie noch nicht. Besonders in den Zivilisationsländern nahmen die Kopfschmerzen zu, wo zwanzig Prozent der »Gesunden« angeben, unter Kopfschmerzen zu leiden. Die Statistik weiß, daß Frauen etwas häufiger betroffen und die »oberen Schichten« bei diesem Symptom »überrepräsentiert« sind. All dies erstaunt wenig, wenn wir einmal versuchen, uns über die Symbolik des Kopfes ein wenig *den Kopf zu zerbrechen.* Der Kopf besitzt eine ganz deutliche Polarität zum Leib. Er ist die oberste Instanz unserer körperlichen Institution. Mit ihm *be-haupten* wir uns. Der Kopf repräsentiert das *oben*, wie der Leib das *unten* ausdrückt.

Den Kopf betrachten wir als den Ort, wo Verstand, Vernunft und Denken beheimatet sind. Wer *kopflos* handelt, handelt unvernünftig. Man kann jemandem den *Kopf verdrehen*, soll dann aber nicht mehr damit rechnen, daß dieser *einen kühlen Kopf behält.* So irrationale Gefühle wie »Liebe« gefährden natürlich den Kopf besonders – die meisten Menschen verlieren ihn sogar dabei (... wenn nicht, dann tut es im Kopf sehr weh!). Es gibt allerdings auch ein paar besonders *dickköpfige* Zeitgenossen, die niemals in Gefahr schweben, *ihren Kopf zu verlieren*, selbst dann nicht, wenn sie *mit ihrem Kopf durch die Wand gehen.* Einige Beobachter mutmaßen, daß diese erstaunliche Unverletzlichkeit durch ein *Brett vor dem Kopf* erklärt werden könnte – doch ist dies wissenschaftlich keineswegs abgesichert.

Der Spannungskopfschmerz ist ein subakut beginnender, diffuser Kopfschmerz, meist drückender Art, der sich über Stunden, Tage und Wochen hinziehen kann. Der Schmerz entsteht dabei wahrscheinlich durch einen zu hohen Spannungszustand der Gefäße. Meist findet man beim Spannungskopfschmerz synchron eine starke Verspannung der Kopfmuskulatur, sowie der Muskeln im Bereich der Schultern, des Nackens und der Halswirbelsäule. Häufig tritt der Spannungskopfschmerz in Lebenssituationen auf, in denen der Mensch unter starkem Leistungsdruck steht oder in kritischen Aufstiegssituationen, die ihn zu überfordern drohen.

Es ist der »Weg nach oben«, der leicht zur Überbetonung des oberen Poles, des Kopfes, führt. Hinter dem Kopfschmerz finden wir häufig einen Menschen mit großem Ehrgeiz und Perfektionsanspruch, der versucht, seinen Willen durchzusetzen *(mit dem Kopf durch die Wand gehen).* Zu leicht *steigen* in solchen Fällen Ehrgeiz und Machtsucht *in den Kopf,* denn wer einseitig nur dem Kopfbereich Beachtung schenkt, wer nur das Rationale, Vernünftige und Verstandesmäßige akzeptiert und lebt, verliert bald seinen »unteren Polbezug« und damit seine Wurzeln, die allein ihm im Leben Halt geben können. Er wird *kopflastig.* Doch die Ansprüche des Leibes und seine meist unbewußten Funktionen sind entwicklungsgeschichtlich älter als die Fähigkeit des vernünftigen Denkens, die mit der Entwicklung der Großhirnrinde eine recht späte Errungenschaft des Menschen darstellt.

Der Mensch besitzt zwei Zentren: Herz und Hirn – Fühlen und Denken. Der Mensch unserer Zeit und unserer Kultur hat die Hirnkräfte in einem besonderen Maße entwickelt und schwebt daher in ständiger Gefahr, sein zweites Zentrum, das Herz, zu vernachlässigen. Deshalb nun gleich das Denken, die Vernunft und den Kopf zu verteufeln, ist aber ebenfalls keine Lösung. Keines von beiden ist besser oder schlechter. Der Mensch darf sich nicht entscheiden für das eine und gegen das andere – er muß das Gleichgewicht anstreben.

Die »Bauchlastigen« sind genauso unheil wie die Kopflastigen. Doch unsere Kultur hat den Kopfpol so stark gefördert und entwickelt, daß wir meistens eher ein Defizit im unteren Pol haben.

Dazu kommt als weiteres Problem die Frage, *wozu* wir unsere Verstandestätigkeit einsetzen. In der Mehrzahl setzen wir unsere rationalen Denkfunktionen zur Absicherung unseres Ichs ein. Über das kausale Denkmuster versuchen wir, uns gegen das Schicksal immer besser abzusichern, um unsere Egodominanz auszubauen. Ein solches Unternehmen ist letztlich immer zum Scheitern verurteilt. Es führt, wie der Turmbau zu Babel, bestenfalls in die Verwirrung. Der Kopf darf sich nicht selbständig machen und versuchen, den Weg ohne den Leib, ohne das Herz zu gehen. Wenn das Denken sich von *unten* abtrennt, löst es sich von den Wurzeln. Das funktionale Denken der Wissenschaft ist beispielsweise ein wurzelloses Denken – ihm fehlt die Rückverbindung zum Urgrund – die religio. Der Mensch, der nur seinem Kopf folgt, erklimmt schwindelnde Höhen, ohne im Unten verankert zu sein – da ist es kein Wunder, wenn es jemand *im Kopf schwirrt.* Der Kopf schlägt Alarm.

Der Kopf reagiert von allen Organen am schnellsten mit Schmerz. In allen anderen Organen müssen erst viel tiefergehende Veränderungen ablaufen, bis Schmerz entsteht. Der Kopf ist unser sensibelster Warner. Sein Schmerz zeigt, daß unser Denken falsch ist, daß wir unser Denken falsch einsetzen, daß wir bedenkliche Ziele verfolgen. Er schlägt Alarm, wenn wir uns den Kopf zerbrechen mit fruchtlosen Grübeleien nach allen nur »erdenklichen« Sicherheiten, die es doch nicht gibt. Der Mensch kann innerhalb seiner materiellen Existenzform nichts absichern – mit jedem Versuch, den er unternimmt, macht er sich in Wirklichkeit nur lächerlich.

Der Mensch zerbricht sich immer über absolut Unwichtiges seinen Kopf – bis ihm *der Schädel brummt.* Spannung löst man durch Entspannung, doch das ist nur ein anderes Wort für *loslassen.* Wenn der Kopf mit Schmerz Alarm schlägt, ist es höchste Zeit, loszulassen von der Engstirnigkeit des »Ich-will«, von allem Ehrgeiz, der einen nach oben treibt, von aller Dickköpfigkeit und aller Verbohrtheit. Es ist dann höchste Zeit, seinen Blick nach unten zu lenken und sich auf seine Wurzeln zu besinnen. Nicht zu helfen ist denen, die diesen warnenden Alarm mit Schmerztabletten über Jahre überbrücken – sie *riskieren Kopf und Kragen.*

Migräne

»Bei der Migräne (Hemikranie) handelt es sich um einen anfallsweise auftretenden, meist halbseitigen Kopfschmerz, der mit Sehstörungen (Lichtempfindlichkeit, Flimmerskottom), Magen-, Darmbeteiligung wie Erbrechen und Durchfall einhergehen kann. Dieser gewöhnlich mehrere Stunden dauernde Anfall ist eingebettet in eine depressiv und reizbar getönte Stimmung. Auf dem Höhepunkt des Migräneanfalls besteht der dringende Wunsch, allein zu sein und sich in ein dunkles Zimmer oder ins Bett zurückzuziehen« (Bräutigam). Im Gegensatz zu den Spannungskopfschmerzen kommt es bei der Migräne nach einleitenden Spasmen zu einer zu starken Erweiterung der Hirngefäße. Das griechische Fremdwort für Migräne, *Hemikranie* (*kranion* = Schädel), heißt wörtlich *Halbköpfigkeit* und weist uns sehr direkt auf die Einseitigkeit des Denkens hin, das wir beim Migränepatienten in ganz ähnlicher Form vorfinden wie bei den Spannungskopfschmerzen.

Alles in diesem Zusammenhang Gesagte behält auch bei der Migräne seine Gültigkeit, wird jedoch durch einen wesentlichen Punkt modifiziert. Versucht der Patient mit Spannungskopfschmerzen seinen Kopf von seinem Leib zu trennen, so verlagert der Migränepatient ein Leibthema in den Kopf und versucht, es hier zu leben. Dieses Thema ist die Sexualität. Migräne ist immer eine in den Kopf geschobene Sexualität. Der Kopf wird zum Unterleib umfunktioniert. Diese Verschiebung ist gar nicht so abwegig, da der Genitalbereich und der Kopf in einem analogen Zusammenhang zueinander stehen. Es sind die beiden Körperteile, welche alle Körperöffnungen des Menschen beherbergen.

Die Körperöffnungen spielen in der Sexualität eine übergeordnete Rolle (Liebe = Hereinlassen - dies kann man auf der Körperebene nur dort verwirklichen, wo der Körper sich öffnen kann!). Der Volksmund bringt seit jeher den Mund der Frau mit ihrer Scheide (z. B. trockene Lippen!) und die Nase des Mannes mit seinem Glied in Zusammenhang und versucht, von dem einen auf das andere zu schließen. Auch beim Oralverkehr wird der Bezug und die »Austauschbarkeit« von Unterleib und Kopf überdeutlich. Unterleib und Kopf sind Polaritäten, und hinter ihrer Gegensätzlichkeit steht ihre Gemeinsamkeit - wie oben, so unten. Wie häufig der Kopf als Ersatz für den Unterleib eingesetzt wird, sehen wir deutlich am Erröten. In peinlichen Situationen, die fast immer einen mehr oder weniger hintergründigen sexuellen Charakter haben, schießt uns das Blut in den Kopf und läßt ihn rot werden. Hierbei wird oben das verwirklicht, was eigentlich unten geschehen sollte, denn bei sexueller Erregung strömt das Blut normalerweise in den Genitalbereich, und die Geschlechtsorgane schwellen an und werden rot. Die gleiche Verschiebung vom Genitalbereich in den Kopf finden wir bei der Impotenz. Je mehr ein Mann beim Geschlechtsverkehr mit seinen Gedanken *im Kopf* ist, um so sicherer fehlt ihm die Potenz im Unterleib, was fatale Folgen hat. Die gleiche Verschiebung benützen sexuell unbefriedigte Menschen, wenn sie als Ersatz immer mehr essen. Viele versuchen, ihren *Liebes-hunger* über den Mund zu stillen - und werden nie satt. All diese Hinweise sollten genügen, um die Analogie zwischen Unterleib und Kopf bewußt zu machen. Der Migränepatient (häufiger sind es Patientinnen) hat immer Probleme mit der Sexualität.

Es gibt, wie schon mehrmals in anderem Zusammenhang betont, grundsätzlich zwei Möglichkeiten, mit einem Problembereich umzugehen: Man kann diesen Bereich entweder wegschieben und verdrängen (abklemmen) oder aber demonstrativ überkompensieren. Beides sieht äußerlich zwar sehr unterschiedlich aus, sind aber nur die polaren Ausdrucksmöglichkeiten der gleichen Schwierigkeit. Wenn man Angst hat, kann man zittern oder wild um sich schlagen – beides ist Ausdruck von Schwäche. So finden wir auch bei den Migränepatienten sowohl Menschen, welche ihre Sexualität total aus ihrem Lebensbereich verbannt haben (»... mit so was habe ich nichts zu tun«) als auch solche, die versuchen, ihren »ach, so lockeren Umgang mit Sexualität« zur Schau zu stellen. Beiden gemeinsam ist: Sie haben mit ihrer Sexualität ein Problem. Gesteht man sich dieses Problem nicht ein, entweder, weil man mit Sex ja sowieso nichts zu tun hat, oder aber, weil man mit Sex, wie ja wohl jedermann sehen kann, überhaupt kein Problem hat, so schiebt sich das Problem in den Kopf und meldet sich als Migräne wieder. Hier kann man nun das Problem *auf höherer Ebene* bearbeiten.

Der Migräneanfall ist ein Orgasmus im Kopf. Der Ablauf ist identisch, lediglich der Ort liegt höher. So wie bei sexueller Erregung das Blut in den Genitalbereich fließt und die Spannung im Höhepunkt in die Entspannung umschlägt, verläuft auch die Migräne: Blut strömt in den Kopf, es entsteht ein Druckgefühl, die Spannung steigert sich und schlägt um in die Entspannungsphase (Dilatation der Gefäße). Alle *Reize* können Migräneanfälle auslösen: Licht, Lärm, Zug, Wetter, Aufregung usw. Ein charakteristischer Zug der Migräne ist es auch, daß der Kranke nach dem Anfall eine Zeitlang ein ausgeprägtes Gefühl des

Wohlbefindens genießt. Auf dem Höhepunkt des Anfalls möchte der Patient am liebsten in einem dunklen Zimmer und im Bett sein – jedoch allein.

All dies zeigt die sexuelle Thematik wie auch die Angst, dieses Thema mit einem anderen Menschen auf der adäquaten Ebene zu bearbeiten. Bereits 1934 beschrieb E. Gutheil in einer psychoanalytischen Zeitschrift einen Kranken, dessen Migräneanfälle nach sexuellem Orgasmus abbrachen. Manchmal hatte der Patient mehrere Orgasmen, bevor Entspannung eintrat und der Anfall endete. In unsere Betrachtung paßt auch die Beobachtung, daß unter den Begleitsymptomen der Migränepatienten Verdauungsstörungen und Verstopfung an erster Stelle rangieren: Man ist unten zu. Man will von den unbewußten Inhalten (Kot) nichts sehen und zieht sich deshalb nach oben zu den bewußten Gedanken zurück – bis *der Schädel brummt.* Ehepartner benützen ihre Migräne (womit häufig auch nur ein normaler Kopfschmerz bezeichnet wird) auch dazu, dem Geschlechtsverkehr aus dem Wege zu gehen.

Fassen wir zusammen, so finden wir beim Migränepatienten den Konflikt zwischen Trieb und Denken, zwischen Unten und Oben, zwischen Unterleib und Kopf, was zu dem Versuch führt, den Kopf als Ausweichebene und Übungsplatz zu benützen, um dort die Probleme zu lösen, die nur auf einer ganz anderen Ebene (Körper, Sex, Aggression) ausgedrückt und gelöst werden können. Schon Freud bezeichnete das Denken als ein Probehandeln. Das Denken erscheint dem Menschen ungefährlicher und unverbindlicher als das Handeln. Doch das Denken darf das Handeln nicht ersetzen, sondern das eine muß vom anderen getragen werden. Der Mensch hat einen Körper bekommen, um sich mit Hilfe dieses Instrumentes zu verwirklichen (wirklich zu werden). Nur durch Verwirklichung bleiben die Energien im Fluß. So ist es auch kein Zufall, daß Begriffe wie *ver-stehen* und *be-greifen* sehr körperliche Bilder beschreiben. Der Verstand und das Begriffsvermögen des Menschen wurzeln im Gebrauch der Füße, der Hände, also des Körpers. Wird dieses Zusammenspiel getrennt, so kommt es zur immer dichter werdenden Stauung der Energie, die sich in verschiedenen Symptomgruppen als Krankheit manifestiert. Folgende Übersicht mag dies veranschaulichen:

Eskalationsstufen blockierter Energie:

1. Wird Aktivität (Sex, Aggression) im *Denken* blockiert, führt dies zu Kopfschmerzen.

2. Wird die Aktivität auf der Ebene des *Vegetativums*, d. h. auf der körperlichen Funktionsebene blockiert, führt dies zu Bluthochdruck und dem Symptombild der vegetativen Dystonie.

3. Wird die Aktivität auf der *nervalen* Ebene blockiert, führt dies zu Krankheitsbildern wie beispielsweise Multipler Sklerose.

4. Wird die Aktivität im *muskulären* Bereich gehemmt, finden wir die Krankheitsbilder des Bewegungssystems, z. B. Rheuma, Gicht.

Diese Phaseneinteilung entspricht den verschiedenen Phasen einer verwirklichten Handlung. Sei es ein Faustschlag oder ein Geschlechtsverkehr, alle Aktivitäten beginnen in der Vorstellungsphase (1), in der man die Aktivität gedanklich vorbereitet. Dies führt zur vegetativen Vorbereitung (2) des Körpers, wie stärkere Durchblutung bestimmter benötigter Organe, erhöhtem Puls usw. Schließlich wird die Vorstellung unter der innervierenden Beteiligung der Nerven (3) durch die Muskeln (4) in Handlung umgesetzt. Immer dann, wenn jedoch eine Vorstellung sich nicht bis in die Tat umsetzt, wird zwangsläufig die Energie in einem der vier Bereiche (Denken – Vegetativum – Nerven – Muskeln) geblockt und führt hier mit der Zeit zu entsprechenden Symptomen.

Der Migränepatient steht am Anfang dieser Skala – er blockiert seine Sexualität im Vorstellungsbereich. Er sollte lernen, sein Problem dort zu sehen, wo es ist, um dann das, was ihm *zu Kopf gestiegen* ist, dorthin zurückzuleiten, wo es erst einmal hingehört - nach unten. Entwicklung beginnt immer unten, und der Weg nach oben ist langwierig und mühsam - wenn man ihn ehrlich geht.

Kopfschmerzen

Bei Kopfschmerzen und Migräne sollte man sich folgende Fragen stellen:

1. Worüber zerbreche ich mir den Kopf?
2. Stehen bei mir oben und unten noch in einer lebendigen Wechselwirkung?
3. Versuche ich zu angestrengt, nach oben zu kommen? (Ehrgeiz)
4. Bin ich dickköpfig und versuche ich, mit dem Kopf durch die Wand zu gehen?
5. Versuche ich, durch das Denken das Handeln zu ersetzen?
6. Bin ich ehrlich gegenüber meiner sexuellen Problematik?
7. Warum schiebe ich den Orgasmus in den Kopf?

7.
Die Haut

Die Haut ist das größte Organ des Menschen. Sie erfüllt vielfältige Funktionen, von denen die wichtigsten folgende sind:

1. Abgrenzung und Schutz
2. Berührungs- und Kontaktorgan
3. Ausdrucks- und Darstellungsorgan
4. Sexualorgan
5. Atmung
6. Ausscheidung (Schweiß)
7. Wärmeregulation

All diese vielfältigen Funktionen der Haut zeigen dennoch ein gemeinsames Thema, das zwischen den beiden Polen Abgrenzung und Kontakt schwingt. Wir erleben die Haut als unsere äußere materielle Grenze und stehen gleichzeitig über die Haut in Verbindung mit dem Außen, berühren mit ihr unsere Umwelt. In der Haut zeigen wir uns der Welt – und wir können *nicht aus unserer Haut heraus.* Sie spiegelt unser Sosein nach außen und dies in zweifacher Weise. Erstens ist die Haut eine Reflexionsfläche aller inneren Organe. Jede Störung eines unserer inneren Organe wird auf die Haut projiziert, und jede Reizung eines entsprechenden Hautareals wird nach innen zum Organ weitergeleitet. Auf diesem Zusammenhang beruhen alle Reflexzonentherapien, die von der Naturheilkunde seit langen Zeiten angewandt werden, von denen jedoch der Schulmedizin nur einige wenige geläufig sind (z. B. Headsche Zonen). Zu nennen wäre vor allem die Fußreflexzonenmassage, die Behandlung der Rückenzonen durch Schröpfen, die Nasenreflexzonentherapie, Ohrakupunktur und vieles mehr.

Der geübte Praktiker sieht und tastet an der Haut den

Zustand der Organe und behandelt diese ebenfalls an ihren Projektionsstellen auf der Haut.

Was immer auf der Haut geschieht, eine Rötung, eine Schwellung, eine Entzündung, ein Pickel, ein Abszeß – der Ort dieses Geschehens ist nicht zufällig, sondern weist auf einen entsprechenden inneren Vorgang hin. Früher gab es ausgefeilte Systeme, die beispielsweise aus der Lage von Leberflecken den Charakter des Menschen zu deuten versuchten. Das Zeitalter der Aufklärung hat solch »offensichtlichen Unsinn« als Aberglauben über Bord geworfen – doch langsam nähern wir uns wieder dem Verständnis dieser Dinge. Ist es denn wirklich so schwer zu verstehen, daß hinter allem Gewordenen ein unsichtbares Muster steht, das sich im materiellen Bereich lediglich *aus-drückt*? Alles Sichtbare ist nur ein Gleichnis für das Unsichtbare, so wie ein Kunstwerk sichtbarer Ausdruck der unsichtbaren Idee des Künstlers ist. Vom Sichtbaren können wir auf das Unsichtbare schließen. Das tun wir im Alltag ständig. Wir betreten ein Wohnzimmer und schließen aus dem Sichtbaren auf den Geschmack dessen, der es bewohnt. Den gleichen Geschmack hätten wir aber auch in dessen Kleiderschrank diagnostizieren können. Es ist gleichgültig, wohin man schaut – hat jemand beispielsweise einen schlechten Geschmack, wird dieser sich überall zeigen.

Deshalb zeigt sich die gesamte Information immer überall. In jedem Teil finden wir das Ganze (pars pro toto nannten die Römer diesen Zusammenhang). Deshalb ist es auch gleichgültig, welchen Teil des Körpers man bei einem Menschen betrachtet. Überall kann man das gleiche Muster erkennen, das Muster, das dieser bestimmte Mensch repräsentiert. Man findet dieses Muster im Auge (Irisdiagnostik), im Ohr (Französische Ohrakupunktur), im Rükken, in den Füßen, in den Meridianpunkten (Terminalpunktdiagnostik), in jedem Blutstropfen (Kristallisationstest, Kapillardynamolyse, holistische Blutdiagnostik), in jeder Zelle (Humangenetik), in der Hand (Chirologie), im

Gesicht und Körperbau (Physiognomie), auf der Haut (unser Thema!).

Dieses Buch lehrt, über die Krankheitssymptome den Menschen zu erkennen. Es ist gleichgültig, wohin man schaut – wenn man schauen kann. Die Wahrheit liegt überall. Würden es die Spezialisten schaffen, von dem (völlig fruchtlosen) Versuch, die Kausalität des von ihnen entdeckten Zusammenhangs beweisen zu wollen, zu lassen, dann könnten sie schlagartig sehen, daß alles mit allem in einem analogen Zusammenhang steht – wie oben, so unten, wie innen, so außen.

Doch die Haut zeigt nicht nur außen unseren inneren organischen Zustand, sondern an und in ihr zeigen sich auch unsere gesamten psychischen Abläufe und Reaktionen. Einiges davon zeigt sich so deutlich, daß es jeder bemerken kann: Man wird rot vor Scham und blaß vor Schreck, man schwitzt vor Angst oder Aufregung, die Haare sträuben sich vor Entsetzen oder wir bekommen eine Gänsehaut. Äußerlich unsichtbar, aber mit entsprechenden elektronischen Geräten meßbar ist die elektrische Leitfähigkeit der Haut. Die ersten Experimente und Messungen dieser Art gehen auf C. G. Jung zurück, der mit seinen »Assoziationsexperimenten« diesem Zusammenhang nachging. Heute ist es dank moderner Elektronik möglich, die ständigen feinen Veränderungen in der elektrischen Leitfähigkeit der Haut so zu verstärken und darzustellen, daß man sich allein mit der Haut eines Menschen »unterhalten« kann, denn jedes Wort, jedes Thema, jede Frage beantwortet die Haut durch eine sofortige feine Veränderung in ihrem elektrischen Geschehen (PGR bzw. ESR genannt).

All dies bestätigt uns, daß die Haut eine große Projektionsfläche ist, auf der sowohl somatische als auch psychische Abläufe und Vorgänge ständig sichtbar werden. Wenn die Haut aber schon so viel von unserem Inneren nach außen zeigt, dann liegt der Gedanke nicht fern, sie nicht nur besonders zu pflegen, sondern sogar ihr Aussehen zu manipulieren. Dieses betrügerische Unternehmen nennt man Kosmetik, und man ist gern bereit, stattliche Summen in diese Täuschungskunst zu investieren. Es ist nicht die Absicht dieser Zeilen, wild auf die kosmetischen Verschönerungskünste zu schimpfen, aber wir wollen uns einmal anschauen, was für ein menschliches Bestreben hinter der uralten Tradition der Körperbemalung steht. Wenn die Haut äußerer Ausdruck des Inneren ist, so ist zwangsläufig jeder Versuch, diesen Ausdruck künstlich zu verändern, ein Akt der Unehrlichkeit. Man versucht, etwas zu vertuschen bzw. etwas anderes vorzutäuschen. Man täuscht außen etwas vor, was innen gar nicht da ist. Es wird eine falsche Fassade aufgebaut, und die Übereinstimmung von Inhalt und Form geht verloren. Es ist der Unterschied zwischen »Schön sein« und »Schön aussehen« bzw. zwischen Sein und Schein. Dieser Versuch, der Welt eine falsche Maske zu zeigen, beginnt beim Make-up und endet in grotesker Weise bei der Schönheitsoperation. Man läßt sein Gesicht liften – eigenartig, daß die Menschen so wenig Angst davor haben, ihr Gesicht zu verlieren!

Hinter all diesen Versuchen, ein anderer zu werden, als man ist, steht das Problem, daß der Mensch niemanden so wenig mag wie sich selbst! Sich selbst zu lieben, ist eine der schwierigsten Aufgaben. Jeder, der glaubt, er würde sich mögen und lieben, verwechselt mit Sicherheit »sich selbst« mit seinem kleinen Ego. Meist glaubt nur der, sich zu mögen, der sich noch gar nicht kennt. Weil wir uns als Ganzes, einschließlich unseres Schattens, nicht mögen, versuchen wir ständig, unser äußeres Bild zu verändern und zu gestalten. Doch es bleibt »Kosmetik«, solange nicht der innere Mensch, d. h. das Bewußtsein sich verändert. (Damit wollen wir jedoch grundsätzlich nicht die Möglichkeit in Abrede stellen, daß man auch durch formale Veränderungen einen nach innen zielenden Prozeß einleiten kann, wie dies beispielsweise bei Hatha Yoga, Bioenergetik und ähnlichen Methoden praktiziert wird. Diese Methoden unterscheiden sich jedoch von der Kosmetik durch die Bewußtheit des Zieles!) Schon beim flüchtigen Kontakt erzählt uns die Haut eines Menschen einiges über seine Psyche. Unter einer sehr empfindlichen Haut steckt auch eine sehr empfindliche Seele *(eine dünne Haut haben)*, während eine widerstandsfähige, feste Haut eher auf ein *dickes Fell* schließen läßt; die schwitzende Haut zeigt uns die Unsicherheit und Angst unseres Gegenübers, die errötende Haut die Erregung. Mit der Haut berühren wir uns und treten in Kontakt miteinander. Sei es ein Faustschlag oder ein zärtliches Streicheln – es ist immer die Haut, welche den Kontakt herstellt. Die Haut kann im Krankheitsgeschehen von innen (Entzündung, Ausschlag, Abszeß) oder von außen (Verletzung, Operation) durchbrochen werden. In beiden Fällen wird unsere Grenze in Frage gestellt. Man kommt eben nicht immer mit heiler Haut davon.

Hautausschläge

Beim Hautausschlag durchbricht etwas die Grenze, will etwas nach außen. Am einfachsten kann man diesen Gedanken am Beispiel der sogenannten »Pubertätsakne« nachvollziehen. In der Pubertät bricht die Sexualität im Menschen durch, wird aber meist gleichzeitig in ihrem Anspruch angstvoll zurückgedrängt. Die Pubertät ist überhaupt ein gutes Beispiel für eine Konfliktsituation. In eine Phase scheinbarer Ruhe bricht plötzlich aus unbewußten Tiefen ein neuer Anspruch hervor und versucht mit aller Gewalt, sich im Bewußtsein und Leben eines Menschen Raum zu verschaffen. Doch das Neue, das da andrängt, ist unbekannt und ungewohnt und flößt Angst ein. Man möchte es am liebsten wieder aus der Welt schaffen und zurückkehren in den gewohnten Zustand davor. Doch das geht nicht mehr. Man kann eine Bewegung nicht ungeschehen machen.

So steht man inmitten des Konfliktes. Der Reiz des Neuen und die Angst vor dem Neuen zerren fast gleich stark. Jeder Konflikt verläuft nach diesem Muster, lediglich das Thema ändert sich. In der Pubertät heißt das Thema Sexualität, Liebe, Partnerschaft. Die Sehnsucht nach dem gegenpolaren Du erwacht. Man möchte in Kontakt kommen mit dem, was einem fehlt – und traut sich doch nicht. Sexuelle Phantasien tauchen auf – und man schämt sich ihrer. Daß ein solcher Konflikt als Entzündung auf der Haut sichtbar wird, ist wohl einleuchtend. Ist doch die Haut die Grenze des Ich, die man überwinden muß, um das Du zu finden. Gleichzeitig ist die Haut das Organ, mit dem man Kontakt finden kann, das andere berühren und streicheln können. In der eigenen Haut muß man dem anderen auch gefallen, um geliebt zu werden.

An diesem *heißen* Thema entzündet sich die Haut des Pubertierenden und zeigt dadurch sowohl, daß etwas die bisherigen Grenzen sprengen möchte, daß eine neue Energie durchbrechen möchte, als auch den Versuch, das Neue nicht durchbrechen zu lassen, die Angst vor dem neu erwachten Trieb. Über die Akne schützt man sich selbst, weil sie jede Begegnung erschwert und Sexualität verhindert. Es entsteht ein Teufelskreis: Die nicht gelebte Sexualität manifestiert sich als Akne auf der Haut – die Akne verhindert den Sex. Der verdrängte Wunsch zu reizen verwandelt sich in gereizte Haut. Wie eng die Verbindung von Sex und Akne ist, wird an den Orten ihres Auftretens deutlich. Akne zeigt sich ausschließlich auf dem Gesicht und bei Mädchen noch auf dem Dekolleté (manchmal ist auch der Rücken befallen). Die übrigen Hautpartien werden von der Akne nicht befallen, da sie dort keinen Zweck erfüllen würde. Die Scham über die eigene Sexualität verschiebt sich zur Scham über die Pickel.

Viele Ärzte verschreiben zur Behandlung der Akne mit gutem Erfolg die Pille. Der symbolische Hintergrund dieser *Wirkung* ist offensichtlich: Die Pille täuscht im Körper eine Schwangerschaft vor, gleichzeitig aber auch, daß »es« schon geschehen wäre – die Akne verschwindet, denn sie braucht nun nichts mehr zu verhindern. Durch Sonnenbaden und Aufenthalt am Meer geht Akne meistens stark zurück, während sie immer stärker wird, je mehr man den Körper verhüllt. Kleidung als *zweite Haut* unterstreicht ja die Abgrenzung und die Unberührbarkeit, während das Ausziehen schon der erste Schritt des *Sich-Öffnens* ist und die Sonne in ungefährlicher Weise die ersehnte und gefürchtete Wärme eines anderen Körpers ersetzt. Daß letztlich gelebte Sexualität das beste Heilmittel gegen Akne ist, ist jedem bekannt.

Alles, was über die Pubertätsakne gesagt wurde, gilt in großen Zügen für fast alle Hautausschläge. Immer zeigt ein Ausschlag, daß etwas bisher Zurückgehaltenes (Verdrängtes) die Grenze der Unterdrückung durchbrechen möchte, um an die Sichtbarkeit (= Bewußtheit) zu kommen. Im Ausschlag *zeigt sich etwas*, was bisher noch nicht sichtbar war. Das macht wohl auch verständlich, warum fast alle Kinderkrankheiten, wie Masern, Scharlach, Röteln, sich über die Haut äußern. Bei jeder Kinderkrankheit bricht etwas Neues im Leben des Kindes durch, weswegen jede Kinderkrankheit einen meist gewaltigen Entwicklungsschritt mit sich bringt. Je stärker die Hauteffloreszenz ist, um so schneller ist der Verlauf einer Kinderkrankheit – der Durchbruch gelingt. Der Milchschorf bei Babys ist die Antwort auf Mütter, die ihre Kinder zu wenig berühren bzw. emotional vernachlässigen. Der Milchschorf ist sichtbarer Ausdruck dieser unsichtbaren Mauer und der Versuch, die Isolation zu durchbrechen. Das Ekzem wird von den Müttern häufig benützt, um ihre innere Abneigung gegen das Kind kausal zu rechtfertigen. Meist handelt es sich um besonders »ästhetische« Mütter, die selbst sehr großen Wert auf reine Haut legen.

Eine der häufigsten Dermatosen ist die Psoriasis, auch »Schuppenflechte« genannt. Sie äußert sich in scharf begrenzten, scheiben- bis flächenförmigen, entzündlichen Krankheitsherden, die mit silbrig-weißen Schuppen bedeckt sind. Die natürliche Hornbildung der Haut ist bei der Schuppenflechte maßlos übersteigert. Sie erinnert zwangsläufig an eine Panzerbildung (vgl. Hornpanzer bei Tieren). Hierbei wird die natürliche Schutzfunktion der Haut zur Einpanzerung umfunktioniert – man grenzt sich in jeder Richtung ab. Man will nichts mehr herein- und nichts mehr herauslassen. Reich nannte das Ergebnis psychischer Abwehr und Abkapselung sehr treffend den »Charakterpanzer«. Hinter jeder Art der Verteidigung steckt Angst vor dem »Verletztwerden«. Je größer die Abwehr und je dicker der Panzer eines Menschen ist, um so größer ist seine innere Empfindlichkeit und seine Angst vor Verletzung.

Es ist hier wie im Tierreich. Man nehme einem Schalentier die Schale weg, und man findet ein schutzloses, weiches, verletzbares Etwas. Die Menschen, die in ihrer abwehrenden Art nichts und niemand an sich heranlassen, sind in Wirklichkeit meist die Empfindsamsten. Diese Erfahrung meint auch der Ausspruch, daß in »einer rauhen Schale meist ein weicher Kern« steckt. Doch der Versuch, die Verwundbarkeit der Seele durch einen Panzer zu schützen, besitzt eine gewisse Tragik. Zwar schützt ein Panzer vor Verwundung und Verletzung, doch er »schützt« gleichzeitig gegen alles, auch gegen Liebe und Zuwendung. Liebe hieße: Sich-Öffnen – doch das würde auch die Verteidigung in Frage stellen. So schließt der Panzer die Seele ab vom Fluß des Lebendigen, der Panzer macht eng – und Angst beginnt noch mehr zu wachsen. Es wird immer schwieriger, diesen Teufelskreis zu durchbrechen. Irgendwann muß der Mensch die ewig befürchtete und abgewehrte Verwundung der Seele geschehen lassen, um zu erfahren, daß die Seele daran noch lange nicht zugrunde geht. Man muß wieder verwundbar werden, um das Wunderbare erleben zu können. Dieser Schritt geschieht nur unter äußerem Druck, den entweder das Schicksal oder die Psychotherapie zustande bringen.

Wir haben den Zusammenhang zwischen der hohen Verwundbarkeit und der Panzerung an dieser Stelle deshalb ein wenig ausführlicher dargestellt, weil die Schuppenflechte auf der körperlichen Ebene uns den geschilderten Zusammenhang ebenfalls eindrucksvoll zeigt, denn die Schuppenflechte führt zu offenen Stellen der Haut, zu Schrunden und blutenden Wunden. Dadurch steigt die Infektionsgefahr der Haut. Wir sehen hier, wie die Extreme sich nahe berühren, wie Wundheit und Hornpanzer den Konflikt zwischen Sehnsucht und Nähe und Angst vor Nähe verwirklichen. Häufig beginnt die Schuppenflechte an den Ellbogen. Mit den Ellbogen setzt man sich durch – auf den Ellbogen stützt man sich ab. Gerade an diesen Stellen zeigen sich Verhärtung und Verwundbarkeit. In der Schuppenflechte haben Abgrenzung und Isolation ihr Extrem erreicht, so daß sie den Patienten zwingt, zumindest körperlich wieder »offen und verwundbar« zu werden.

Der Juckreiz (Pruritus)

Der Juckreiz ist ein Phänomen, das viele Hauterkrankungen (z. B. Urtikaria, Nesselsucht) begleitet, aber auch allein, ohne irgendwelche »Ursache« auftritt. Der Juckreiz kann einen Menschen fast zur Verzweiflung bringen; ständig muß er sich an irgendwelchen Körperstellen kratzen. Jucken und Kratzen haben in unserer Sprache auch eine rein psychische Bedeutung: *Es juckt mich,* oder auch: *Das kratzt mich nicht.* Am ehesten könnte man in diesen Formulierungen jucken und kratzen mit »reizen« übersetzen. Das Jucken wird als »Reiz« empfunden. So sprechen wir auch vom *Juck-reiz.* Zwar liegt bei den Worten *jucken* wie auch *reizen* der sexuelle Bezug sehr nahe, doch sollten wir vor lauter Sexualität hier nicht die anderen Bereiche übersehen, die ebenfalls bei diesen Begriffen mitschwingen. Auch im aggressiven Sinne kann man jemanden reizen (z. B. ein Tier), doch auch eine Abendstimmung kann *reiz-voll* sein. Wenn etwas einen Reiz auf uns ausübt, dann stimuliert es etwas in uns, sei es nun Sexualität, Aggression, Zuneigung oder Liebe. Der Reiz besitzt keine eindeutige Wertung beim Menschen. Er wird ambivalent erlebt. Es steht nicht fest, ob wir einen Reiz *reizend* finden oder auf ihn *gereizt* reagieren. Auf jeden Fall: ein Reiz erregt. Auch das lateinische Wort *prurigo* heißt neben Jucken auch noch Geilheit, Lüsternheit und das entsprechende Verb *prurire* = jukken.

Der körperliche Juckreiz zeigt, daß mich auf der psychischen Ebene etwas juckt und reizt. Doch offensichtlich hat man es auf der psychischen Ebene übersehen oder nicht wahrnehmen wollen, sonst hätte es sich nicht als Juckreiz erst somatisieren müssen. Hinter dem Juckreiz steht irgendeine Leidenschaft, ein inneres Feuer, eine Glut, die nach außen will, die entdeckt werden will. Deshalb zwingt sie über den Juckreiz zum Kratzen. Das Kratzen ist eine milde Form des Scharrens und Grabens. So wie man im Erdreich scharrt und gräbt, um etwas zu finden und ans Tageslicht zu bringen, so kratzt der Pruritus-Patient an seiner Oberfläche der Haut, um symbolisch das zu finden, was ihn juckt und beißt und reizt und erregt. Findet er, was ihn so kribbelig macht, dann fühlt er sich *ganz aufgekratzt.* Der Juckreiz kündet also immer von etwas, was *mich juckt,* kündet von etwas, was mich nicht *kalt läßt,* was mir *auf der Seele brennt:* eine brennende Leidenschaft, eine feurige Begeisterung, eine glühende Liebe oder auch die Flamme des Zorns. Kein Wunder, daß das Jucken häufig mit Hautausschlägen, roten Flecken und glühenden Exanthemen begleitet wird. Die Aufforderung heißt: im Bewußtsein so lange kratzen, bis man gefunden hat, was da juckt – es wird sehr *reiz-voll* sein!

Hautkrankheiten

Bei Hautproblemen und Ausschlägen sollte man folgenden Fragen nachgehen:

1. Grenze ich mich zu sehr ab?
2. Wie steht es um meine Kontaktfähigkeit?
3. Steht hinter meiner ablehnenden Haltung der verdrängte Wunsch nach Nähe?
4. Was ist es, das die Grenze durchbrechen will, um an die Sichtbarkeit zu kommen? (Sexualität, Trieb, Leidenschaft, Aggression, Begeisterung)
5. Was juckt mich in Wirklichkeit?
6. Habe ich mich in eine Isolation verbannt?

8.
Die Nieren

Die Nieren repräsentieren im menschlichen Körper den Partnerschaftsbereich. Nierenschmerzen und Nierenerkrankungen treten immer dann auf, wenn man in Partnerkonflikten steckt. Partnerschaft meint hier nicht Sexualität, sondern ganz grundsätzlich die Art und Weise, den Mitmenschen zu begegnen. Die spezifische Weise, wie jemand einem anderen Menschen begegnet, zeigt sich am deutlichsten innerhalb der Partnerschaft, ist jedoch auf jede andere Kontaktperson übertragbar. Um den Zusammenhang zwischen den Nieren und dem Partnerschaftsbereich besser verstehen zu können, mag es nützlich sein, zuerst die psychischen Hintergründe einer Partnerschaft genauer zu betrachten.

Die Polarität unseres Bewußtseins bringt es mit sich, daß wir uns nicht unserer Ganzheit bewußt sind, sondern uns immer nur mit einem Ausschnitt aus dem Seienden identifizieren. Diesen Ausschnitt nennen wir das Ich. Das, was uns fehlt, ist unser Schatten, den wir – per definitionem – nicht kennen. Der Weg des Menschen ist der Weg zu größerer Bewußtheit. Der Mensch ist ständig gezwungen, bisher unbewußte Schattenanteile bewußt zu machen und sie in seine Identifikation zu integrieren. Dieser Lernprozeß kann nicht früher sein Ende finden, bis wir ein vollkommenes Bewußtsein besitzen – bis wir »heil« sind. Diese Einheit umfaßt die ganze Polarität in ihrer Un-geschiedenheit, also auch männlich und weiblich.

Der vollkommene Mensch ist androgyn, d. h. er hat die männlichen und die weiblichen Aspekte in seiner Seele zur Einheit verschmolzen (chymische Hochzeit). Androgynität darf man nicht mit einem Zwitter verwechseln; selbstverständlich bezieht sich die Androgynität auf die psychische

Ebene – der Körper behält sein Geschlecht. Aber das Bewußtsein identifiziert sich nicht mehr damit (ähnlich einem kleinen Kinde, das körperlich auch ein Geschlecht hat, sich aber damit nicht identifiziert). Das Ziel der Androgynität findet seinen äußerlichen Ausdruck auch im Zölibat und in der Kleidung der Priester und Mönche. Mann sein heißt, sich mit dem männlichen Pol seiner Seele zu identifizieren, wodurch der weibliche Anteil automatisch in den Schattenbereich rutscht; Frau sein heißt entsprechend, sich mit dem weiblichen Pol seiner Seele zu identifizieren, wodurch der männliche Pol ins Schattendasein gelangt. Unsere Aufgabe ist es, uns unseren Schatten bewußt zu machen. Das können wir aber nur über den Umweg der Projektion. Wir müssen das, was uns fehlt, über den Umweg des Außen suchen und finden, obwohl es in Wirklichkeit immer in uns ist.

Das klingt anfänglich paradox – und wird vielleicht deswegen so selten verstanden. Doch Erkenntnis bedarf nun einmal der Spaltung von Subjekt und Objekt. Zwar kann beispielsweise das Auge sehen, doch es kann noch lange nicht sich selbst sehen – dafür braucht es den Umweg der Projektion auf eine Spiegelfläche. Nur so kann man sich selbst erkennen. In derselben Situation sind wir Menschen. Der Mann kann seinen weiblichen Seelenanteil (C. G. Jung nennt ihn Anima) nur über die Projektion auf eine konkrete Frau bewußt machen – das gleiche gilt umgekehrt für die Frau. Wir können uns den *Schatten* geschichtet vorstellen. Da gibt es sehr tiefe Schichten, die in uns das Grauen auslösen und vor denen wir deshalb große Angst haben – da gibt es Schichten, die nahe an der Oberfläche liegen und auf ihre Bearbeitung und Bewußtwerdung warten. Begegne ich nun einem Menschen, der einen Bereich lebt, der bei mir selbst im oberen Bereich des Schattens liegt, verliebe ich mich in ihn. Das letzte Wort *ihn* kann man sowohl auf den anderen Menschen als auch auf den eigenen Schattenanteil beziehen, denn beides ist letztlich das gleiche.

Das, was wir an einem anderen Menschen lieben oder hassen, liegt letztlich immer in uns selbst. Wir sprechen dann von Liebe, wenn ein anderer einen Schattenbereich reflektiert, den wir in uns gern bewußt machen möchten, doch wir nennen es *Haß*, wenn jemand eine sehr tiefe Schicht unseres Schattens reflektiert, der wir in uns noch gar nicht begegnen wollen. Wir finden das andere Geschlecht attraktiv, weil es uns fehlt. Wir haben oft Angst vor ihm, weil es uns unbewußt ist. Die Begegnung mit einem Partner ist die Begegnung mit dem uns unbewußten Seelenaspekt in uns. Wenn dieser Mechanismus der Spiegelung eigener Schattenbereiche im anderen ganz klar ist, werden wir alle Partnerprobleme im neuen Licht betrachten. Alle Schwierigkeiten, die wir mit unserem Partner haben, sind Schwierigkeiten, die wir mit uns haben.

Unser Verhältnis zu unserem Unbewußten ist immer ambivalent – es reizt uns, und wir haben Angst davor. Genauso ambivalent ist meist unser Bezug zum Partner – wir lieben und hassen ihn, wollen ihn ganz besitzen und am liebsten loswerden, finden ihn wundervoll und entsetzlich. In allen Aktivitäten und allen Reibereien, die eine Partnerschaft ausfüllen, bearbeiten wir immer unseren Schatten. Deswegen finden immer relativ gegensätzliche Menschen zueinander. *Gegensätze ziehen sich an* – das weiß jeder, und doch wundert man sich immer wieder von neuem, »wieso gerade diese beiden zusammengefunden haben, die doch gar nicht zusammen passen«. Sie passen um so besser, je größer die Gegensätze sind, denn jeder lebt den Schatten des anderen, oder – pointiert formuliert – jeder läßt seinen Schatten vom Partner leben. Partnerschaften zwischen zwei recht ähnlichen Menschen wirken zwar ungefährlicher und sind auch bequemer, aber sie bringen für die Entwicklung der Beteiligten meist nicht sehr viel: Es spiegelt sich im anderen nur der eigene, bewußte Bereich – das ist unkompliziert und langweilig. Man findet sich gegenseitig wunderbar und projiziert den gemeinsamen

Schatten auf die restliche Umwelt, die man dann gemeinsam meidet. Fruchtbar sind nur die Reibungen in einer Partnerschaft, denn nur dadurch, daß man seinen Schatten am anderen bearbeitet, kommt man sich näher. Damit dürfte deutlich werden, daß das Ziel dieser Arbeit in der eigenen Ganzheit liegt.

Im Idealfall sollten am Ende einer Partnerschaft zwei Menschen stehen, die beide in sich ganz geworden oder wenigstens – wollen wir vom Idealfall absehen – heiler geworden sind, da sie unbewußte Seelenanteile in sich durchlichtet haben und so dem Bewußtsein integrieren konnten. Am Ende steht also nicht das turtelnd sich liebende Paar, von denen der eine ohne den anderen nicht leben kann. Der Hinweis, daß man ohne den anderen nicht leben könne, zeigt lediglich, daß jemand aus lauter Bequemlichkeit (man könnte auch sagen: Feigheit) den anderen dazu benutzt, den eigenen Schatten leben zu lassen, ohne den Versuch zu unternehmen, die Projektion zu bearbeiten und zurückzunehmen. In solchen Fällen (und das ist die Mehrzahl!) erlaubt auch ein Partner dem anderen nicht, daß er sich weiterentwickelt, weil dadurch die eingefahrenen Rollen in Frage gestellt würden. Macht einer eine Psychotherapie, so beschwert sich nicht selten der Partner darüber, daß der andere sich so stark verändert habe ... (»Wir wollten doch eigentlich nur, daß das Symptom verschwindet!«)

Eine Partnerschaft hat dann ihr Ziel erreicht, wenn man den anderen nicht mehr braucht. Nur in einem solchen Fall wurde mit dem Versprechen der »ewigen Liebe« ernst gemacht. Liebe ist ein Bewußtseinsakt und bedeutet, seine eigene Bewußtseinsgrenze zu öffnen für das, was man liebt, um sich damit zu einen. Dies ist erst dann geschehen, wenn man all das, was der Partner repräsentierte, in seine Seele aufgenommen hat – oder anders ausgedrückt –, wenn man alle Projektionen zurückgenommen hat und sich mit ihnen vereint hat. Damit ist die Person als Projektionsfläche leer geworden – leer von Anziehung und Abstoßung –, die

Liebe ist ewig, d. h. zeitunabhängig geworden, da sie in der eigenen Seele verwirklicht wurde. Solche Überlegungen wirken immer Angst auslösend auf Menschen, die mit ihren Projektionen stark im Materiellen hängen. Sie binden Liebe an die Erscheinungsform, statt an Bewußtseinsinhalte. Bei dieser Haltung wird die Vergänglichkeit des Irdischen zur Bedrohung, und dann hofft man, seine »geliebten Angehörigen« im Jenseits wiederzufinden. Dabei übersieht man, daß das »Jenseits« immer da ist. Das Jenseits ist der Bereich jenseits der materiellen Formen. Man braucht lediglich alles Sichtbare im Bewußtsein zu transmutieren, und man ist bereits jenseits der Formen. Alles Sichtbare ist nur ein Gleichnis – warum sollte es beim Menschen anders sein?

Die sichtbare Welt muß durch unser Leben überflüssig gemacht werden – das gilt auch für unseren Partner. Probleme ergeben sich nur dann, wenn zwei Menschen ihre Partnerschaft unterschiedlich »nutzen«, indem der eine seine Projektionen bearbeitet und zurücknimmt, der andere aber voll in den Projektionen steckenbleibt. Dann wird der Zeitpunkt kommen, da der eine vom anderen unabhängig wird, während dem anderen das Herz bricht. Bleiben jedoch beide Teile in der Projektion stecken, so erleben wir eine Liebe bis in den Sarg – und danach die große Trauer, weil die andere Hälfte fehlt! Wohl dem, der begreift, daß einem nur das nicht genommen werden kann, was man in sich verwirklicht hat. Liebe will eins sein, sonst nichts. Solange sie noch auf äußere Objekte gerichtet ist, hat sie ihr Ziel nicht erreicht. Es ist wichtig, die innere Struktur einer Partnerschaft genau zu kennen, um die analogen Bezüge zum Geschehen in der Niere nachvollziehen zu können. Wir finden im Körper sowohl singuläre Organe (z. B. Magen, Leber, Pankreas, Milz) als auch paarig angelegte, wie z. B. Lunge, Hoden, Eierstöcke und Nieren. Betrachten wir die paarigen Organe, so fällt auf, daß sie alle einen Bezug zum Thema »Kontakt« und »Partnerschaft«

haben. Dabei repräsentieren die Lungen den unverbindlichen Kontakt- und Kommunikationsbereich, während Hoden und Eierstöcke als Geschlechtsorgane die Sexualität repräsentieren. Die Nieren hingegen entsprechen der Partnerschaft im Sinne einer engen mitmenschlichen Begegnung. Diese drei Bereiche entsprechen übrigens auch den drei altgriechischen Begriffen für Liebe: *Philia* (Freundschaft), *Eros* (sexuelle Liebe) und *Agape* im Sinne des schrittweisen Einswerdens mit allem.

Alle Stoffe, die der Körper aufnimmt, gelangen letztlich ins Blut. Die Nieren haben die Aufgabe einer zentralen Filterstation. Hierfür müssen sie erkennen können, welche Stoffe für den Organismus zuträglich und verwertbar sind und welche Abbauprodukte und Gifte ausgeschieden werden müssen. Für diese schwierige Aufgabe stehen den Nieren verschiedene Mechanismen zur Verfügung, die wir hier wegen ihrer physiologischen Komplexität auf zwei Grundfunktionen vereinfachen wollen: Der erste Schritt der Filterung funktioniert nach dem Vorbild eines mechanischen Siebes, in dem Teilchen ab einer gewissen Größe zurückgehalten werden. Die Porengröße dieses Siebes ist genau so groß, daß das kleinste Eiweißmolekül (Albumin) noch gerade zurückgehalten wird. Der zweite, wesentlich kompliziertere Schritt basiert auf einer Verbindung von Osmose und dem Gegenstromprinzip. Im wesentlichen beruht die Osmose auf dem Ausgleich zwischen dem Druck und Konzentrationsgefälle zweier Flüssigkeiten, die von einer semipermeablen Membran voneinander geschieden sind. Dabei sorgt das Gegenstromprinzip dafür, daß die beiden verschieden konzentrierten Flüssigkeiten immer wieder aneinander vorbeigeführt werden, wodurch es der Niere im Bedarfsfall möglich ist, hochkonzentrierten Urin auszuscheiden (z. B. Morgenurin). Bei diesem osmotischen Ausgleich geht es letztlich darum, dem Körper lebenswichtige Salze zu erhalten, wovon unter anderem das Säure-Basen-Gleichgewicht abhängig ist.

Dem medizinischen Laien ist meist gar nicht bewußt, von welch lebenswichtiger Bedeutung dieses Säure-Basen-Gleichgewicht ist, das numerisch im pH-Wert ausgedrückt wird. So hängen alle biochemischen Reaktionen (z. B. Energiegewinnung, Eiweiß-Synthese) von einem in engen Grenzen stabilen pH-Wert ab. Das Blut hält sich damit in der genauen Mitte zwischen basisch und sauer, zwischen Yin und Yang. Analog besteht jede Partnerschaft in dem Versuch, die beiden Pole, männlich (Yang, sauer) und weiblich (Yin, basisch) zum harmonischen Ausgleich zu bringen. So wie die Niere dafür sorgt, daß das Gleichgewicht zwischen Säure und Base garantiert ist, so sorgt die Partnerschaft analog dafür, daß man durch die Verbindung mit einem anderen Menschen, der den Schatten von einem lebt, in Richtung Ganzheit vervollständigt wird. Dabei kompensiert die andere (oder »bessere«) Hälfte durch ihr Sosein das, was einem selbst fehlt.

Die größte Gefahr in einer Partnerschaft ist allerdings immer der Glaube, problematische und störende Verhaltensweisen wären allein dessen Problem und hätten mit mir selbst nichts zu tun. In diesem Falle bleibt man in der Projektion stecken und erkennt nicht die Notwendigkeit und den Nutzen, die vom Partner reflektierten eigenen Schattenbereiche zu be- und verarbeiten, um durch diese Bewußtwerdung zu wachsen und zu reifen. Somatisiert sich dieser Irrtum, so lassen auch die Nieren lebenswichtige Stoffe (Eiweiß, Salze) die Filtersysteme passieren und verlieren damit für die Eigenentwicklung wesentliche Bestandteile an die Außenwelt (z. B. bei der Glomerulonephritis). Sie zeigen damit die gleiche Unfähigkeit, wichtige Stoffe als eigene zu erkennen, wie die Psyche, welche wichtige Probleme nicht als eigene erkennt und deshalb dem anderen überläßt. So wie der Mensch sich im Partner erkennen muß, so brauchen auch die Nieren die Fähigkeit, die von außen kommenden, »fremden« Stoffe als für die *eigene* Auseinandersetzung und Entwicklung wichtige

Stoffe zu erkennen. Wie stark der Bezug der Nieren zum Thema »Partnerschaft« und »Kontaktfähigkeit« ist, läßt sich auch gut an bestimmten Gewohnheiten des täglichen Lebens ablesen. Bei allen Gelegenheiten, bei denen Menschen zusammenkommen in der Absicht, miteinander in Kontakt zu treten, spielt das Trinken eine übergeordnete Rolle. Kein Wunder, denn Trinken stimuliert das »Kontaktorgan Niere« und damit auch die psychische Kontaktfähigkeit. Der Kontakt wird schnell noch enger, wenn man mit seinen gefüllten Gläsern und Bierkrügen gemeinsam anstößt. So kann man über das Anstoßen anbandeln, ohne anstößig zu werden. Auch der Eintausch des distanzierten »Sie« in ein nahes »Du« ist fast immer mit einem Trinkritual verbunden – man begießt die Verbrüderung. Menschliche Kontaktherstellung wäre ohne gemeinsames Trinken so gut wie unvorstellbar – sei es eine Party, ein geselliges Zusammensein oder ein Volksfest –, überall trinkt man sich Mut an, dem anderen näherzukommen. Entsprechend argwöhnisch betrachtet eine solche Runde dann auch den, der nicht mittrinkt, denn wer nicht (oder wenig) trinkt, zeigt damit, daß er seine Kontaktorgane nicht anregen und so in der Distanz verbleiben will. Bei all diesen Gelegenheiten bevorzugt man eindeutig stark diuretische Getränke, welche die Niere besonders kräftig anregen, wie Kaffee, Tee und Alkohol. (Gleich nach dem Trinken folgt die Bedeutung des Rauchens bei geselligen Anlässen. Rauchen stimuliert unser anderes Kontaktorgan, die Lunge. Es ist allgemein bekannt, daß man in Gesellschaft meist wesentlich mehr raucht, als wenn man allein ist.) Wer viel trinkt, zeigt damit seinen Wunsch nach Kontakt – die Gefahr besteht jedoch, daß er auf der Ebene der Ersatzbefriedigung steckenbleibt.

Nierensteine entstehen durch Ausfällung und Kristallisation bestimmter im Harn überreichlich vorhandener Stoffe (z. B. Harnsäure, Calcium-Phosphat, Calcium-Oxalat). Neben den dafür verantwortlichen Milieubedingungen korreliert die Gefahr der Steinbildung stark mit der Flüssigkeitsmenge, die jemand trinkt; eine große Flüssigkeitsmenge senkt die Konzentration eines Stoffes und erhöht die Löslichkeit. Bildet sich jedoch ein Stein, dann unterbricht dieser den Fluß und kann zu einer Kolik führen. Die Kolik ist ein sinnvoller Versuch des Körpers, den blokkierenden Stein durch peristaltische Bewegungen des Harnleiters nach außen zu bewegen. Dieser extrem schmerzhafte Vorgang ist mit einer Geburt vergleichbar. Der Kolikschmerz führt zu extremer Unruhe und einem starken Bewegungsdrang. Reicht die körpereigene Kolik nicht aus, den Stein weiterzubewegen, fordert der Arzt den Patienten sogar noch auf, zusätzlich Sprünge zu machen, um damit den Stein weiterzubefördern. Darüber hinaus versucht die Therapie, vor allem durch Entspannung, Wärmezufuhr und reichliches Trinken, die Steingeburt zu beschleunigen.

Die Entsprechungen auf der psychischen Ebene sind einfach zu sehen. Der blockierende Stein besteht aus Stoffen, die eigentlich ausgeschieden werden sollten, da sie zur Entwicklung des Körpers nichts mehr beitragen können. Er entspricht einer Anhäufung von Themen, von denen man ebenfalls schon längst hätte loslassen sollen, da sie für die Entwicklung nichts bringen. Hält man jedoch an unwichtigen und überlebten Themen fest, so blockieren sie den Fluß der Entwicklung und erzeugen einen Stau. Das Symptom der Kolik zwingt dann zu jener Bewegung, die man durch sein Festhalten eigentlich verhindern wollte, und der Arzt fordert vom Patienten genau das Richtige: den Sprung. Erst ein Sprung aus dem Alten kann die Entwicklung wieder in Fluß bringen und vom überalterten (Stein) befreien.

Die Statistik weiß, daß Männer häufiger an Nierensteinen erkranken als Frauen. Die Themen »Harmonie« und »Partnerschaft« sind für den Mann schwerer lösbar als für die Frau, die diesen Prinzipien von Natur aus nähersteht.

Umgekehrt stellt die aggressive Durchsetzung für die Frau ein größeres Problem dar, da dieses Prinzip dem Mann nähersteht. Statistisch zeigt sich dies in der bereits besprochenen Häufigkeit der Gallensteine bei Frauen. Die bei der Nierenkolik eingesetzten Therapiemaßnahmen beschreiben bereits gut die Prinzipien, die bei der Lösung von Harmonie und Partnerschaftsproblemen hilfreich sind: Wärme als Ausdruck von Zuneigung und Liebe, Entspannung der krampfenden Gefäße als Zeichen des Sich-Öffnens und Weiter-Werdens und schließlich die Flüssigkeitszufuhr, die alles wieder in Bewegung und Fluß bringt.

Schrumpfniere – künstliche Niere

Der Endpunkt der Entwicklung ist erreicht, wenn alle Funktionen der Nieren völlig darniederliegen und deshalb eine Maschine, die künstliche Niere, die lebenswichtigen Aufgaben der Blutwäsche übernehmen muß (Dialyse). Jetzt wird die perfekte Maschine zum Partner, nachdem man nicht bereit war, seine Probleme mit lebenden Partnern aktiv zu lösen. Wenn kein Partner perfekt und zuverlässig genug oder der Wunsch nach Freiheit und Unabhängigkeit zu übermächtig war, findet man in der künstlichen Niere nun einen Partner, der ideal und perfekt ist, da er ohne Eigenanspruch und Eigenbedürfnis treu und zuverlässig all das tut, was man von ihm will. Doch dafür ist man auch von ihm total abhängig: Mindestens dreimal wöchentlich muß man sich in der Klinik mit ihm treffen oder – falls man sich eine eigene Maschine leisten kann – schläft man Nacht für Nacht treu an seiner Seite. Man kann sich niemals weit von ihm entfernen und lernt vielleicht über diesen Umweg, daß es eben doch keine perfekten Partner gibt – solange man selbst noch nicht vollkommen ist.

Nierenkrankheiten

Wenn *etwas an die Nieren geht*, sollte man sich folgende Fragen vorlegen:

1. Welche Probleme habe ich im Bereich meiner Partnerschaft?
2. Neige ich dazu, in der Projektion steckenzubleiben und so die Fehler meines Partners allein für dessen Probleme zu halten?
3. Versäume ich, in all den Verhaltensweisen meines Partners mich selbst zu entdecken?
4. Halte ich an alten Problemen fest und verhindere ich dadurch den Fluß der Entwicklung?
5. Zu welchen Sprüngen will mich mein Nierenstein in Wirklichkeit veranlassen?

Die Blase ist der Sammelbehälter, in dem alle in der Niere ausgeschiedenen Stoffe als Urin darauf warten, den Körper verlassen zu können. Der durch die Urinmenge entstehende Druck zwingt nach einer gewissen Zeit zum Loslassen, das zur Erleichterung führt. Wir alle wissen jedoch aus Erfahrung, daß Urindrang recht häufig mit bestimmten Situationen in einem auffallenden Zusammenhang steht. Es sind dies immer Situationen, in denen der Mensch unter psychischem Druck steht, sei es Prüfung, Therapie oder ähnliche, mit Erwartungsängsten oder Streß verbundenen Bedingungen. Der zuerst psychisch erlebte Druck wird nach unten in die Blase geschoben und nun hier als körperlicher Druck empfunden.

Druck fordert uns immer auf, loszulassen und zu entspannen. Wenn dies psychisch nicht gelingt, müssen wir es über die Blase körperlich zulassen. Über diesen Umweg wird deutlich spürbar, wie groß der Druck einer Situation in Wirklichkeit ist, wie schmerzhaft er werden kann, wenn man nicht losläßt, und wie befreiend andererseits das Loslassen ist. Weiterhin ermöglicht die Somatisierung auch, den passiv empfundenen Druck in einen aktiven Druck umzuwandeln, indem man mit dem Argument, auf die Toilette zu müssen, fast jede Situation unterbrechen und manipulieren kann. Wer auf die Toilette muß, spürt Druck und übt gleichzeitig Druck aus – das weiß ein Schüler (»Sextanerblase«) so gut wie ein Patient und setzt dieses Symptom deshalb auch unbewußt, aber immer zielsicher ein.

Dieser hier besonders deutliche Zusammenhang zwischen Symptom und Machtausübung spielt auch bei allen anderen Symptomen eine nicht zu unterschätzende Rolle. Jeder Kranke neigt dazu, seine Symptome auch als Machtmittel einzusetzen. Damit berühren wir eines der stärksten Tabus unserer Zeit. Machtausübung ist ein Grundproblem des Menschen. Solange der Mensch ein Ich hat, strebt er nach Dominanz und Machtentfaltung. Jedes ». . . aber *ich* will« ist Ausdruck dieses Strebens nach Egodominanz. Da Macht andererseits ein sehr negativ gefärbter Begriff geworden ist, sehen sich die Menschen gezwungen, ihre Machtspiele immer besser zu tarnen. Verhältnismäßig wenig Menschen haben den Mut, ihren Anspruch auf Macht offen zu erklären und zu leben. Die Mehrzahl versucht, ihre verdrängten Machtwünsche über Umwege durchzusetzen. Dafür benutzt man z. Z. vor allem die Ebenen der Krankheit und der sozialen Schwäche. Diese Ebenen sind vor Entlarvung relativ sicher, da die Projektion der Schuld auf funktionale Abläufe und Umwelt als Erklärungsmodell allgemein akzeptiert und legalisiert ist.

Da fast alle Menschen diese Ebenen mehr oder minder für ihre Machtstrategien mitbenützen, ist niemand an deren Entlarvung interessiert, und jeder Versuch wird mit tiefer Entrüstung zurückgewiesen. Mit Krankheit und Tod ist unsere Welt erpreßbar. Durch Krankheit kann man fast immer das erreichen, was man ohne Symptome niemals bekäme: Zuwendung, Anteilnahme, Geld, Freizeit, Hilfe und Kontrolle über andere. Der sekundäre Krankheitsgewinn, der durch den Einsatz des Symptoms als Machtinstrument entsteht, verhindert nicht selten die Heilung.

Gut nachvollziehbar ist das Thema »Symptom als Machtäußerung« auch beim Bettnässen. Steht ein Kind tagsüber so stark unter Druck (Eltern, Schule), daß es weder loslassen noch seine eigenen Ansprüche vertreten kann, so löst das nächtliche Bettnässen gleichzeitig mehrere Probleme auf einmal: Es verwirklicht das Loslassen als Antwort auf den erlebten Druck und stellt gleichzeitig eine Gelegenheit dar, die sonst so mächtigen Eltern in die Hilflosigkeit zu verbannen. Über das Symptom kann das Kind, sicher getarnt, all jenen Druck wieder zurückgeben, den es tagsüber empfängt. Gleichzeitig sollte man die Beziehung des Bettnässens zum Weinen nicht übersehen. Beide dienen der Entladung und Entlastung eines inneren

Drucks durch Loslassen. Man könnte daher Bettnässen auch als »unteres Weinen« bezeichnen.

Auch bei allen anderen Blasensymptomen sind die bisher besprochenen Themenbereiche beteiligt. Bei der Blasenentzündung zeigt das Brennen beim Wasserlassen sehr eindeutig, wie schmerzhaft das Loslassen vom Patienten erlebt wird. Häufiger Harndrang, bei dem jedoch gar kein Urin oder nur geringe Mengen ausgeschieden werden, ist Ausdruck für die absolute Unfähigkeit, trotz des Druckes loszulassen. Es sollte bei all diesen Symptomen nicht übersehen werden, daß die Stoffe bzw. Themen, von denen man loslassen sollte, allesamt überlebt sind und nur noch Ballast darstellen.

Blasenkrankheiten

Erkrankungen der Blase werfen folgende Fragen auf:

1. An welchen Bereichen halte ich fest, obwohl sie überlebt sind und darauf warten, ausgeschieden zu werden?
2. Wo setze ich mich selbst unter Druck und projiziere ihn auf andere (Prüfung, Chef)?
3. Von welchen verbrauchten Themen sollte ich loslassen?
4. Worüber weine ich?

9.
Sexualität und Schwangerschaft

Die Sexualität ist die verbreitetste Ebene, auf der die Menschen sich mit dem Thema der Polarität übend auseinandersetzen. Hier empfindet jeder sein *Unvollkommensein* und sucht nach dem, was ihm fehlt. Er vereinigt sich körperlich mit seinem Gegenpol und erlebt in der Vereinigung einen neuen Bewußtseinszustand, den er Orgasmus nennt. Diesen Bewußtseinszustand empfindet der Mensch als Inbegriff von Glück. Er hat nur einen Nachteil: Er läßt sich zeitlich nicht halten. Diesen Nachteil versucht der Mensch durch Häufigkeit auszugleichen. So kurz auch jedesmal dieser Augenblick des Glücks sein mag, so zeigt er dem Menschen, daß es für unser Bewußtsein noch Zustandsformen gibt, die qualitativ unserem »normalen« Bewußtsein weit überlegen sind. Dieses Glücksgefühl ist es auch, das den Menschen letztlich nicht zur Ruhe kommen, das ihn zum Suchenden werden läßt. Die Sexualität enthüllt bereits die erste Hälfte des Geheimnisses: Vereinigt man zwei Polaritäten, so daß sie eins werden, breitet sich das Glücksgefühl aus. Glück ist demnach »Einheit«. Es fehlt uns nur noch die zweite Hälfte des Geheimnisses, die uns verrät, wie man in diesem Bewußtseinszustand, in diesem Glück, auf Dauer verweilen könnte, ohne wieder daraus zurückzusinken. Die Antwort ist einfach: Solange die Vereinigung der Gegensätze nur auf der körperlichen Ebene vollzogen wird (Sexualität), ist auch der resultierende Bewußtseinszustand (Orgasmus) zeitlich begrenzt, denn die Ebene des Körpers unterliegt dem Gesetz der Zeit. Von der Zeit wird man allein dadurch frei, daß man die Vereinigung der Gegensätze auch im Bewußtsein vollzieht – gelingt mir auf dieser Ebene die Einheit, habe ich ewige, d. h. zeitlose *Glück-seligkeit* erreicht.

Mit dieser Erkenntnis beginnt der esoterische Pfad, der dementsprechend im Osten auch Yoga-Pfad genannt wird. Yoga ist ein Sanskritwort und heißt so viel wie Joch (vgl. das lat. Wort jugum = Joch). Das Joch verbindet immer eine Zweiheit zur Einheit: zwei Ochsen, zwei Eimer usw. Yoga ist die Kunst, die Zweiheit zu vereinigen. Da die Sexualität das Grundmuster des Weges in sich enthält, es gleichzeitig auch auf einer allen Menschen zugänglichen Ebene darstellt, wurde die Sexualität in allen Zeiten immer gerne zur analogen Darstellung des Weges benutzt. Noch heute bestaunt der verblüffte Tourist an östlichen Tempeln die – wie er meint – pornographischen Darstellungen. Doch wird hier die sexuelle Vereinigung zweier Götterfiguren benützt, um das große Geheimnis der *conjunctio oppositorum*, der Vereinigung der Gegensätze, symbolisch darzustellen.

Es gehört zu den Besonderheiten der christlichen Theologie, im Laufe ihrer Entwicklung zeitweise die Körperlichkeit und damit auch die Sexualität dermaßen verteufelt zu haben, daß wir als Kinder einer christlich geprägten Kultur gerne aus Sex und dem *geistigen Weg* große unversöhnliche Gegensätze konstruieren wollen (... natürlich war den Christen die sexuelle Symbolik nicht immer fremd, wie beispielsweise die »Braut-Christi-Lehren« zeigen). In so mancher sich für »esoterisch« haltenden Gruppe wird dieses Gegensatzdenken von Fleisch und Geist noch immer fleißig gepflegt. In solchen Kreisen verwechselt man grundsätzlich *transmutieren* mit *verdrängen.* Auch hier würde es genügen, den esoterischen Grundsatz »wie oben, so unten« zu verstehen. Daraus folgt auch: Was der Mensch *unten* nicht kann, schafft er *oben* nimmermehr. Wer also sexuelle Probleme hat, sollte sie auch auf der körperlichen Ebene lösen, anstatt sein Heil in der Flucht zu suchen – die Gegensatzvereinigung ist auf den »höheren« Ebenen noch viel schwieriger!

Von dieser Stelle aus gesehen mag es vielleicht verständlich sein, warum Freud fast alle menschlichen Probleme auf die Sexualität reduzierte. Dieser Schritt hatte durchaus seine Berechtigung und hat nur eine kleinen *Formfehler.* Freud (und alle, die genauso denken) unterließ den letzten Schritt von der Ebene der konkreten Manifestation zum dahinterstehenden Prinzip. Sexualität ist eben nur eine mögliche Ausdrucksform des Prinzips »Polarität« bzw. »Gegensatzvereinigung«. In dieser abstrahierten Form könnten wohl auch Freuds Kritiker zustimmen: Alle menschlichen Probleme lassen sich auf die Polarität reduzieren und auf den Versuch, die Gegensätze zu einen (diesen Schritt ging letztlich C. G. Jung). Doch richtig bleibt bestimmt, daß die meisten Menschen die Probleme der Polarität zuerst auf der Ebene der Sexualität erlernen, erleben und bearbeiten. Hier liegt auch der Grund, warum Sexualität und Partnerschaft den Hauptkonfliktstoff für den Menschen liefern: Es ist das ach so schwierige Thema »Polarität«, das den Menschen so lange bis zur *Ver-zwei-flung* treibt, bis er den Punkt der Einheit gefunden hat.

Regelstörungen

Die monatliche Blutung ist Ausdruck von Weiblichkeit, Fruchtbarkeit und Empfänglichkeit. Die Frau ist diesem Rhythmus ausgeliefert. Sie muß sich ihm fügen mit all seinen Einschränkungen. Mit diesem *Fügen* berühren wir einen zentralen Bereich der Weiblichkeit: die Hingabefähigkeit. Wenn wir hier von Weiblichkeit sprechen, so ist das umfassende Prinzip des weiblichen Poles in der Welt gemeint, wie es die Chinesen beispielsweise »Yin« nennen, die Alchimisten durch den Mond symbolisieren oder die Tiefenpsychologie mit dem Symbol des Wassers ausdrückt. Jede Frau ist unter diesem Gesichtspunkt nur eine konkrete Erscheinungsform des archetypisch Weiblichen. Das weibliche Prinzip ließe sich definieren durch seine

Aufnahmefähigkeit. So heißt es im »I Ging«: »Der Weg des Schöpferischen wirkt das Männliche, der Weg des Empfangenden wirkt das Weibliche.« Und an anderer Stelle: »Das Empfangende ist das Allerhingebendste in der Welt.«

Die Hingabefähigkeit ist die zentrale Eigenschaft des Weiblichen; sie ist die Grundlage aller weiteren Fähigkeiten, wie Sich-Öffnen, Aufnehmen, Empfangen, Bergen. Hingabefähigkeit umschließt gleichzeitig den Verzicht auf aktives Tun. Betrachten wir die archetypischen Symbole der Weiblichkeit, den Mond und das Wasser. Beide verzichten darauf, selbst aktiv zu strahlen und abzugeben, wie dies ihre Gegenpole Sonne und Feuer tun. Dadurch werden sie fähig, das Licht und die Wärme aufzunehmen, hereinzulassen und zu reflektieren. Das Wasser verzichtet auf eigene Formansprüche – es nimmt jede Form an. Es paßt sich an, gibt sich hin.

Hinter der Polarität Sonne und Mond – Feuer und Wasser – männlich und weiblich – steht keinerlei Wertung. Eine Wertung wäre auch absolut sinnlos, da jeder Pol allein nur halb und unheil ist – fehlt ihm doch zur Ganzheit der andere Pol. Diese Ganzheit wird aber nur erreicht, wenn beide Pole ihre spezifische Eigenart voll repräsentieren. Bei manchen emanzipatorischen Argumentationen werden diese archetypischen Gesetze leicht übersehen. Es ist schlicht dumm, wenn sich das Wasser darüber beschwert, daß es nicht brennen und leuchten kann und daraus seine Minderwertigkeit ableitet. Gerade weil es nicht brennen kann, kann es aufnehmen, worauf wiederum das Feuer verzichten muß. Das eine ist nicht besser und nicht schlechter als das andere, aber es ist anders. Aus dieser Andersartigkeit der Pole entsteht die Spannung, die »Leben« heißt. Durch Nivellierung der Pole erreicht man keine Gegensatzvereinigung. Eine Frau, die ihre eigene Weiblichkeit voll akzeptiert hat und sie lebt, wird sich niemals »minderwertig« fühlen.

Das »Nicht-Ausgesöhnt-Sein« mit der eigenen Weiblichkeit ist jedoch der Hintergrund der meisten Regelstörungen bzw. vieler anderer Symptome im Sexualbereich. Die Hingabefähigkeit, das *Ein-verstanden-Sein* ist für den Menschen immer eine schwere Aufgabe, verlangt es doch Verzicht auf das Ich-will, Verzicht auf unsere Egodominanz. Man muß etwas von seinem Ego opfern, einen Teil von sich opfern, einen Teil von sich hergeben – genauso wie es die monatliche Regel von der Frau verlangt. Denn mit dem Blut opfert die Frau etwas Lebenskraft von sich. Die Regel ist eine kleine Schwangerschaft und eine kleine Geburt. In dem Maße, wie eine Frau mit dieser »Regelung« nicht einverstanden ist, entstehen Regelstörungen oder Regelbeschwerden. Sie deuten darauf hin, daß eine (häufig nicht bewußte) Instanz der Frau sich eben nicht hingeben will: der Regel, dem Sex, dem Mann. Genau an dieses rebellierende »Ich-will-aber-nicht« wendet sich zielbewußt die Werbung für Menstruationsbinden und Tampons. Sie verspricht, daß man beim Gebrauch des jeweiligen Produkts unabhängig würde und trotz der *Tage* alles tun könne, was man wolle. So wendet sich die Werbung geschickt an den eigentlichen Konfliktpunkt der Frau: Zwar Frau sein – aber *nicht* einverstanden sein mit dem, was Frau-sein mit sich bringt.

Wer die Regel schmerzhaft erlebt, erlebt sein Frau-sein schmerzhaft. So kann man von Regelproblemen immer auch auf Sexualprobleme schließen, denn der Protest gegen die Hingabe, der sich bei der Regelstörung zeigt, verhindert auch im Geschlechtsleben das Loslassen. Wer beim Orgasmus loslassen kann, kann auch bei der Regel loslassen. Der Orgasmus ist ebenso ein kleiner Tod wie das Einschlafen. Auch die Regelblutung ist ein kleiner Sterbeprozeß, denn Gewebe stirbt ab und wird deshalb abgestoßen. Sterben ist aber nichts anderes als die Aufforderung, von seiner Ich-Verkrampfung und deren Machtspiel loszulassen und geschehen zu lassen. Der Tod bedroht immer nur das Ego, nie den Menschen selbst. Wer sich am Ego festhält, erlebt den Tod als Kampf. Der Orgasmus ist ein kleiner Tod, denn er verlangt ebenfalls das Loslassen vom Ich. Denn der Orgasmus ist ja die Einswerdung von Ich und Du, was eine Öffnung der Ich-Grenze voraussetzt. Wer am Ich festhält, erlebt keinen Orgasmus (das gleiche gilt für das Einschlafen, siehe späteres Kapitel). Die Gemeinsamkeit von Tod, Orgasmus, Monatsblutung sollte klar sein: Es ist die Hingabefähigkeit, die Bereitschaft, einen Teil des Egos zu opfern.

Es ist verständlich, warum, wie wir bereits sahen, Magersüchtige meist keine Regel oder aber erhebliche Regelstörungen haben: Ihr verdrängter Dominanzanspruch ist zu groß, um einverstanden zu sein. Sie haben Angst vor ihrer Weiblichkeit, Angst vor Sexualität, Fruchtbarkeit und Mutterschaft. Es ist bekannt, daß es in Situationen großer Angst und Unsicherheit, bei Katastrophen, in Gefängnissen, Arbeitsdienstlagern und Konzentrationslagern besonders häufig zum Aussetzen der Periode kommt (Sekundäre Amenorrhoe). All diese Situationen sind naturgemäß wenig geeignet für das Thema »Hingabe«, vielmehr fordern sie auch die Frau auf, jetzt ihren Mann zu stehen, aktiv zu werden und sich durchzusetzen.

Noch einen weiteren Bezug der Menstruation dürfen wir nicht übersehen: Die Monatsblutung ist Ausdruck der Fähigkeit, Kinder zu kriegen. Die monatlich einsetzende Regel wird emotional sehr unterschiedlich erlebt, je nachdem, ob eine Frau sich ein Kind wünscht oder nicht. Wünscht sich eine Frau ein Kind, so zeigt ihr die einsetzende Regel, daß »es wieder einmal nicht geklappt hat«. In diesen Fällen erleben wir primär Unwohlsein und schlechte Laune vor und während der Periode. Die Blutung wird »schmerzlich« registriert. Diese Frauen bevorzugen auch unsichere Verhütungsmethoden – es ist der Kompromiß zwischen dem unbewußten Kinderwunsch und einem Alibi. Hat die Frau Angst vor einem Kind, so sehnt sie sich die Regel herbei, was prompt zu einer Verzögerung führen kann. Häufig kommt es dann zu sehr langen Blutungen, was unter Umständen auch zur Verhinderung von Sex eingesetzt werden kann. Grundsätzlich kann – wie jedes Symptom – auch die Regel als Machtinstrument eingesetzt werden, sei es, um Sex zu verhindern, sei es, um Zuwendung und Zärtlichkeit zu erhalten.

Die Regel wird korporal gesteuert von dem Zusammenspiel des weiblichen Hormons Östrogen und des männlichen Hormons Gestagen. Dieses Zusammenspiel entspricht einer »Sexualität auf der hormonalen Ebene«. Ist diese »Hormonsexualität« gestört, ist auch die Regel gestört. Störungen dieser Art sind nur schwerlich durch medikamentöse Hormongaben zu heilen, denn die Hormone sind lediglich stoffliche Repräsentanten der männlichen und weiblichen Seelenanteile. Heilung kann man nur durch die Aussöhnung mit der eigenen Geschlechtsrolle finden, denn sie ist die Voraussetzung, um danach den gegengeschlechtlichen Pol in sich einmal verwirklichen zu können.

Scheinschwangerschaft (Pseudogravidität)

Besonders eindrucksvoll kann man die Somatisierung psychischer Prozesse bei der eingebildeten Schwangerschaft beobachten. Es kommt bei diesen Frauen nicht nur zu subjektiven Schwangerschaftssymptomen wie Eßgelüste, Völlegefühl, Übelkeit, Erbrechen, sondern zu typischen Schwellungen der Brüste, Pigmentierungen der Brustwarzen bis sogar zur Milchsekretion. Die Frau spürt die Bewegungen des Kindes, der Leib schwillt an wie bei einer hochschwangeren Frau. Der Hintergrund dieser seit dem Altertum bekannten, aber dennoch relativ seltenen Scheinschwangerschaft ist der Konflikt zwischen einem extrem starken Kinderwunsch und einer unbewußten Angst vor

Verantwortung. Tritt die Scheinschwangerschaft bei alleinstehenden und isoliert lebenden Frauen auf, so kann auch ein Konflikt zwischen Sexualität und Mutterschaft vorliegen. Man möchte die *edle* Mutterrolle ausfüllen, ohne daß dabei der *unedle* Sex eine Rolle spielt. In jedem Falle aber zeigt bei der Scheinschwangerschaft der Körper wiederum die Wahrheit: Er bläht sich auf ohne Inhalt.

Schwangerschaftsprobleme

Schwangerschaftsprobleme zeigen immer eine Ablehnung des Kindes. Eine solche Behauptung wird bestimmt von jenen am heftigsten zurückgewiesen, bei denen sie am stärksten zutrifft. Doch wenn uns an der Wahrheit gelegen ist, wenn wir uns wirklich erkennen wollen, dann müssen wir erst einmal von unseren üblichen Wertmaßstäben loslassen. Sie sind es nämlich, die unserer Ehrlichkeit am meisten im Wege stehen. Solange man davon überzeugt ist, daß »man« nur eine ganz bestimmte Haltung oder Verhaltensweise haben darf, um ein *guter* Mensch zu sein, wird man all jene Impulse, die nicht in dieses Schema passen, zwangsläufig verdrängen. Diese verdrängten Impulse sind es, die als körperliche Symptome wieder die Wahrhaftigkeit ins Gleichgewicht bringen.

Wir möchten diesen Zusammenhang immer wieder betonen, damit man sich nicht durch ein zu schnelles: »Aber in meinem Falle trifft das bestimmt nicht zu!« selbst betrügt. Kinderkriegen gehört ja gerade zu den sehr stark gewerteten Themen, weshalb hier so manche Unehrlichkeit sich in Symptome verwandelt. So zeigt ein Abgang, daß man das Kind wieder loswerden will – er ist eine unbewußte Abtreibung. In milderer Form zeigt sich die Ablehnung des Kindes in der (fast üblichen) Übelkeit und vor allem im Schwangerschaftserbrechen. Dieses Symptom tritt besonders häufig bei sehr zarten und schlanken Frauen auf, denn die Schwangerschaft bewirkt bei ihnen einen kräftigen Schub weiblicher Hormone (Östrogen). Doch gerade bei Frauen mit geringer weiblicher Identifikation löst dieser (hormonale) Einbruch der Weiblichkeit Angst und Abwehr aus, die sich in Übelkeit und Erbrechen manifestiert. Die generelle Häufigkeit von Unwohlsein und Übelkeit während einer Schwangerschaft zeigt lediglich, wie generell die Erwartung eines Kindes neben der Freude auch Ablehnung auslöst. Dies ist ganz verständlich, bedeutet doch ein Kind eine ganz ungeheure Umstellung des bisherigen Lebens und die Übernahme einer Verantwortung, die anfangs sehr wohl Angst auslöst. In dem Maße, in dem man jedoch diese Konflikthaftigkeit nicht bewußt bearbeitet, sinkt die Ablehnung in den Körper.

Schwangerschaftsgestose

Man unterscheidet eine Frühgestose (6.–14. Woche) und eine Spätgestose, die man auch Schwangerschaftstoxikose nennt. Die Gestose manifestiert sich in Bluthochdruck, Eiweißverlust über die Niere, Krämpfen (Schwangerschaftseklampsie), Übelkeit und morgendlichem Erbrechen. Das gesamte Bild zeigt die Abwehr gegen das Kind und teils konkrete, teils symbolische Versuche, das Kind loszuwerden. Das Eiweiß, das man über die Niere ausscheidet, wäre eigentlich für das Kind von größter Wichtigkeit. Indem man es aber *verliert*, wird es dem Kind nicht zugeführt – man versucht, sein Wachstum zu verhindern, indem man den Baustoff ausscheidet. Die Krämpfe entsprechen dem Versuch, das Kind auszutreiben (vgl. Wehen). All diese relativ häufigen Symptome zeigen den oben beschriebenen Konflikt. An der Stärke und der Gefährlichkeit der Symptome kann man gut ablesen, wie stark die Ablehnung des Kindes gewichtet ist oder wie weit sich die Mutter zur Anerkennung des Kindes durcharbeitet.

In der Spätgestose finden wir bereits ein viel extremeres Bild vor, das nicht nur das Baby, sondern auch die Mutter ernstlich gefährdet. Bei diesem Krankheitsbild wird die Durchblutung der Plazenta rigoros gedrosselt. Die Austauschfläche der Plazenta ist zwölf bis vierzehn Quadratmeter groß. Bei der Gestose sinkt die Fläche auf etwa sieben Quadratmeter herab, bei viereinhalb Quadratmeter stirbt die Frucht. Die Plazenta ist die Kontaktfläche zwischen Mutter und Kind. Wird ihre Durchblutung gedrosselt, entzieht man diesem Kontakt das Leben. So führt die Plazentainsuffizienz in einem Drittel aller Fälle zum Tod des Kindes. Wenn ein Baby die Spätgestose überlebt, ist es meist sehr klein, unterernährt und sieht greisenhaft aus. Die Spätgestose ist der körperliche Versuch, das Baby zu erdrosseln, wobei die Mutter ihr eigenes Leben riskiert.

Als für Gestose gefährdet gelten in der Medizin Diabetikerinnen, Nierenkranke und besonders dicke Patientinnen. Betrachten wir diese drei Gruppen aus unserer Sicht, so zeigt sich, daß sie ein gemeinsames Problem haben: Liebe. Diabetikerinnen können keine Liebe aufnehmen und damit auch keine geben, die Nierenkranken haben Partnerschaftsprobleme, und die adipösen Patientinnen zeigen durch ihre Freßsucht, daß sie ihren Liebesmangel durch Nahrung zu kompensieren versuchen. So ist es wenig erstaunlich, daß Frauen, die mit dem Thema »Liebe« Probleme haben, auch Schwierigkeiten haben, sich für ein Kind zu öffnen.

Geburt und Stillen

Alle Probleme, welche die Geburt selbst verzögern oder erschweren, zeigen letztlich einen Versuch, das Kind zu behalten, und die Weigerung, es herzugeben. Dieses Urproblem zwischen Mutter und Kind wiederholt sich noch einmal später, wenn das Kind das elterliche Haus verlassen will. Es ist zweimal die gleiche Situation auf verschiedenen Ebenen: Bei der Geburt verläßt das Kind die Geborgenheit des Mutterleibs, später verläßt es die Geborgenheit des Elternhauses. Beides führt häufig zu einer »schweren Geburt«, bis schließlich die Abnabelung gelingt. Das angesprochene Thema heißt auch hier wieder »Loslassen«.

Je tiefer man in die Krankheitsbilder und damit in die Probleme des Menschen eindringt, um so deutlicher wird, daß menschliches Leben zwischen den beiden Polen »Hereinlassen« und »Loslassen« schwingt. Ersteres nennen wir häufig auch »Liebe«, letzteres in seiner Endform »Tod«. Leben heißt, Hereinlassen und Loslassen rhythmisch zu üben. Häufig kann man nur das eine, nicht aber das andere, manchmal kann man beides nicht. Bei der Sexualität war die Frau aufgefordert, sich zu öffnen und weit zu werden, um das *Du* hereinzulassen. Bei der Geburt nun ist sie wiederum aufgefordert, sich zu öffnen und weit zu werden, diesmal, um von einem Teil ihres Seins loszulassen, damit es zum Du werden kann. Gelingt dies nicht, kommt es zu Komplikationen bei der Geburt oder zum Kaiserschnitt. Übertragene Kinder werden häufig mit Kaiserschnitt ans Licht der Welt geholt, wobei das Übertragen diesmal das »Sich-nicht-trennen-Wollen« zum Ausdruck bringt. Auch die anderen Gründe, die häufig zum Kaiserschnitt führen, sind Ausdruck des gleichen Problems: Man hat Angst, zu *eng* zu sein, hat Angst vor einem Dammriß oder davor, für den Mann unattraktiv zu werden.

Das entgegengesetzte Problem finden wir bei der Frühgeburt, die häufig durch einen vorzeitigen Blasensprung eingeleitet wird. Der vorzeitige Blasensprung wird meist durch verfrühte Wehen und durch Pressen verursacht. Es ist der Versuch, das Kind *rauszuschmeißen.*

Wenn eine Mutter ihr Kind stillt, so geschieht dabei wesentlich mehr als bloße Ernährung. So enthält die Muttermilch Antikörper, welche das Kind das erste Halbjahr schützen. Bekommt das Kind keine Muttermilch, bekommt es auch diesen Schutz nicht und das in einem umfassenderen Sinn, als es die Antikörper allein tun. Wird das Kind nicht gestillt, fehlt ihm der Hautkontakt zur Mutter; es fehlt wiederum der Schutz, der durch das »An-sich-Drükken« vermittelt würde. Wird ein Kind nicht gestillt, so zeigt dies die fehlende Bereitschaft der Mutter, das Kind zu nähren, zu schützen, für das Kind durch persönlichen Einsatz aufzukommen. Dieses Problem ist bei den Müttern, bei denen keine Milch vorhanden ist, wesentlich tiefer verdrängt als bei denen, die offen dazu stehen, nicht stillen zu wollen.

Sterilität (Konzeptionsunfähigkeit)

Empfängt eine Frau kein Kind, obwohl sie sich ein Kind wünscht, so zeigt dies, daß entweder eine unbewußte Abwehr vorhanden ist oder der Wunsch nach einem Kind unehrlich motiviert ist. Eine unehrliche Motivation ist beispielsweise die Hoffnung, durch ein Kind den Partner halten zu können oder bestehende Partnerprobleme durch ein Kind in den Hintergrund drängen zu können. In solchen Fällen reagiert der Körper häufig ehrlicher und weitsichtiger. Im selben Sinne zeigt eine Unfruchtbarkeit des Mannes die Angst vor Bindung und Verantwortlichkeit, die durch ein Kind in sein Leben treten würde.

Menopause und Klimakterium (Wechseljahre)

So wie das Einsetzen der Regel wird auch der Verlust der Regel von der Frau als einschneidende Lebensumstellung erlebt. Die Menopause signalisiert der Frau den Verlust der Fortpflanzungsfähigkeit und damit auch den Verlust einer spezifisch weiblichen Ausdrucksform. Es hängt von der bisherigen Einstellung zur eigenen Weiblichkeit und von der sexuellen Erfüllung des bisherigen Lebensabschnittes ab, wie diese Zäsur von der Frau erlebt und beantwortet wird. Neben den emotionalen Begleitreaktionen wie Ängstlichkeit, Reizbarkeit und Antriebshemmungen, die allesamt Ausdruck dafür sind, daß der Eintritt in eine neue Lebensphase krisenhaft erlebt wird, kennen wir noch eine Reihe mehr somatischer Symptome. Bekannt sind die Hitzewallungen, auch *fliegende Hitze* genannt, die eigentlich »sexuelle Hitze« signalisieren sollen. Es ist ein Versuch, zu demonstrieren, daß mit dem Verlust der Regel nicht gleichzeitig das Frausein im sexuellen Sinne verlorengeht – und so zeigt man, daß man noch von Hitze durchwallt wird und somit eine *heiße Frau* ist. Auch wieder einsetzende häufige Blutungen sind der Versuch, Fruchtbarkeit und Jugend vorzutäuschen.

Wie groß die Probleme und Beschwerden des Klimakteriums sind, hängt weitgehend davon ab, wie erfüllt die eigene Weiblichkeit bisher gelebt und erlebt wurde. Alle nicht gelebten Wünsche türmen sich sonst in dieser Phase als Versäumnisängste auf und führen zur Panikstimmung und Nachholbedürfnissen. Nur das Nichtgelebte macht *heiß*. In diese Lebensphase fallen meist auch die häufigen, gutartigen Muskelwucherungen im Uterus, Myome genannt. Diese Wucherungen in der Gebärmutter symbolisieren eine Schwangerschaft, man läßt etwas in seiner Gebärmutter wachsen, was dann bei einer Operation wie bei einer Entbindung herausgeholt wird. Myome sollten als Anlaß genommen werden, unbewußten Schwangerschaftswünschen nachzuspüren.

Frigidität (Anorgasmie) und Impotenz

Hinter allen sexuellen Schwierigkeiten steht Angst. Wir sprachen bereits von der Verwandtschaft zwischen Orgasmus und Tod. Der Orgasmus bedroht unser Ich, denn er entfesselt eine Kraft, die wir mit unserem Ego nicht mehr steuern, nicht mehr kontrollieren können. Alle ekstatischen und rauschhaften Zustände – gleichgültig, ob sexueller oder religiöser Natur – lösen beim Menschen immer gleichzeitig faszinierenden Reiz und große Angst aus. Die Angst überwiegt in dem Maße, wie ein Mensch gewohnt ist, sich zu kontrollieren. Ekstase ist Kontrollverlust.

Von unserer sozialen Gemeinschaft wird Selbstkontrolle als eine hoch positive Eigenschaft gewertet und daher bereits mit viel Fleiß den Kindern beigebracht (»... jetzt nimm dich doch mal zusammen!«). Die Fähigkeit großer Selbstkontrolle erleichtert das soziale Zusammenleben erheblich, ist aber gleichzeitig Ausdruck der unglaublichen Verlogenheit dieser Gesellschaft. Selbstkontrolle heißt ja nichts anderes, als alle für eine Gemeinschaft unwillkommenen Impulse ins Unbewußte wegzudrängen. Damit verschwindet zwar der Impuls erst einmal aus der Sichtbarkeit, doch die Frage bleibt, was mit dem weggeräumten Impuls weiterhin geschieht. Da es zur Natur eines Impulses gehört, sich zu verwirklichen, wird er weiterhin in die Sichtbarkeit drängen, und so muß der Mensch ständig Energie investieren, will er den unterdrückten Impuls weiter unterdrücken und kontrollieren.

Hier wird deutlich, warum der Mensch Angst vor Kontrollverlust hat. Eine ekstatische oder rauschhafte Situation öffnet gleichsam den »Deckel zum Unbewußten« und läßt all das bisher sorgsam Verdrängte an die Sichtbarkeit kommen. Jetzt wird der Mensch in einer Weise ehrlich, daß es ihm meist schon peinlich ist. »In vino veritas – Im Wein liegt Wahrheit« wußten schon die alten Römer. Im Rausch brechen aus einem sanften Lamm wilde Aggressionen hervor, während ein »knallharter Typ« in Tränen ausbricht. Die Situation wird sehr ehrlich, aber sozial recht bedenklich – »deshalb sollte man sich beherrschen können«. In diesen Fällen macht das Krankenhaus ehrlich.

Wenn man Angst vor Kontrollverlust hat und deshalb

täglich übt, sich zu beherrschen, ist es plötzlich oft recht schwierig, allein in der Sexualität auf die Kontrolle des Ichs zu verzichten und geschehen zu lassen, was von selbst geschieht. Im Orgasmus wird das kleine Ich, auf das wir immer so stolz sind, einfach weggeblasen. Im Orgasmus stirbt das Ich (... leider nur sehr kurzfristig, sonst wäre Erleuchtung wesentlich einfacher!). Wer aber am Ich festhält, verhindert den Orgasmus. Je mehr das Ich auch noch versucht, den Orgasmus willentlich herbeizuführen, um so aussichtsloser wird der Erfolg. Dieses Gesetz wird trotz seiner Bekanntheit in seiner Tragweite meistens nicht überschaut. Solange das Ich etwas will, kann man es unmöglich erreichen. Der Wunsch des Ich verkehrt sich letztlich immer ins Gegenteil: Einschlafen wollen macht wach, potent sein wollen führt zur Impotenz. Solange das Ich erleuchtet werden will, erreicht man dieses Ziel nimmermehr! Orgasmus ist der Verzicht auf das Ich, nur das ermöglicht »Einswerdung«, denn solange noch ein Ich da ist, gibt es auch ein Nicht-Ich, und solange existieren wir in der Zweiheit. Das Los- und Geschehenlassen ist vom Mann wie von der Frau gleichermaßen gefordert, wollen sie einen Orgasmus erleben. Doch neben diesem gemeinsamen Thema müssen Mann und Frau unterschiedliche geschlechtsspezifische Themen verwirklichen, soll es zu einer harmonischen Sexualität kommen.

Wir sprachen schon ausführlich von der Hingabefähigkeit als Prinzip des Weiblichen. Frigidität zeigt an, daß eine Frau sich nicht ganz hingeben, sondern selbst der Mann sein will. Man will sich nicht unterordnen, nicht die »Unterlegene« sein, will dominieren. Solche Dominanzwünsche und Machtphantasien sind Ausdruck des männlichen Prinzips und verhindern deshalb bei der Frau eine vollkommene Identifikation mit der Weiblichkeitsrolle. Solche Verschiebungen stören naturgemäß einen so empfindlichen polaren Prozeß, wie es die Sexualität ist. Bestätigt wird dieser Zusammenhang auch dadurch, daß

Frauen, die bei ihrem Partner frigide sind, durch Onanie sehr wohl einen Orgasmus erleben können. Beim Onanieren fällt das Problem des Dominierens oder Sich-hingebens weg – man ist allein und braucht niemanden hereinzulassen, ausgenommen die eigenen Phantasien. Ein Ich, das sich nicht von einem Du gefährdet sieht, zieht sich leichter freiwillig zurück. In der Frigidität zeigen sich meist auch die Ängste der Frauen vor ihrer eigenen Triebhaftigkeit, besonders dann, wenn starke Wertungen über die Klischees einer *anständigen Frau*, einer *Hure* usw. existieren. Die frigide Frau will nichts herein- und nichts herauslassen, sondern *kühl* bleiben.

Das Prinzip des Männlichen ist das *Machen*, das *Schöpfen* und das *Verwirklichen.* Das Männliche (Yang) ist aktiv und somit auch aggressiv. Potenz ist Ausdruck und Symbol von Macht, Impotenz ist Machtlosigkeit. Hinter der Impotenz steht die Angst vor der eigenen Männlichkeit und vor der eigenen Aggression. Man hat Angst, *seinen Mann stehen zu müssen.* Impotenz ist auch Ausdruck einer Angst vor der Weiblichkeit an sich. Das Weibliche wird als eine Bedrohung erlebt, die einen verschlingen will. Das Weibliche zeigt sich hierbei in seinem Aspekt der verschlingenden Urmutter bzw. der Hexe. Man will sich erst gar nicht in die »Höhle der Hexe« begeben. Auch hierbei zeigt sich die geringe Identifikation mit der Männlichkeit und somit mit den Attributen von Macht und Aggression. Der impotente Mann identifiziert sich mehr mit dem passiven Pol und der Rolle des Unterlegenen. Er hat Angst vor Leistung. Auch hier beginnt der Teufelskreis, wenn man versucht, Potenz durch Wollen und durch Anstrengung zu erreichen. Je höher der Leistungsdruck, um so aussichtsloser ist jede Erektion. Impotenz sollte vielmehr der Ausgangspunkt dafür werden, sich über seine Bezüge zu den Themen Macht, Leistung und Aggression und den damit verbundenen Ängsten Rechenschaft abzulegen.

Bei der Betrachtung aller sexuellen Probleme sollte man

nie vergessen, daß in jedem Menschen sowohl ein weiblicher als auch ein männlicher Seelenaspekt vorhanden ist und daß letztlich jeder, sei es Mann oder Frau, beide Aspekte in sich vollkommen entwickeln muß. Doch dieser schwierige Weg beginnt damit, daß man zuerst die vollkommene Identifikation mit jenem Anteil erlangt, den man durch seine körperliche Geschlechtlichkeit repräsentiert. Dann erst, wenn man den einen Pol ganz leben kann, ist der Weg frei, über die Begegnung mit dem anderen Geschlecht auch den gegenpolaren Seelenanteil in sich zu erwecken und bewußt zu integrieren.

10.
Herz und Kreislauf

Blutniederdruck – Bluthochdruck (Hypotonie – Hypertonie)

Blut symbolisiert das Leben. Das Blut ist der materielle Träger des Lebens und Ausdruck der Individualität. Das Blut ist »ein ganz besonderer Saft« – es ist der Lebenssaft. Jeder Tropfen Blut enthält den ganzen Menschen – deshalb die große Bedeutung des Blutes bei allen magischen Praktiken. Deshalb verwenden Pendler einen Blutstropfen als Mumia, deshalb die Möglichkeit, aus einem Tropfen Blut eine ganzheitliche Diagnose zu stellen.

Der Blutdruck ist Ausdruck der Dynamik des Menschen. Er entsteht aus dem Wechselspiel zwischen dem Verhalten des flüssigen Blutes und dem Verhalten der grenzsetzenden Gefäßwände. Bei der Betrachtung des Blutdrucks sollten wir immer diese beiden antagonistischen Komponenten im Auge behalten: das Fließende und Flüssige auf der einen Seite und die Grenze und Widerstand setzenden Gefäßwände auf der anderen Seite. Entspricht das Blut dem eigenen Wesen, so entsprechen die Gefäßwände den Grenzen, an denen sich die Entfaltung der Persönlichkeit orientiert, und den Widerständen, die sich der Entwicklung entgegenstellen.

Ein Mensch mit zu niedrigem Blutdruck (Hypotoniker) fordert diese Grenzen überhaupt nicht heraus. Er versucht gar nicht, sich durchzusetzen, sondern weicht allen Widerständen aus – er geht nie bis an die Grenze. Begegnet er einem Konflikt, so zieht er sich schnell zurück – analog zieht auch sein Blut sich so weit zurück, bis er ohn-mächtig wird. Er verzichtet also auf alle Macht (scheinbar!), zieht sich und sein Blut zurück und legt seine Verantwortlichkeit und sich selbst nieder. In der Ohnmacht zieht er sich aus der Bewußtheit zurück ins Unbewußte und hat so mit allen Problemen, die sich ihm stellen, nichts mehr zu tun. Er ist gar nicht mehr da. Eine operettenhafte Situation, wie wir sie alle kennen: Eine Dame wird in einer peinlichen Situation von ihrem Ehemann ertappt – schon sinkt sie ohnmächtig nieder, worauf alle Beteiligten eifrig bemüht sind, sie mit Hilfe von Wasser, Frischluft und Riechfläschchen wieder ins Bewußtsein zurückzurufen, denn was nützt der schönste Konflikt, wenn der Hauptverantwortliche sich auf eine andere Ebene zurückzieht und somit schlagartig alle Verantwortung abgibt.

Der Hypotoniker kann buchstäblich nicht stehen: Er steht nicht zur Sache, er steht nicht für etwas gerade, ihm fehlen Standhaftigkeit und Aufrichtigkeit. Er legt sich bei jeder Herausforderung nieder, und die Umwelt hebt ihm die Beine hoch, damit wieder mehr Blut in seinen Kopf, sein Machtzentrum, fließt und er wieder Macht über sich erlangt und Verantwortung übernehmen kann. Auch die Sexualität gehört meist zu den Bereichen, denen der Mensch mit niederem Blutdruck ausweicht, denn Sexualität ist stark vom Blutdruck abhängig.

Häufig finden wir beim Hypotoniker auch noch das Bild der Anämie, bei dessen häufigster Form es am Eisen im Blut fehlt. Dadurch ist die Umsetzung der kosmischen Energie (Prana), die wir mit der Atemluft aufnehmen, in körpereigene Energie (Blut) gestört. Anämie zeigt die Weigerung, den einem zustehenden Teil von Lebensenergie aufzunehmen und in Tatkraft umzusetzen. Auch hier wird die Krankheit als Alibi für die eigene Passivität benützt. Es fehlt am nötigen Druck.

Alle sinnvollen Therapiemaßnahmen zur Erhöhung des Blutdruckes sind bezeichnenderweise ausnahmslos an Energieeinsatz gekoppelt und wirken genau so lange, wie man diese Anweisungen befolgt: Waschungen, Bürstungen, Wassertreten, Bewegung, Trimm-dich-Übungen, Kneipp-Anwendungen. Sie erhöhen den Blutdruck, weil man etwas tut und dadurch Energie in Tatkraft umsetzt. Ihr Nutzen ist in dem Moment wieder vorbei, in dem man diese Übungen absetzt. Dauerhafte Erfolge kann man nur von einem Wandel der inneren Einstellung erwarten.

Der Gegenpol ist der zu hohe Blutdruck (Hypertonie). Aus experimentellen Untersuchungen weiß man, daß der Anstieg von Pulsfrequenz und Blutdruck nicht nur bei erhöhter körperlicher Leistung eintritt, sondern bereits bei deren bloßer Vorstellung. Der Blutdruck steigt ebenfalls an, wenn man sich in einem Gespräch einer Konfliktsituation eines Menschen nähert, sinkt aber bereits wieder ab, wenn der betreffende Mensch selbst über den Konflikt spricht und somit sein Problem verbalisiert. Dieses aus Experimenten gewonnene Wissen ist eine gute Grundlage, um den Hintergrund des Bluthochdrucks zu verstehen. Wenn durch die ständige Vorstellung einer Leistung der Kreislauf erhöht wird, ohne daß diese Leistung jemals in motorische Aktivität umgesetzt und entladen wird, kommt es buchstäblich zu einem »Dauerdruck«. Der Mensch erzeugt in diesem Falle durch seine Vorstellung in sich eine Dauererregung, und das Kreislaufsystem erhält diese Dauererregung aufrecht in der Erwartung, daß es zu einer Umsetzung in Handlung kommt. Fehlt sie, so *steht er unter Druck*. Noch wichtiger für uns ist, daß der gleiche Zusammenhang auch auf der Ebene des Konflikts gilt. Da wir wissen, daß bereits das Konfliktthema zur Erhöhung des Druckes führt, der jedoch bereits beim Darübersprechen wieder sinkt, sehen wir deutlich, daß der Hypertoniker sich ständig in Konfliktnähe aufhält, ohne eine Lösung herbeizuführen. Er steht neben dem Konflikt, aber stellt sich ihm nicht. Der erhöhte Blutdruck findet seinen physiologischen Sinn gerade darin, kurzfristig mehr Energie zu liefern, um bevorstehende Aufgaben und Konflikte besser und energischer lösen zu können. Geschieht dies, so verbraucht die Lösung das Mehr an Energie, und der Druck sinkt wieder auf den Normalwert. Der Hypertoniker löst aber seine Konflikte nicht, wodurch der Überdruck nicht verbraucht wird. Vielmehr flieht er in äußere Betriebsamkeit und versucht, durch große Aktivität in der Außenwelt, sich und die anderen von der Aufforderung, den Konflikt in Angriff zu nehmen, abzulenken.

Wir sehen, daß sowohl der Mensch mit zu niederem Blutdruck als auch der Mensch mit zu hohem Blutdruck den anstehenden Konflikten aus dem Wege geht, beide mit unterschiedlicher Taktik. Der Hypotoniker flieht vor dem Konflikt, indem er sich ins Unbewußte zurückzieht, der Hypertoniker lenkt sich und die Umwelt durch Überaktivität und überzogene Dynamik vom Konflikt ab. Er flieht ins Handeln. Entsprechend dieser Polarität finden wir den Niederdruck häufiger bei Frauen, den Hochdruck häufiger bei Männern. Weiterhin ist der Hochdruck ein Indiz für gehemmte Aggression. Die Feindseligkeit bleibt wiederum in der Vorstellung stecken, und so wird die bereitgestellte Energie nicht durch Handlung entladen. Der Mensch nennt diese Haltung *Selbst-beherrschung.* Der aggressive Impuls führt zu Hochdruck, die Selbstbeherrschung zur Kontraktion der Gefäße. So kann man den Druck unter Kontrolle halten. Druck des Blutes und Gegendruck der Gefäßwände führen zum Hochdruck. Wir werden noch sehen, wie diese Haltung der beherrschten Aggression geradlinig in den Herzinfarkt mündet.

Wir kennen noch den altersbedingten Hochdruck, der mit der Verkalkung der Gefäßwände einhergeht. Das Gefäßsystem ist ein System, dessen Aufgabe Vermittlung und Kommunikation ist. Verschwindet im Alter die Flexibilität und Elastizität, so erstarrt die Kommunikation und der Eigendruck steigt.

Das Herz

Der Herzschlag ist ein weitgehend autonomes Geschehen, das ohne ein bestimmtes Training (z. B. Biofeedback) dem willentlichen Zugriff entzogen ist. Dieser sinusförmige

Rhythmus ist Ausdruck einer strengen Norm im Körper. Der Herzrhythmus ähnelt dem Atemrhythmus, wobei letzterer dem willkürlichen Zugriff wesentlich näher steht. Der Herzschlag ist ein streng geordneter, harmonischer Rhythmus. Wenn bei den sogenannten Rhythmusstörungen das Herz plötzlich stolpert oder rast, zeigt sich darin ein Einbruch in die Ordnung bzw. eine Entgleisung aus dem normativen Gleichmaß.

Betrachten wir die vielen Redewendungen, in denen das Herz vorkommt, dann sehen wir, daß es immer mit emotionalen Situationen in Verbindung steht. Eine Emotion ist etwas, was der Mensch aus sich herausbringt, ist eine Bewegung aus dem Inneren des Menschen nach außen (lat. emovere = aus sich heraus bewegen). Man sagt: *Das Herz hüpft mir vor Freude – das Herz fällt mir vor Schreck in die Hose – das Herz zerspringt vor Freude – springt aus der Brust – schlägt bis zum Hals – es liegt mir etwas auf dem Herzen* oder *am Herzen – es geht mir etwas zu Herzen* oder *man nimmt sich etwas zu Herzen.* Fehlt bei einem Menschen dieser vom Verstand unabhängige emotionale Bereich, dann wirkt er auf uns *herzlos.* Begegnen sich zwei Liebende, so sagt man: *Ihre Herzen finden zueinander.* In all diesen Formulierungen ist das Herz ein Symbol für ein Zentrum im Menschen, das nicht vom Intellekt und nicht vom Willen gesteuert ist.

Es ist aber nicht nur *ein* Zentrum, sondern *das* Zentrum des Körpers; es liegt annähernd in dessen Mitte, nur ein wenig nach links zur Gefühlsseite hin verschoben (entspricht der rechten Gehirnhemisphäre). So liegt es genau dort, wo man hindeutet, wenn man auf sich selbst zeigen will. Das Gefühl und, noch weitergehend, die Liebe sind eng mit dem Herzen verbunden, wie uns schon die vielen Redewendungen zeigen. Man hat *ein Herz für Kinder,* wenn man sie mag. Wenn man jemanden *in sein Herz schließt,* macht man sich auf für ihn und läßt ihn herein. Man ist dann ein weitherziger Mensch, einer, der sich und damit sein Herz öffnen kann, der aufgeschlossen ist. Ihm gegenüber steht der verschlossene, engherzige Mensch, der nicht *auf sein Herz hört*, keine *herzlichen* Gefühle kennt, eher *kaltherzig* ist. Er würde niemals *sein Herz verschenken*, denn dann müßte er sich selbst verschenken; ganz im Gegenteil paßt er auf, daß er nicht etwa *sein Herz verliert* – deshalb macht er alles lieber nur *halbherzig*. Der *weichherzige* Mensch auf der anderen Seite riskiert es, einen anderen von *ganzem Herzen*, grenzenlos und unendlich zu lieben. Diese Gefühle weisen tendenziell aus der Polarität hinaus, die für alles Grenzen und ein Ende braucht.

Beide Möglichkeiten finden wir im Herzen symbolisiert: Unser anatomisches Herz ist durch die Herzscheidewand gespalten, wie auch schon »der Herzschlag« ein Zweiklang ist. Denn mit der Geburt und mit dem Eintritt in die Polarität des ersten Atemzuges schließt sich reflektorisch die Herzscheidewand, und aus der *einen* großen Kammer und dem *einen* Kreislauf werden plötzlich *zwei*, was vom Neugeborenen auch häufig mit *Ver-zweiflung* erlebt wird. Andererseits geht das Symbol des Herzens – so wie jedes Kind es spontan malen würde – in seiner Signatur weiter, münden doch hier die beiden runden Kammern in die eine Spitze. Aus der Zweiheit wächst das Eine. Und so ist uns das Herz auch Symbol der Liebe und der Einheit. Das meinen wir, wenn wir sagen, *eine Mutter trage ein Kind unter dem Herzen*. Anatomisch wäre dieser Ausdruck sinnlos – hier dient das Herz als Symbol für das Zentrum der Liebe, und da macht es auch nichts, daß es anatomisch in der oberen Körperhälfte liegt, während das Kind weiter unten heranwächst.

Man könnte auch sagen, der Mensch habe zwei Zentren, ein oberes und ein unteres: Kopf und Herz, Verstand und Gefühl. Von einem *ganzen* Menschen erwarten wir, daß beide Funktionen vorhanden und in einem harmonischen Gleichgewicht sind. Der reine Verstandesmensch wirkt einseitig und kalt. Der Mensch, der nur aus dem Gefühl lebt, wirkt auf uns häufig etwas unklar und ungeordnet. Erst wenn beide Funktionen sich gegenseitig ergänzen und bereichern, wirkt ein Mensch auf uns *rund.*

Die vielen Formulierungen, in denen das Herz angesprochen wird, zeigen uns, daß das, was das Herz aus seinem gewohnten und maßvollen Takt herausbringt, immer eine Emotion ist, sei es der Schreck, der das Herz zum Rasen oder zum Stillstand bringt, sei es die Freude oder die Liebe, welche den Herzschlag dermaßen beschleunigen, daß man sein Herz bis zum Halse schlagen hört und spürt. Bei den Rhythmusstörungen des Herzens geschieht das gleiche. Lediglich die entsprechende Emotion ist nicht zu sehen. Allein hier liegt das Problem: Die Rhythmusstörungen überfallen die Menschen, die sich nicht von »irgendwelchen Emotionen« aus ihrem normativen Gleichmaß reißen lassen. Nun spielt das Herz verrückt, weil der Mensch sich nicht traut, sich einmal von den Emotionen *ver-rücken* zu lassen. Er hält sich an seinen Verstand und an die Norm und ist nicht bereit, sich durch Gefühle und Emotionen aus seinem Trott reißen zu lassen. Er will das harmonische Gleichmaß des Lebens nicht durch emotionale Einbrüche beunruhigen lassen. Doch in solchen Fällen somatisiert sich die Emotion, und das Herz beginnt, ihn zu beunruhigen. Der Herzschlag entgleist und zwingt dadurch den Menschen buchstäblich wieder, auf *sein Herz zu hören.*

Normalerweise nehmen wir unseren Herzschlag nicht wahr – wir hören und spüren ihn erst unter dem Eindruck einer Emotion oder im Krankheitsgeschehen. Unser Herzschlag kommt uns erst zu Bewußtsein, wenn uns etwas erregt oder wenn sich etwas verändert. Hier haben wir den Hauptschlüssel zum Verständnis aller Herzsymptome gefunden: Herzsymptome zwingen den Menschen, wieder auf sein Herz zu hören. Herzkranke sind Menschen, die nur auf ihren Kopf hören wollen und in deren Leben das Herz zu kurz kommt. Besonders deutlich wird dieses Geschehen beim Herzphobiker. Unter Herzphobie (oder

Herzneurose) versteht man eine somatisch nicht begründete Angst um das eigene Herzgeschehen, was zu einer krankhaft übertriebenen Beobachtung des Herzens führt. Die Angst vor einem Herzschlag ist beim Herzneurotiker so groß, daß er bereit ist, dafür sein ganzes Leben umzugestalten.

Wenn wir dieses Verhalten symbolisch betrachten, sehen wir wieder einmal, mit welch grandioser Weisheit und Ironie Krankheit arbeitet: Der Herzphobiker wird gezwungen, ständig sein Herz zu beobachten und sein Leben ganz *den Bedürfnissen seines Herzens unterzuordnen.* Dabei hat er aber vor seinem Herzen so viel Angst – nämlich die in Wirklichkeit sehr berechtigte Angst, daß sein Herz eines Tages stillsteht und er herzlos würde. Die Herzphobie zwingt ihn, das Herz wieder in die Mitte seines Bewußtseins zu rücken – wer könnte da nicht *herzhaft* lachen?

Was sich beim Herzneurotiker noch in der Psyche abspielt, ist bei der Angina pectoris bereits weit in die Körperlichkeit abgesunken. Die zuleitenden Gefäße sind verhärtet und eng geworden, so daß das Herz nicht mehr genügend Nährstoffe bekommt. Es gibt hier nicht viel zu deuten, denn jeder weiß, was man sich unter einem *verhärteten Herzen* und unter einem *versteinerten Herzen* vorzustellen hat. Angina heißt wörtlich *Enge* und Angina pectoris demnach *Engherzigkeit.* Während der Herzneurotiker diese Enge noch direkt als Angst erlebt, hat sich bei der Angina pectoris diese Enge konkret manifestiert. Eine originelle Symbolik zeigt hier die schulmedizinische Therapie: Man gibt dem Herzkranken in Notfällen Nitroglyzerin-Kapseln (z. B. Nitrolingual) – also Sprengstoff. Damit sprengt man die Enge, um im Leben des Kranken dem Herzen wieder Raum zu verschaffen. Die Herzkranken haben Angst um ihr Herz – mit Recht!

Doch so mancher versteht die Aufforderung dennoch nicht. Wenn die Angst vor dem Gefühl so groß geworden ist, daß man nur noch der absoluten Norm vertraut, läßt man sich einen Herzschrittmacher einbauen. So wird der lebendige Rhythmus durch einen Taktgeber ersetzt (Takt verhält sich zu Rhythmus wie *tot* zu *lebendig*!). Was bisher das Gefühl machte, übernimmt nun eine Maschine. Man verliert zwar die Flexibilität und Anpassungsfähigkeit des Herzrhythmus, doch dafür drohen auch nicht mehr die Sprünge eines lebendigen Herzens. Wer ein »enges« Herz hat, ist Opfer seiner Ich-Kräfte und seiner Machtwünsche geworden.

Jeder weiß, daß Bluthochdruck eine günstige Voraussetzung für einen Herzinfarkt darstellt. Wir sahen bereits, daß der Hypertoniker ein Mensch ist, der Aggressionen hat, die er aber durch Selbstbeherrschung zurückhält. Dieser Stau von aggressiver Energie entlädt sich beim Herzinfarkt: Es zerreißt ihm das Herz. Der Herzschlag ist die Summe aller nicht ausgeteilten Schläge. Im Herzinfarkt kann der Mensch eindrucksvoll die uralte Weisheit erleben, daß die Überbewertung der Ich-Kräfte und die Dominanz des Wollens uns vom Fluß des Lebendigen abschneidet. Nur ein hartes Herz kann brechen!

Herzkrankheiten

Bei Störungen und Erkrankungen am Herz sollte man folgenden Fragen nachgehen:

1. Sind bei mir Kopf und Herz, Verstand und Gefühl in einem harmonischen Gleichgewicht?
2. Gebe ich meinen Gefühlen genügend Raum und traue ich mich, sie zu äußern?
3. Lebe und liebe ich aus ganzem Herzen oder eher halbherzig?
4. Wird mein Leben von einem lebendigen Rhythmus getragen oder presse ich es in einen starren Takt?
5. Gibt es in meinem Leben noch Zündstoff und Sprengstoff?
6. Höre ich auf mein Herz?

Das Bindegewebe (Mesenchym) verbindet alle spezifischen Zellen, gibt ihnen Halt und verbindet die einzelnen Organe und Funktionseinheiten zu einem größeren Ganzen, welches wir als Gestalt erkennen. Ein schwaches Bindegewebe zeigt bei einem Menschen Mangel an Halt, eine Tendenz zur Nachgiebigkeit und einen Mangel an innerer Spannkraft. Diese Menschen sind in der Regel leicht verletzbar und etwas nachtragend. Am Körper zeigt sich diese Eigenschaft in den blauen Flecken, die bei diesen Menschen bei jedem kleinsten Anstoß sofort entstehen.

Eng mit der Bindegewebsschwäche verbunden ist die Neigung zu Krampfadern. Hierbei versackt das Blut in den oberflächlichen Beinvenen und kommt nicht genügend zum Herzen zurück. Der Kreislauf hat dadurch ein Übergewicht im unteren Pol des Menschen. Es zeigt den starken Erdbezug eines Menschen und ist Ausdruck einer gewissen Trägheit und Schwerfälligkeit. Es fehlt diesen Menschen Spannkraft und Elastizität. Weitgehend gilt hier all das, was im Zusammenhang mit der Anämie und dem niederen Blutdruck bereits gesagt wurde.

Die Thrombose ist der Verschluß einer Vene durch ein Blutgerinnsel. Die eigentliche Gefahr der Thrombose besteht darin, daß sich das Blutgerinnsel wieder löst, in die Lunge gerät und dort eine Embolie erzeugt. Das Problem hinter diesem Symptom ist leicht zu erkennen. Das Blut, das flüssig und fließend sein sollte, verfestigt sich, gerinnt und verklumpt, wodurch der gesamte Kreislauf stagniert.

Fließen setzt immer die Fähigkeit der Wandlung voraus. In dem Maße, wie ein Mensch aufhört, sich zu wandeln, manifestieren sich in seinem Körper Symptome, die auch hier das Fließende beengen oder blockieren. Äußere Beweglichkeit setzt innere Beweglichkeit voraus. Wird der Mensch in seinem Bewußtsein träge und gerinnen seine Meinungen zu festen Ansichten und Urteilen, so gerinnt auch bald im Körper, was eigentlich flüssig sein sollte. Es ist bekannt, daß Bettlägerigkeit die Thrombosegefahr erhöht. Die Bettlägerigkeit zeigt aber sehr deutlich, daß der Bewegungspol nicht mehr gelebt wird. »Alles fließt«, sagte Heraklit. In einer polaren Daseinsform manifestiert sich Leben als Bewegung und Veränderung. Jeder Versuch, nur an einem Pol festzuhalten, führt letztlich in die Stagnation und in den Tod. Das Unveränderliche, ewig Seiende finden wir jenseits der Polarität. Um dort hinzugelangen, müssen wir uns dem Wandel anvertrauen, denn nur er trägt uns hin zum Unwandelbaren.

11.
Bewegungsapparat und Nerven

Die Haltung

Sprechen wir von der Haltung eines Menschen, so ist aus der Formulierung allein nicht ersichtlich, ob wir dessen Körperhaltung oder dessen innere Haltung meinen. Trotzdem führt diese sprachliche Zweideutigkeit nicht zu Mißverständnissen, denn die äußere Haltung entspricht der inneren Haltung. Im Außen spiegelt sich lediglich das Innen. So sprechen wir beispielsweise von einem *aufrichtigen Menschen*, meistens ohne uns dabei bewußt zu werden, daß mit dem Wort *Aufrichtigkeit* ein körperlicher Akt beschrieben wird, der in der Geschichte der Menschheit von entscheidender Bedeutung war. Ein Tier kann nicht aufrichtig sein, denn es hat sich noch nicht aufgerichtet. Doch der Mensch hat in grauer Vorzeit einmal diesen gewaltigen Schritt getan, daß er sich aufrichtete und damit seinen Blick dem Oben, dem Himmel zuwandte und die Chance bekam, Gott zu werden – doch gleichzeitig auch die Gefahr der Hybris heraufbeschwor, sich selbst für Gott zu halten. Gefahr und Chance des Sich-Aufrichtens zeigt sich auch auf der körperlichen Ebene. Die Weichteile des Körpers, die beim vierbeinigen Tier durch dessen Haltung gut geschützt sind, sind beim aufrechten Menschen schutzlos. Diese Schutzlosigkeit und höhere Verletzbarkeit bringt jedoch polar dazu eine größere Offenheit und Empfänglichkeit mit sich. Es ist speziell die Wirbelsäule, welche unsere aufrechte Haltung ermöglicht. Sie macht den Menschen geradlinig und beweglich, gibt ihm Halt und Flexibilität. Sie hat die Form eines Doppel-S und arbeitet nach dem Stoßdämpferprinzip. Durch die Polarität von festen Wirbeln und weichen Bandscheiben ermöglicht sie Beweglichkeit und Flexibilität.

Wir sagten, daß innere und äußere Haltung sich entsprechen und daß diese Analogie in vielen Redewendungen zum Ausdruck kommt: Da gibt es *aufrichtige* und *geradlinige* Menschen und auch solche, die gerne *buckeln*; wir kennen *steife* sowie *hartnäckige* Leute und solche, die gerne *kriechen*; manch einem fehlt nicht nur *Haltung*, sondern auch *Halt.* Man kann aber auch versuchen, die äußere Haltung künstlich zu beeinflussen und zu ändern, um eine innere Haltung vorzutäuschen. So schreien die Eltern ihr Kind an: »Stell dich gerade hin!« – »Kannst du nicht endlich gerade sitzen?« So nimmt das Spiel der Unehrlichkeit seinen Lauf.

Etwas später ist es das Militär, das von seinen Soldaten verlangt: »Haltung annehmen!« Hier wird die Situation grotesk. Der Soldat soll äußerlich Haltung zeigen, obwohl er innerlich keine haben darf. Das Militär drillt seit eh und je mit viel Aufwand die äußere Haltung, obwohl sie, strategisch gesehen, schlicht idiotisch ist. Weder Stechschritt noch Strammstehen bewähren sich im Schlachtengetümmel. Man braucht die Dressur der äußeren Haltung lediglich, um die natürliche Korrespondenz zwischen der inneren und der äußeren Haltung zu durchbrechen. Die innere Haltlosigkeit der Soldaten bricht dann auch jäh in der Freizeit durch, nach einem Sieg und ähnlichen Anlässen. Partisanenkämpfer haben keine äußere Haltung, da sie eine innere Identifikation mit ihrem Tun besitzen. Die Effektivität nimmt mit der inneren Haltung deutlich zu und bei einer künstlichen äußeren Haltung ab. Man vergleiche die starre Haltung eines Soldaten, der mit durchgedrückten Gelenken dasteht, mit einem Cowboy, der seine Bewegungsmöglichkeit niemals durch durchgedrückte Gelenke blockieren würde. Diese offene Haltung, bei der man in der eigenen Mitte steht, finden wir im Tai Chi wieder.

Eine Haltung, die nicht dem inneren Wesen eines Menschen entspricht, erkennen wir sofort als unnatürlich, doch in seiner natürlichen Haltung erkennen wir auch den Menschen. Zwingt die Krankheit den Menschen zu einer bestimmten Haltung, die er freiwillig nicht einnehmen würde, so zeigt uns diese Haltung eine nicht gelebte innere Haltung, zeigt uns, wogegen der Mensch aufbegehrt.

Wir müssen bei der Betrachtung eines Menschen unterscheiden, ob er sich mit seiner äußeren Haltung identifiziert oder eine Haltung gegen seinen Willen einnehmen muß. Im ersten Fall spiegelt seine Haltung seine bewußte Identifikation. Im zweiten Fall manifestiert sich in der krankhaft veränderten Haltung ein Schattenbereich, den er freiwillig nicht haben möchte. So zeigt ein Mensch, der sehr gerade und aufrecht, mit erhobenem Kopf durch die Welt schreitet, eine gewisse Unnahbarkeit, Stolz, Erhabenheit und Aufrichtigkeit. Ein solcher Mensch wird sich aber auch mit all diesen Eigenschaften sehr wohl identifizieren können. Er würde sie nicht leugnen.

Anders verhält es sich z. B. beim Morbus Bechterew mit der typischen Bambusstangenform der Wirbelsäule. Hier somatisiert sich ein nicht bewußt gelebter Egoanspruch und eine vom Patienten nicht gesehene Unbeugsamkeit. Beim Morbus Bechterew verkalkt mit der Zeit die Wirbelsäule als Ganzes, der Rücken wird steif und der Kopf nach vorn geschoben, da die S-förmige Krümmung der Wirbelsäule aufgehoben oder ins Gegenteil verkehrt wird. Der Patient wird ganz konkret mit der Nase darauf gestoßen, wie steif, unnachgiebig und unbeugsam er in Wirklichkeit ist. Ganz ähnlich ist die Problematik, die sich im Rundrücken oder Buckel ausdrückt: Im Buckel manifestiert sich nicht gelebte Demut.

Bandscheiben und Ischias

Durch Druck werden die Knorpelscheiben zwischen den Wirbeln, besonders im Bereich der Lendenwirbelsäule, seitlich herausgequetscht und drücken auf Nerven, was verschiedenartige Schmerzen verursacht, wie z. B. Ischias,

Lumbago usw. Das Problem dieses Symptoms ist die Überlastung. Wer zu viel auf seine Schultern lädt und dieses Zuviel nicht bewußt realisiert, der spürt diesen Druck im Körper als Bandscheibenschmerz. Der Schmerz zwingt den Menschen zu mehr Ruhe, denn jede Bewegung, jede Aktivität tut ihm weh. Diese sinnvolle Regulation versuchen viele durch Schmerzmittel zu unterdrücken, um ihrer gewohnten Aktivität ungehindert nachgehen zu können. Doch man sollte lieber die Gelegenheit nützen, einmal in Ruhe darüber nachzudenken, warum man sich so viel aufgelastet hat, daß der Druck so groß geworden ist. Sich zu viel auflasten, dient doch immer dem Versuch, äußerlich groß und tüchtig zu erscheinen, um ein inneres Kleinheitsgefühl durch Taten zu kompensieren.

Hinter großen Leistungen steht immer Selbstunsicherheit und Minderwertigkeitsgefühl. Der Mensch, der sich selbst gefunden hat, leistet nichts mehr, er *ist.* Doch hinter all den großen (und kleineren) Taten und Leistungen der Weltgeschichte stehen immer Menschen, die von ihrem inneren Kleinheitsgefühl zu äußerer Größe getrieben werden. Sie wollen durch ihr Tun der Welt etwas beweisen, obwohl in Wirklichkeit gar niemand da ist, der solche Beweise fordert oder auf sie wartet – ausgenommen der Betreffende selbst. Er will immer nur sich etwas beweisen, doch die Frage ist: was? Wer viel leistet, sollte sich möglichst früh die Frage stellen, warum er das tut, damit einmal die Enttäuschung nicht zu hart wird. Wer zu sich ehrlich ist, wird als Antwort immer finden: um anerkannt zu werden, um geliebt zu werden. Zwar ist die Suche nach Liebe die einzige bekannte Motivation für Leistung, doch dieser Versuch endet immer unbefriedigend, denn das Ziel ist über diesen Weg niemals erreichbar. Denn Liebe ist zweckfrei, Liebe kann man sich nicht verdienen. »Ich liebe dich, wenn du mir zehntausend Mark gibst«, oder: »Ich liebe dich, wenn du der beste Fußballspieler bist«, sind absurde Forderungen. Das Geheimnis der Liebe besteht gerade in der Bedingungslosigkeit. Den Prototyp der Liebe finden wir deshalb in der Mutterliebe. Objektiv gesehen beschert ein Baby der Mutter nur Last und Unbequemlichkeiten. Doch eine Mutter empfindet es nicht so, denn sie liebt ihr Baby. Warum? Darauf gibt es keine Antwort. Gäbe es eine, wäre es keine Liebe. Jeder Mensch sehnt sich – bewußt oder unbewußt – nach dieser bedingungslosen, reinen Liebe, die nur mir selbst gilt und von keinen Äußerlichkeiten, von keinen Leistungen abhängig ist.

Minderwertigkeitsgefühl ist jenes Gefühl, daß die eigene Person unmöglich so, wie sie ist, liebenswert sein kann. Daraufhin beginnt der Mensch, sich liebenswert zu machen, indem er immer gescheiter, immer tüchtiger, immer reicher, immer berühmter usw. wird. Mit all diesem Tand der äußeren Welt will er liebenswert werden – doch wenn er jetzt geliebt wird, bleibt ihm immer der Zweifel, ob er womöglich »nur« wegen seiner Leistung, Ruhm, Reichtum usw. geliebt wird. Er hat sich in sich selbst den Weg zur echten Liebe verbaut. Die Anerkennung von Leistung befriedigt nicht die Sehnsucht, die den Menschen zur Leistung trieb. Deshalb ist es nützlich, sich rechtzeitig bewußt mit seinem eigenen Minderwertigkeits- und Kleinheitsgefühl auseinanderzusetzen – wer es nicht sehen will und sich weiterhin Aufgaben auflastet, der wird nun körperlich tatsächlich kleiner. Er sackt durch die Quetschung der Bandscheiben etwas zusammen, und die Schmerzen lassen die Haltung krumm und gebückt werden. Der Körper zeigt immer die Wahrheit.

Die Aufgabe der Bandscheibe ist es, Beweglichkeit und Elastizität zu ermöglichen. Ist eine Bandscheibe durch ineinander verkeilte Wirbel eingeklemmt bzw. verklemmt, so werden wir in unserer Haltung steif und unbeweglich und nehmen häufig eine sonderbare Position ein. Die gleichen Zusammenhänge kennen wir aus dem psychischen Bereich. Wenn ein Mensch »verklemmt« ist, fehlt ihm jede Offenheit und Beweglichkeit – er ist steif und fixiert auf eine eigenartige innere Haltung. Verklemmte Bandscheiben löst man in der Chiropraktik, indem man durch einen plötzlichen Ruck oder Zug die Wirbel aus ihrer verkeilten Lage kurz befreit und ihnen dadurch die Möglichkeit schafft, wieder einen natürlichen Kontakt zu finden (»solve et coagula«).

Auch verklemmte Seelen lassen sich am besten nach der gleichen Methode wie Gelenk und Wirbel wieder *zurechtrücken* oder *einrenken*: Sie müssen mit einem plötzlichen und kräftigen Ruck aus ihrer bisherigen Position gebracht werden, um die Möglichkeit zu finden, sich neu zu orientieren und neu zu finden. Vor diesem Ruck haben die Verklemmten genauso viel Angst wie die Patienten vor dem chiropraktischen Griff. Ein kräftiges Knacken zeigt in beiden Fällen die Aussicht auf Erfolg.

Gelenke:

Gelenke sorgen für die Beweglichkeit des Menschen. Viele Symptome, die an den Gelenken auftreten können, führen über die Entzündung zu Schmerz und dieser wiederum zur Bewegungseinschränkung bis hin zur Versteifung. Versteift ein Gelenk, so zeigt sich, daß der Patient *sich auf etwas versteift* hat. Ein steifes Gelenk verliert seine Funktion – versteift man sich auf ein Thema oder ein System, verliert dies ebenso seine Funktion. Ein harter, steifer Nacken verrät uns die Hartnäckigkeit des Besitzers. Es genügt meistens, auf die Sprache zu hören, um die Information eines Symptoms zu erfahren. Neben der Entzündung und Versteifung gibt es an den Gelenken noch Verstauchungen, Zerrungen, Prellungen und Bänderrisse. Auch die Sprache dieser Symptome ist eindeutig, wenn wir folgende Formulierungen in Gedanken mitschwingen lassen: Man kann *eine Sache überziehen – zu weit gehen – jemanden prellen – einen anderen zusammenstauchen – man kann überspannt* oder *verspannt sein* oder *ein wenig verdreht sein.* Man kann nicht nur ein Gelenk *einrenken* oder *richtigstellen*, sondern ebenso Situationen, Sachlagen und Beziehungen.

Beim Einrenken wird häufig ein Gelenk durch einen Ruck in eine extreme Stellung gebracht oder die bisherige Extremstellung weiter überdreht, damit es aus dem Extrem heraus wieder seine neue Mitte findet. Auch diese Technik hat ihre Parallelen in der Psychotherapie. Sitzt jemand in einer Extremposition fest, so kann man ihn in dieses Extrem weiter hineintreiben, bis er den Umschlagpunkt erreicht, von dem aus er die Mitte finden kann. Man kommt aus jeder Position am schnellsten wieder heraus, wenn man total in diesen Pol hineingeht. Doch die Feigheit des Menschen hindert ihn meist an dieser Totalität, weshalb die meisten in der Mitte eines Poles steckenbleiben. Die meisten Menschen machen alles, was sie machen, mittelmäßig, deshalb bleiben sie in ihren Ansichten und Verhaltensweisen stecken, und es geschieht zu wenig Wandlung. Doch jeder Pol hat einen Grenzwert, an dem er in sein eigenes Gegenteil umschlägt. So kann man aus hoher Spannung sehr gut in die Entspannung kommen (Jakobsen-Training). Deshalb hat die Physik als erste der exakten Wissenschaften die Metaphysik entdeckt, deshalb werden Friedensbewegungen militant. Die Mitte muß sich der Mensch erarbeiten – der Versuch, sie sofort einzunehmen, bleibt in der Mittelmäßigkeit stecken.

Doch auch die Beweglichkeit kann man derart überdehnen, daß sie in Unbeweglichkeit umschlägt. Die mechanischen Veränderungen an den Gelenken zeigen diese Grenze häufig an, sie zeigen uns, daß wir einen Pol oder eine Richtung so weit ausgereizt haben, daß er sich selbst in Frage stellt. Man ist dann zu weit gegangen, hat eine Sache überzogen und sollte sich deshalb nun dem anderen Pol zuwenden.

Die moderne Medizin macht es möglich, daß man verschiedene Gelenke durch künstliche Prothesen ersetzen kann, besonders häufig geschieht dies beim Hüftgelenk (Endoprothese). Wie schon beim Gebiß betont wurde, ist eine Prothese immer eine Lüge, denn etwas nicht Vorhandenes wird künstlich vorgetäuscht. Wenn ein Mensch innerlich starr und unbeweglich ist, jedoch in seinem äußeren Verhalten Beweglichkeit vortäuscht, so korrigiert das Hüftsymptom ihn in Richtung größerer Ehrlichkeit. Diese Korrektur wird durch ein künstliches Gelenk, durch eine neue Lüge aufgehoben und körperlich weiterhin Beweglichkeit vorgetäuscht.

Um sich ein Bild von der Unehrlichkeit, welche durch die Medizin ermöglicht wird, zu machen, stelle man sich einmal in Gedanken folgende Situation vor: Wir nehmen an, daß es möglich wäre, durch einen Zauberspruch schlagartig bei allen Menschen alle künstlichen Prothesen und Veränderungen verschwinden zu lassen, als da sind: alle Brillen und Kontaktlinsen, Hörgeräte, künstliche Gelenke, künstliche Zähne, die gelifteten Gesichter nehmen wieder ursprüngliches Aussehen ein, alle Knochennagelungen verschwinden, die Herzschrittmacher lösen sich auf, sowie alles Sonstige, was da an Stahl und Plastik in die Menschen kunstvoll eingebaut wurde. Der Anblick, der sich jetzt böte, wäre entsetzlich!

Nun nehmen wir durch einen weiteren Zauberspruch alle medizinischen Erfolge zurück, die den Menschen vor dem Tod bewahrten, dann finden wir uns inmitten von Leichen, Krüppeln, Hinkenden, Halbblinden und Halbtauben. Es wäre ein erschreckendes Bild – aber es wäre ehrlich! Es wäre der sichtbare Ausdruck der Seelen der Menschen. Viel ärztliche Kunst hat es ermöglicht, uns diesen grauenhaften Anblick zu ersparen, indem man fleißig die Körper der Menschen restauriert und mit Prothesen aller Art so ergänzt, daß sie zum Schluß fast wie echt und lebendig aussehen. Doch was ist aus den Seelen geworden? An ihnen hat sich nichts geändert – sie sind weiterhin tot oder blind, taub, steif, verkrampft, verkrüppelt, aber wir sehen es nicht. Deshalb ist die Angst vor der Ehrlichkeit so groß. Es ist die Geschichte vom Bildnis des Dorian Gray. Man kann durch äußere Tricks Schönheit und Jugend für eine gewisse Zeit künstlich erhalten – doch das Entsetzen ist groß, wenn man dann einmal seinem wahren inneren Bild begegnet. Die ständige Arbeit an unserer Seele wäre weit wichtiger als die einseitige Pflege unseres Körpers, denn der Körper ist vergänglich, das Bewußtsein nicht.

Der rheumatische Formenkreis

Rheuma ist ein nicht scharf abgrenzbarer Sammelbegriff für eine Symptomgruppe von schmerzhaften Gewebsveränderungen, die sich vor allem in den Gelenken und in der Muskulatur manifestieren. Immer ist Rheuma mit Entzündung verbunden, diese kann akut oder chronisch sein. Rheuma führt zu Gewebs- und Muskelschwellungen, Gelenksverbiegungen und Verhärtungen. Die Bewegungsfähigkeit wird durch den Schmerz so stark eingeschränkt, daß es bis zur Invalidität kommen kann. Die Gelenk- und Muskelbeschwerden treten am stärksten nach Ruheperioden auf und bessern sich, wenn der Patient sein Gelenk bewegt. Inaktivität führt mit der Zeit zu einem Schwund der Muskulatur, und es kommt zu einer spindelförmigen Auftreibung der befallenen Gelenke.

Die Krankheit beginnt meist mit morgendlicher Steifheit und Schmerzhaftigkeit der Gelenke; sie sind geschwollen und oft gerötet. Gewöhnlich sind die Gelenke symmetrisch befallen, und das Leiden wandert von den peripheren kleinen Gelenken hin zu den großen Gelenken. Der Verlauf der Krankheit ist chronisch, und die Versteifungen treten schubweise auf.

Der Krankheitsverlauf führt über die zunehmende Versteifung zu einer immer stärkeren Verkrüppelung. Dennoch klagen die Polyarthritiker wenig, zeigen vielmehr große Geduld und eine überraschende Gleichgültigkeit ihrem Leid gegenüber.

Das Krankheitsbild der Polyarthritis führt uns besonders deutlich an das zentrale Thema aller Erkrankungen des Bewegungsapparates heran: Bewegung/Ruhe bzw. Beweglichkeit und Starre. In der Vorgeschichte fast aller Rheumapatienten finden wir eine überstarke Aktivität und Beweglichkeit. Sie betrieben Leistungs- und Kampfsport, arbeiteten viel in Haus und Garten, waren unermüdlich tätig und opferten sich stark für andere auf. Es sind also aktive, bewegliche, gelenkige und unruhige Menschen, über die die Polyarthritis so lange ihre Starre und Steifigkeit verhängt, bis die Krüppelhaftigkeit sie zur endgültigen Ruhe zwingt. Es macht den Eindruck, als ob hier ein Zuviel an Bewegung und Aktivität durch Starre korrigiert wird.

Dies mag auf den ersten Blick vielleicht erstaunen, nachdem wir bisher immer auf die Notwendigkeit von Veränderung und Bewegung hingewiesen haben. Klar wird der Zusammenhang erst, wenn wir uns wieder daran erinnern, daß die körperliche Krankheit ehrlich macht. Das würde im Falle der Polyarthritis bedeuten, daß diese Menschen in Wirklichkeit starr sind. Die Überaktivität und Beweglichkeit, die wir vor der Erkrankung fast immer vorfinden, bezieht sich leider nur auf die Körperlichkeit und kompensiert die eigentliche Unbeweglichkeit im Bewußtsein. Schon das Wort *starr* ist eng verwandt mit den Worten *stur (Starrsinn), steif, störrisch,* auch mit *stieren* und *sterben.*

Diese Begriffe passen alle recht gut auf den Typus des Polyarthritis-Patienten, dessen Persönlichkeitsprofil recht gut bekannt ist, da die Psychosomatik bereits seit einem halben Jahrhundert diese Patientengruppe untersucht hat. So stimmen bisher alle Untersucher darin überein, daß »der Charakter der Polyarthritis-Patienten einen zwanghaften Zug mit Übergewissenhaftigkeit und Perfektionismus, sowie einen masochistisch-depressiven Zug mit starkem Bedürfnis nach Selbstaufopferung und übertriebenem

Helferwillen, verbunden mit übermoralischem Verhalten und Neigung zur depressiven Verstimmung« zeigt (zitiert nach Bräutigam). Diese Charaktereigenschaften zeigen die eigentliche Starrheit und Sturheit, zeigen, wie wenig flexibel und beweglich jene Menschen in ihrem Bewußtsein sind. Diese innere Unbeweglichkeit wird in den sportlichen Betätigungen und in der körperlichen Unruhe lediglich überkompensiert und dient somit nur als Ablenkung (Abwehrmechanismus) von seiner zwanghaften Starre.

Die auffallend häufige Beschäftigung mit Kampfsportarten führt uns zum nächsten zentralen Problembereich dieser Patienten: zur Aggression. Der Rheumatiker hemmt seine Aggression auf der motorischen Ebene, d. h., er blokkiert die Energie im Bereich der Muskulatur. Die experimentelle Ableitung und Messung der Muskelelektrizität beim Rheumatiker zeigte eindeutig, daß Reize aller Art zu erhöhter Muskelspannung, besonders der Gelenkmuskulatur führen. Solche Messungen belegen lediglich den naheliegenden Verdacht, daß der Rheumatiker seine aggressiven Impulse, die nach körperlicher Umsetzung drängen, zwanghaft beherrscht. Die somit nicht entladene Energie bleibt in der Gelenkmuskulatur unverbraucht stecken und verwandelt sich dort in Entzündung und Schmerz. Jeder Schmerz, den man durch Krankheit erlebt, galt ursprünglich einem anderen. Schmerz ist immer Ergebnis einer aggressiven Handlung. Lasse ich meiner Aggression freien Lauf und schlage auf einen anderen ein, so empfindet mein Opfer Schmerz. Hemme ich jedoch den aggressiven Impuls, so wendet er sich gegen mich selbst, und ich spüre den Schmerz (Autoaggression). Wer Schmerzen hat, sollte sich immer überlegen, für wen sie eigentlich gedacht waren.

Innerhalb des rheumatischen Formenkreises gibt es ein ganz spezielles Symptom, bei dem durch Entzündung der Sehnen der Unterarmmuskeln am Ellbogen die Hand sich zur Faust ballt (chronische Epicondylopathie). Das hier entstehende Bild der »geballten Faust« zeigt überdeutlich die gehemmte Aggression und den unterdrückten Wunsch, »einmal richtig mit der Faust auf den Tisch zu schlagen«. Eine ähnliche Tendenz zur Faustbildung geschieht bei der dupuytrenschen Kontraktur, bei der die Hand nicht mehr geöffnet werden kann. Die offene Hand ist aber ein Symbol der Friedfertigkeit. Wenn wir jemandem zum Gruße mit der Hand winken, so geht das ursprünglich auf die Gewohnheit zurück, einem anderen bei einer Begegnung die leere, offene Hand zu zeigen, damit er sieht, daß man keine Waffe in der Hand hat und sich in friedlicher Absicht nähert. Die gleiche Symbolik ist gemeint, wenn wir jemandem »die Hand reichen». So wie die offene Hand friedliche und versöhnliche Absichten ausdrückt, so zeigt bis heute die geballte Faust Feindseligkeit und Aggression.

Der Rheumatiker kann zu seinen Aggressionen nicht stehen, sonst würde er sie ja nicht verdrängen und blockieren; da sie aber dennoch da sind, erzeugen sie in ihm starke unbewußte Schuldgefühle, die zu der großen Hilfsbereitschaft und Aufopferung für andere Menschen führen. Es entsteht eine eigenartige Kombination aus altruistischem Dienen und gleichzeitigem Beherrschen des anderen, einer Haltung, die bereits Alexander mit dem schönen Ausdruck »wohlwollende Tyrannei« bezeichnete. Häufig tritt die Erkrankung auch gerade dann auf, wenn durch eine äußere Lebensveränderung sich die Möglichkeit entzieht, die Schuldgefühle durch Dienen zu kompensieren. Auch die Palette der häufigsten Begleitsymptome zeigt uns die zentrale Bedeutung der gehemmten Feindseligkeit; es sind vor allem Magen- und Darmbeschwerden, Herzsymptome, Frigidität und Potenzstörungen sowie Angst und Depression. Auch die Tatsache, daß von der Polyarthritis etwa doppelt so viele Frauen wie Männer betroffen sind, dürfte sich dadurch erklären, daß Frauen mehr Hemmungen empfinden, ihre feindseligen Impulse bewußt zu leben.

Die Naturheilkunde führt Rheuma auf die Ablagerung

von Toxinen im Bindegewebe zurück. Abgelagerte Toxine symbolisieren in unserer Sichtweite unverarbeitete Probleme bzw. unverdaute Themen, die man nicht gelöst, sondern im Unbewußten *abgelagert* hat. Hier liegt auch der therapeutische Ansatzpunkt des Fastens.* Durch den totalen Wegfall von Außennahrung wird der Organismus auf Eigenernährung umgeschaltet und dadurch gezwungen, auch den »körpereigenen Abfalleimer« zu verbrennen und zu verarbeiten. Diesem Prozeß entspricht im psychischen Bereich die Aufarbeitung und Bewußtmachung der bisher abgeschobenen und verdrängten Themenbereiche. Doch der Rheumatiker will an seine Probleme nicht heran. Dazu ist er zu starr und unbeweglich – er hat sich auf etwas versteift. Er hat zu große Angst, seinen Altruismus, seine Dienstbarkeit und Opferbereitschaft, seine Moralnormen und seine Fügsamkeit ehrlich zu hinterfragen. So bleibt sein Egoismus, seine Unbeweglichkeit, seine Unanpassungsfähigkeit, seine Herrschsucht und seine Aggression im Schattenbereich und somatisiert sich im Körper als allen sichtbare Versteifung und Unbeweglichkeit, die nun schließlich auch der unechten Dienstbarkeit ein Ende setzt.

Motorische Störungen: Schiefhals, Schreibkrampf

Das gemeinsame Merkmal dieser Störungen ist, daß der Patient die Kontrolle über motorische Funktionen teilweise verliert, die sonst der willentlichen Beeinflussung unterliegen. Bestimmte Funktionen entgleiten seiner Willenskontrolle und entgleisen, besonders dann, wenn er sich beoachtet fühlt bzw. sich in Situationen befindet, in denen er anderen einen bestimmten Eindruck vermitteln will. So dreht sich beim Schiefhals (Torticollis spasticus) der Kopf

*Vgl. R. Dahlke, *Bewußt Fasten,* Urania, Waakirchen 1980

langsam oder heftig zu einer Seite, bis es teilweise zu einer völligen Abwendung des Kopfes kommt. Meistens kann der Kopf dann nach einigen Sekunden wieder zur normalen Lage zurückgewendet werden. Auffallend ist, daß gewisse Hilfsgriffe, wie Finger am Kinn oder auch eine Nakkenstütze, es dem Patienten erleichtern, den Kopf gerade zu halten. Besonders aber hat die eigene subjektive Stellung im Raum Einfluß auf die Haltung des Halses. Steht der Patient mit dem Rücken an der Wand und kann den Kopf an die Wand anlehnen, so kann er meistens ohne Schwierigkeit den Kopf gerade halten.

Diese Eigentümlichkeit sowie die Abhängigkeit des Symptoms von besonderen Situationen (andere Menschen) zeigen uns bereits das Hauptproblem all dieser Störungen: Es kreist um die Pole Sicherheit/Unsicherheit. Die motorischen Störungen, sonst willkürliche Bewegungen, zu denen auch alle Tics gehören, entlarven eine demonstrative Selbstsicherheit, die ein Mensch anderen gegenüber zur Schau stellen will, und zeigen, daß dieser Mensch nicht nur keine Sicherheiten, sondern nicht einmal Macht und Kontrolle über sich selbst hat. Es war schon immer ein Zeichen von Mut und Tapferkeit, jemandem fest und gerade ins Gesicht zu schauen und unverrückten Blickes ins Auge zu sehen. Doch gerade in Situationen, wo es darauf ankäme, dreht sich beim Schiefhalspatienten der Kopf aus eigener Vollmacht zur Seite. So entsteht immer mehr Angst, mit wichtigen Menschen zusammenzukommen oder gesellschaftlich beobachtet zu werden – und diese Angst ist echt. Man geht jetzt wegen des Symptoms bestimmten Situationen aus dem Wege, so, wie man schon immer unangenehmen Situationen aus dem Wege ging. Man schaut weg von seinen Konflikten und läßt die eine Seite der Welt ungesehen links liegen.

Die aufrechte Körperhaltung zwingt den Menschen, den Aufforderungen und Herausforderungen der Welt Auge in Auge standzuhalten und sie gerade und unvermittelt anzublicken. Dreht man jedoch den Kopf weg, so geht man dieser Konfrontation aus dem Weg. Man wird »einseitig« und wendet sich ab von dem, was man nicht konfrontieren will. Man beginnt, die Dinge »schief« und »verdreht» zu sehen. Auf diese schiefe und einseitige Sicht zielt wohl auch die bekannte Redewendung, *jemandem den Kopf verdrehen.* Eine solche psychische Attacke hat ebenfalls das Ziel, daß das Opfer die Herrschaft über seine Blickrichtung verliert und dafür willenlos mit seinen Augen und Gedanken dem anderen folgt.

Ganz ähnliche Hintergründe finden wir beim Schreibkrampf und den Fingerkrämpfen der Pianisten und Violinisten. In der Persönlichkeit dieser Patienten finden wir immer einen extremen Ehrgeiz und ein überaus hohes Anspruchsniveau. Die betreffenden Personen streben gezielt einen sozialen Aufstieg an, tragen aber nach außen eine große Bescheidenheit zur Schau. Sie wollen allein durch ihre Leistung (schöne Schrift, Musik) beeindrucken. Das Symptom der tonischen Verkrampfung der Hand macht ehrlich: Es zeigt die ganze »Krampfhaftigkeit« ihrer Bemühungen und Leistungen und demonstriert, daß sie in Wirklichkeit »gar nichts zu sagen (= schreiben) haben«.

Nägelbeißen

Das Nägelbeißen gehört zwar nicht zu den motorischen Störungen, doch wollen wir es wegen seiner rein äußerlichen Ähnlichkeit mit in dieser Gruppe abhandeln. Auch das Nägelbeißen wird als eine Art Zwang erlebt, der die rein willentliche Kontrolle der Hände besiegt. Nägelbeißen tritt nicht nur häufig als vorübegehendes Symptom bei Kindern und Jugendlichen auf, sondern auch Erwachsene leiden oft über Jahrzehnte an diesem recht schwer therapierbaren Symptom. Der psychische Hintergrund des Nägelbeißens ist jedoch recht eindeutig, und das Erkennen dieser Zusammenhänge dürfte auch für viele Eltern hilfreich sein, wenn dieses Symptom bei einem Kind auftritt. Denn Verbieten, Drohen oder Bestrafen sind in einem solchen Fall die unpassendsten Reaktionen.

Was wir beim Menschen die Fingernägel nennen, sind beim Tier die Krallen. Die Krallen dienen primär der Verteidigung und dem Angriff, sind Werkzeuge der Aggression. *Die Krallen zeigen,* verwenden wir in einem ähnlichen Sinne wie *die Zähne fletschen.* Die Krallen zeigen die Bereitschaft zum Kampf. Die Mehrzahl der höher entwickelten Raubtiere verwenden ihre Krallen und ihre Zähne als Waffen. Nägelbeißen ist die Kastration der eigenen Aggression! Wer seine Nägel abbeißt, hat Angst vor seiner Aggression und entschärft deshalb symbolisch seine Waffen. Durch Beißen verbraucht man schon etwas von der Aggression, doch richtet man sie ausschließlich gegen sich selbst: Man beißt sich seine eigene Aggression ab.

Frauen leiden unter dem Symptom des Nägelbeißens meist besonders, weil sie die anderen Frauen wegen ihrer langen, rot lackierten Fingernägel bewundern. Lange Nägel mit der marsischen Farbe Rot lackiert sind ja auch ein besonders schönes, leuchtendes Aggressionssymbol – diese Frauen tragen ihre Aggressionsbereitschaft offen zur Schau. Es ist naheliegend, daß man von denen beneidet wird, die sich nicht trauen, zu ihrer Aggression und damit zu ihren Waffen zu stehen. Auch so schöne lange, rote Fingernägel haben zu wollen, ist nur die äußere Formulierung für den dahinterliegenden Wunsch, auch mal so offen aggressiv sein zu können.

Tritt bei einem Kind das Nägelbeißen auf, so ist das Kind in einer Phase, in der es sich nicht traut, seine Aggression nach außen umzusetzen. Hier sollten sich die Eltern Gedanken machen, wie weit sie in ihrem Erziehungsstil oder durch ihr Eigenverhalten aggressives Verhalten unterdrücken oder negativ bewerten. Man sollte in diesen Fällen versuchen, dem Kind einen Lebensraum zu verschaffen, in dem es den Mut findet, seine Aggressionen ohne Schuldgefühle umzusetzen. Meistens wird ein solches Verhalten bei den Eltern Angst auslösen, denn hätten die Eltern keine Probleme mit der Aggression, hätten sie auch kein nägelbeißendes Kind. So wäre es für die ganze Familie ein gesunder Prozeß, wenn sie beginnen würde, ihre unehrlichen und heuchlerischen Verhaltensweisen in Frage zu stellen und sehen zu lernen, was hinter dieser Fassade lauert. Wenn das Kind erst einmal gelernt hat, sich zur Wehr zu setzen, anstatt die Ängste der Eltern zu respektieren, ist auch das Nägelbeißen so gut wie überwunden. Solange jedoch die Eltern nicht bereit sind, sich selbst zu wandeln, sollten sie sich zumindest nicht über die Störungen und Symptome ihrer Kinder beklagen. Zwar sind die Eltern nicht schuld an den Störungen ihrer Kinder, aber die Kinder reflektieren in ihren Störungen die Probleme ihrer Eltern!

Stottern

Sprache ist etwas Fließendes – wir sprechen vom *Redefluß* und von einem *flüssigen Stil.* Beim Stotterer fließt die Sprache nicht. Er zerstückelt, zerhackt und kastriert sie. Will etwas fließen, so braucht es dafür Weite – würde man einen Fluß durch eine Düse zwängen, es entstünden Stau und Druck, und das Wasser würde bestenfalls aus der Düse spritzen, aber nicht mehr fließen. Der Stotterer hemmt den Fluß der Sprache durch eine Enge im Hals. Wir sagten bereits früher, daß Enge und Angst immer zusammengehören. Beim Stotterer sitzt die Angst im Hals. Der Hals ist die (an sich schon enge) Verbindung und Durchgangspforte zwischen Leib und Kopf, zwischen unten und oben.

An dieser Stelle sollten wir uns an all das erinnern, was wir im Kapitel über die Migräne von der Symbolik des Unten und Oben gesagt haben. Der Stotterer versucht, den

Hals als Durchgangspforte so eng wie möglich zu machen, um dadurch besonders gut kontrollieren zu können, was von unten nach oben aufsteigt bzw. dazu analog, was aus dem Unterbewußten ins Oberbewußtsein aufsteigen will. Es ist das gleiche Verteidigungsprinzip, das wir bei alten Befestigungsanlagen vorfinden, die nur ganz kleine, gut kontrollierbare Durchlässe besitzen. Solche gut kontrollierbaren Einlässe und Eingänge (Grenzen, Saaltüren usw.) lassen immer einen Stau entstehen und hindern den Fluß. Der Stotterer kontrolliert im Hals, denn er hat Angst vor dem, was von unten aufsteigt und bewußt werden will – er würgt es im Hals ab.

Wir kennen den Ausdruck *unter der Gürtellinie*; damit ist eigentlich der »anstößige und unsaubere« Sexualbereich gemeint. Die *Gürtellinie* dient als Grenze zwischen dem gefährlichen unteren Bereich und dem erlaubten und sauberen oberen Bereich. Diese Grenze hat der Stotterer bis auf Halshöhe geschoben, denn er empfindet die gesamte Leiblichkeit als gefährlich und nur den Kopf als klar und sauber. Ähnlich wie der Migränepatient verschiebt auch der Stotterer seine Sexualität in den Kopf, und so krampft man oben wie unten. Man will nicht loslassen, sich nicht öffnen für die Forderungen und Triebansprüche des Leiblichen, deren Druck immer stärker und beängstigender wird, je länger man sie unterdrückt. Das Symptom des Stotterns wird letztendlich als *Ursache* für Kontakt- und Partnerschwierigkeiten herangezogen – und so schließt sich wieder der Teufelskreis.

Nach dem gleichen Prinzip der Verdrehung wird auch bei stotternden Kindern die auch immer vorzufindende Hemmung als Folge des Stotterns interpretiert. Stottern ist jedoch lediglich ein Ausdruck der Hemmung – das Kind ist gehemmt – das zeigt sich auch im Stottern. Das stotternde Kind hat Angst, etwas Andrängendes herauszulassen, ihm freien Lauf zu lassen. Es hemmt den Fluß, um es besser kontrollieren zu können. Ob man dieses Andrängende Sexualität und Aggression nennen will oder bei einem Kind andere Ausdrücke bevorzugt, ist gleichgültig. Der Stotterer sagt nicht frei heraus, was kommt. Sprache ist ein Mittel des Ausdrucks. Wenn man aber dem, was von innen nach außen drückt, einen Druck entgegensetzt, so zeigt man Angst vor dem, was da zum Ausdruck drängt. Man ist nicht mehr offen. Gelingt es einem Stotterer, sich wirklich einmal zu öffnen, so ergießt sich ein gewaltiger Strom von Sex, Aggression und Sprache. Wenn alles Unausgesprochene ausgesprochen ist, gibt es keinen Grund mehr zum Stottern.

12.
Unfälle

Viele Menschen reagieren mit großem Erstaunen, wenn man Unfälle in der gleichen Weise deutet, wie wir es bei den anderen Erkrankungen tun. Man meint, Unfälle seien etwas ganz anderes – sie kämen doch schließlich von außen, weshalb man schwerlich selbst daran schuld sein könne. Solche Argumentationen zeigen immer wieder, wie wirr und unkorrekt unser Denken im allgemeinen ist bzw. wie sehr wir unser Denken und unsere Theorien unseren unbewußten Wünschen anpassen. Wir alle empfinden es als äußerst unangenehm, die volle Verantwortung für unser gesamtes Dasein und alles, was wir darin erfahren, zu übernehmen. Ständig suchen wir nach Möglichkeiten, Schuld nach außen zu projizieren. Immer werden wir ärgerlich, wenn jemand eine solche Projektion entlarvt. Die meisten wissenschaftlichen Anstrengungen dienen dem Zweck, Projektionen theoretisch zu untermauern und zu legalisieren. »Menschlich« gesehen, ist das alles sehr verständlich. Doch da dieses Buch für Menschen geschrieben wurde, die die Wahrheit suchen und wissen, daß dieses Ziel nur über eine ehrliche Selbsterkenntnis zu erreichen ist, dürfen wir auch vor einem Thema wie »Unfälle« nicht feige haltmachen.

Wir müssen klar sehen, daß es *immer* etwas gibt, das dem Anschein nach von außen auf uns zukommt und daß wir dies auch immer als »Ursache« interpretieren können. Diese kausale Interpretation ist jedoch nur eine Möglichkeit, Zusammenhänge zu betrachten, und wir haben uns in diesem Buch entschlossen, diese gewohnte Sichtweise durch eine andere, ebenfalls mögliche abzulösen bzw. zu ergänzen. Wenn wir in den Spiegel blicken, sieht uns das Spiegelbild ebenfalls dem Anschein nach von außen an, dennoch ist er nicht die Ursache für unser Aussehen. Bei der Erkältung sind es die Bakterien, die von außen zu uns kommen, und wir sehen in ihnen die Ursache. Beim Autounfall ist es der betrunkene Autofahrer, der uns die Vorfahrt geraubt hat, und schon sehen wir in ihm die Ursache des Unfalls. Es gibt auf der funktionalen Ebene immer eine Erklärung. Doch sie verbietet es nicht, das Geschehen auf einer inhaltlichen Ebene zu deuten.

Das Gesetz der Resonanz sorgt dafür, daß wir niemals mit etwas in Kontakt kommen können, mit dem wir nichts zu tun haben. Die funktionalen Zusammenhänge sind jeweils das stoffliche Medium, das für eine Manifestation auf der korporalen Ebene erforderlich ist. Um ein Bild zu malen, brauchen wir Leinwand und Farbe – doch diese sind nicht Ursache des Bildes, sondern lediglich stoffliche Medien, mit deren Hilfe der Künstler das innere Bild formal verwirklicht. Es wäre dumm, eine Deutung der Aussage des Bildes mit dem Argument wegzuwischen, daß Farbe, Leinwand und Pinsel die eigentlichen Ursachen des Bildes seien.

Wir suchen uns unsere Unfälle, wie wir uns unsere »Krankheiten« suchen, und dabei schrecken wir vor keiner »Sache« zurück, um sie als »Ursache« zu benützen. Doch die Verantwortung für all das, was uns in unserem Leben zustößt, tragen wir immer selbst. Davon gibt es keine Ausnahme – deshalb kann man aufhören, Ausnahmen zu suchen. Wenn jemand leidet, leidet er immer nur unter sich (was nichts gegen die Schwere des Leidens aussagt!). Jeder ist Täter und Opfer in einer Person. Solange der Mensch nicht beide in sich selbst entdeckt, kann er unmöglich heil werden. An der Intensität, mit der Menschen auf die nach außen projizierten »Täter« schimpfen, kann man leicht ablesen, wie sehr sie noch die Täter in sich befeinden. Hier fehlt die *Ein-sicht*, jene Sicht, die es erlaubt, beide als eins zu sehen.

Die Erkenntnis, daß Unfälle unbewußt motiviert sind,

ist nicht neu. Bereits Freud hat in seiner »Psychopathologie des Alltagslebens« neben den Fehlleistungen wie Versprechen, Vergessen, Verlegen von Gegenständen auch Unfälle als Ergebnis einer unbewußten Absicht dargestellt. Seitdem konnte die psychosomatische Forschung auch im statistischen Sinne die Existenz einer sogenannten »Unfallpersönlichkeit« nachweisen. Darunter versteht man eine spezifische Persönlichkeitsstruktur, die geneigt ist, ihre Konflikte in Form von Unfällen zu bearbeiten. Bereits 1926 veröffentlichte der deutsche Psychologe K. Marbe unter dem Titel »Praktische Psychologie der Unfälle und Betriebsschäden« seine Beobachtung, daß ein Mensch, der einen Unfall erlitten hat, mit größerer Wahrscheinlichkeit weitere Unfälle erleidet als Menschen, die niemals Opfer eines Unfalls gewesen sind.

In dem grundlegenden Werk von Alexander über psychosomatische Medizin, das 1950 erschien, finden wir folgende Hinweise zu diesem Thema: »Bei einer Untersuchung der Autounfälle in Connecticut ließ sich erweisen, daß in einem Zeitraum von sechs Jahren einer kleinen Gruppe von nur 3,9% sämtlicher in Unfälle verwickelter Fahrer 36,4% sämtlicher Unfälle zustießen. Ein großes Unternehmen, das zahlreiche Lastwagenfahrer beschäftigt, wurde eines Tages durch die hohen Kosten seiner Autounfälle beunruhigt und ließ die Unfallursachen untersuchen, um die Häufigkeit vermindern zu können. Unter anderen Verfahren untersuchte sie auch die Unfallgeschichten der einzelnen Fahrer, und als Ergebnis wurden diejenigen, die die meisten Unfälle erlitten hatten, in andere Stellungen versetzt. Mit dieser einfachen Maßnahme gelang es, die Unfallhäufigkeit auf ein Fünftel des Ausgangswertes herabzusetzen. Das interessante Ergebnis dieser Untersuchung ist, daß die Fahrer mit einer hohen Unfallquote ihre Unfallgewohnheit in ihren neuen Beschäftigungen beibehielten. Das zeigt unwiderleglich, daß es so etwas gibt wie einen *unfallanfälligen Menschen* und daß zu Unfällen neigende Individuen diese Eigenschaft bei jeder Beschäftigungsart und im Alltagsleben beibehalten« (Alexander, Psychosomatische Medizin).

Weiterhin folgert Alexander, »daß in den meisten Unfällen ein absichtliches Element enthalten ist, wenngleich diese Absicht kaum je bewußt wird. Mit anderen Worten: Die meisten Unfälle sind unbewußt motiviert.« Dieser Blick in die ältere psychoanalytische Literatur sollte unter anderem auch zeigen, daß unsere Betrachtung der Unfälle keineswegs neu ist und wie lange es dauert, bis bestimmte (unangenehme) Erkenntnisse (wenn überhaupt) ins Bewußtsein der Allgemeinheit eindringen.

In unserer weiteren Betrachtung interessiert uns weniger die Beschreibung einer bestimmten Unfallpersönlichkeit, sondern vor allem die Bedeutung eines Unfalls, wenn er sich in unserem Leben ereignet. Auch wenn ein Mensch keine typische Unfallpersönlichkeit ist, hat ein sich ereignender Unfall dennoch eine Aussage für ihn – sie zu erspüren, wollen wir lernen. Häufen sich die Unfälle im Leben eines Menschen, so zeigt sich darin lediglich, daß dieser Mensch weiterhin seine Probleme nicht bewußt gelöst hat und so die Zwangsbelehrung eskaliert. Daß ein bestimmter Mensch seine Korrekturen primär in Unfällen verwirklicht, entspricht dem sogenannten »locus minoris resistentiae« der anderen Menschen. Ein Unfall stellt eine Handlungsweise bzw. den eingeschlagenen Weg eines Menschen direkt und plötzlich in Frage. Er ist eine Zäsur im Leben und sollte als solche hinterfragt werden. Dabei sollte man den gesamten Hergang des Unfalls wie ein Theaterstück betrachten und versuchen, die genaue Struktur des Hergangs zu verstehen und auf die eigene Situation zu übertragen. Ein Unfall ist eine Karikatur der eigenen Problematik – genauso treffend und genauso schmerzhaft wie jede Karikatur.

»Verkehrsunfall« ist ein so abstrakter Oberbegriff, daß es unmöglich ist, ihn zu deuten. Man muß speziell wissen, was sich bei einem bestimmten Unfall abspielt, um sagen zu können, welche Aussage darin verpackt ist. So schwer oder unmöglich eine allgemeine Deutung ist, so leicht ist sie meistens im konkreten Fall. Man muß nur genau hinhören, wenn jemand den Hergang schildert. Die Doppeldeutigkeit unserer Sprache verrät alles. Leider stellt man jedoch immer wieder fest, daß vielen Menschen das Ohr für diese Sprachzusammenhänge fehlt. So fordern wir häufig Patienten auf, einen bestimmten Satz aus seiner Schilderung so lange zu wiederholen, bis ihm etwas klar wird. Bei solcher Gelegenheit kann man das Staunen darüber lernen, wie unbewußt der Mensch mit seiner Sprache umgeht oder wie gut offensichtlich seine Filter sind, wenn es um die eigenen Probleme geht.

So kann man im Leben wie auch im Straßenverkehr beispielsweise *vom Weg abkommen – ins Schleudern geraten – den Halt verlieren – die Kontrolle* oder *die Herrschaft verlieren – aus der Bahn geworfen werden – jemanden anfahren* usw. Was gibt es da noch viel zu deuten? Es genügt, hinzuhören. Da beschleunigt jemand so stark, daß er (sich) *nicht mehr bremsen kann* und seinem Vordermann (oder ist es eine Frau?) nicht nur *zu nahe kommt*, sondern sogar *auffährt* und dadurch einen sehr intimen *Kontakt herstellt* (den manche Menschen auch *bumsen* nennen!). Dieser heftige *Anstoß* wird deshalb auch als *anstößig* empfunden – vielfach *fahren* sich die *Fahrer* nicht nur mit ihren Autos *an*, sondern auch mit Worten.

Oft bringt die Frage: »Was war schuld an dem Unfall?« bereits die zentralen Antworten: »Ich konnte nicht mehr rechtzeitig bremsen«, zeigt, daß ein Mensch in seinem Leben eine Entwicklung (z. B. Beruf) derart beschleunigt, daß die Entwicklung sich bald selbst gefährdet. Er sollte es als

Aufforderung verstehen, alle Beschleunigungen in seinem Leben zu überprüfen und rechtzeitig das Tempo zu drosseln. Die Antwort: »Ich habe ihn einfach nicht gesehen«, zeigt deutlich, daß dieser Mensch auch in seinem Leben etwas recht Wichtiges übersieht. Endet der Versuch, jemanden zu überholen, in einem Unfall, so sollte man schleunigst alle »Überholmanöver« in seinem Leben überprüfen. Wer am Steuer einschläft, sollte schnellstens auch in seinem Leben aufwachen, bevor er noch unsanfter geweckt wird. Ist jemand nachts liegengeblieben, dann sollte er einmal genau hinsehen, welche Dinge im Nachtbereich der Seele ihn aufhalten könnten. Der eine *schneidet* jemanden, der andere *durchbricht* Abgrenzungen und Leitplanken, ein anderer muß seinen *Karren aus dem Dreck ziehen.* Man sieht plötzlich nicht mehr klar, man übersieht Stoppschilder, verwechselt die Richtung, prallt auf Widerstände. Verkehrsunfälle führen fast immer zu einem sehr intensiven Kontakt mit anderen Menschen – meistens kommt man sich sogar zu nahe –, doch die Annäherung ist immer zu aggressiv.

Wir wollen noch einen konkreten Verkehrsunfall gemeinsam betrachten und deuten, um an einem solchen Beispiel die Art der Betrachtung besser nachvollziehen zu können. Der Unfall ist nicht erfunden und entspricht gleichzeitig einem sehr häufigen Typ von Verkehrsunfällen. Auf einer Rechts-vor-Links-Kreuzung stoßen zwei Personenwagen mit so großer Wucht zusammen, daß der eine Wagen bis auf den Gehsteig geworfen wird und dort mit allen vier Rädern nach oben liegen bleibt. Mehrere Personen sind im Wagen eingeschlossen und schreien um Hilfe. Laute Radiomusik dröhnt aus dem Auto. Passanten befreien allmählich die Eingeschlossenen aus ihrem Blechgefängnis – sie sind mittelschwer verletzt und kommen ins Krankenhaus.

Dieser Ablauf läßt folgende Deutung zu: Alle an diesem Unfall Beteiligten befanden sich in einer Situation, in der sie die eingeschlagene Richtung ihres Lebensweges geradlinig fortsetzen wollten. Dies entspricht dem Wunsch und dem Versuch, auf ihrer jeweiligen Straße geradeaus weiter zu fahren. Nicht nur auf der Straße, sondern auch im Leben gibt es jedoch Kreuzungen. Die gerade Straße ist die Norm im Leben, ist das, dem man aus der Gewohnheit heraus folgt. Die Tatsache, daß die geradlinige Fahrt aller Beteiligten durch den Unfall jäh unterbrochen wurde, zeigt, daß alle die Notwendigkeit einer Veränderung ihres Weges übersehen haben. Jede Richtung und jede Norm im Leben überlebt sich irgendwann einmal selbst und schafft die Notwendigkeit einer Veränderung. Alles, was richtig ist, wird durch die Zeit einmal falsch. Die Menschen verteidigen ihre Normen meistens mit dem Hinweis auf die Bewährung in der Vergangenheit. Das ist kein Argument. Für ein Baby ist es die Norm, in die Windel zu machen, und so ist es richtig. Fünfjährige Bettnässer sollten jedoch diese Rechtfertigung ihres Symptoms nicht heranziehen.

Es gehört zu den Schwierigkeiten des menschlichen Lebens, die Notwendigkeit einer Veränderung rechtzeitig wahrzunehmen. Die Beteiligten am Verkehrsunfall haben dies mit Sicherheit nicht erkannt. Sie versuchten, den bisherigen (bewährten) Weg geradlinig fortzusetzen, und verdrängten die Aufforderung, die Norm zu verlassen, ihren Kurs zu ändern, aus der Situation zu springen. Dieser Impuls ist aber unbewußt da. Unbewußt paßt der Weg, den man geht, nicht mehr. Doch es fehlt der Mut, ihn bewußt in Frage zu stellen und ihn zu verlassen. Veränderungen lösen Angst aus. Man möchte eigentlich – aber man traut sich nicht. Das mag eine Partnerschaft sein, die sich überlebt hat, oder ein Beruf, beim Dritten eine Weltanschauung. Gemeinsam ist, daß sie ihren Wunsch, sich durch einen Sprung aus der Gewohnheit zu befreien, verdrängen. Dieser nicht gelebte Wunsch sucht über den unbewußten Ereigniswunsch eine Verwirklichung, die vom Bewußtsein immer als »von außen« kommend erlebt wird: Man wird aus der Bahn geworfen – in unserm Beispiel durch die Vermittlung eines Autounfalls.

Wer ehrlich zu sich selbst ist, kann nach einem Ereignis feststellen, daß er in seinem tiefsten Inneren schon länger nicht mehr mit seiner Bahn zufrieden war und sie eigentlich gerne verlassen wollte, doch der Mut dazu ihm fehlte. Einem Menschen geschieht immer nur das, was er eigentlich will. Unbewußte Einlösungen sind zwar erfolgreich, besitzen aber den Nachteil, daß sie das Problem letztlich nicht ganz lösen. Das liegt ganz einfach daran, daß ein Problem sich letztlich nur durch einen Bewußtseinsschritt lösen kann, die unbewußte Einlösung aber immer nur eine materielle Verwirklichung darstellt. Die Verwirklichung kann einen Impuls geben, kann informieren, aber das Problem nicht gänzlich lösen.

So führt in unserem Beispiel der Autounfall zwar zu einer Befreiung aus der gewohnten Bahn, aber gleichzeitig in eine neue, noch größere Unfreiheit, nämlich das Eingeschlossensein im Auto. Diese neue, ungeahnte Situation ist sowohl Ausdruck der Unbewußtheit des Vorganges, kann aber gleichzeitig auch als Warnung verstanden werden, daß ein Verlassen der bisherigen Bahn nicht in die ersehnte Freiheit, sondern in eine neue Unfreiheit führt. Die Hilfeschreie der Verletzten und Eingeschlossenen wurden fast übertönt durch laute Radiomusik aus dem Inneren des Autos. Wer gewohnt ist, alle Abläufe und Manifestationen als sichtbare Gleichnisse zu erleben, sieht auch in diesem Detail einen Ausdruck für den Versuch, sich durch Äußerlichkeiten von seinem Konflikt abzulenken. Radiomusik übertönt die innere Stimme, die um Hilfe ruft und vom Bewußtsein so gern in ihrer Not erhört werden will. Aber das Oberbewußte lenkt sich ab, will nicht lauschen, und so bleibt dieser Konflikt und der Freiheitswunsch der Seele im Unbewußten eingeschlossen. Er kann sich nicht selbst befreien, sondern muß warten, bis die Ereignisse von außen ihn herausholen. Der Unfall ist hier das »äußere Ereignis«, das den unbewußten Problemen einen Kanal öffnete, sich zu artikulieren. Die Hilferufe der Seele kamen bis in den hörbaren Bereich. Der Mensch wird ehrlich.

Haus- und Betriebsunfälle

Ganz ähnlich wie bei den Verkehrsunfällen, ist auch die Vielfalt der Möglichkeiten und deren Symbolik bei den übrigen Unfällen im Haushalt und bei der Arbeit fast unbegrenzt und muß daher im Einzelfall genau hinterfragt werden.

Eine reiche Symbolik finden wir bei Verbrennungen. Viele Redewendungen benutzen Verbrennen und Feuer als Symbole für psychische Prozesse: *Sich den Mund verbrennen – sich die Hände verbrennen – ein heißes Eisen anfassen – mit dem Feuer spielen – für jemanden durchs Feuer gehen* usw.

Feuer bedeutet hier immer soviel wie Gefahr. Verbrennungen signalisieren demnach, daß man eine Gefahr nicht richtig einschätzt, bzw. die Gefahr gar nicht sieht. Man sieht einem Thema vielleicht gar nicht an, wie *heiß* es ist. Verbrennungen machen darauf aufmerksam, daß man mit einer Gefahr spielt. Darüber hinaus hat aber das Feuer noch einen sehr deutlichen Bezug zum Thema Liebe und Sexualität. Da spricht man von einer *heißen Liebe* und einer *brennenden Liebe* – man *fängt Feuer* – *entflammt sich in Liebe* – *ist Feuer und Flamme* – ja, man nennt die Freundin sogar *Flamme.* Diese sexuelle Symbolik des Feuers wird auch deutlich in der liebevollen Beziehung, mit der Jugendliche über ihre Motorräder reden: *Feueröfen* oder *heiße Öfen* werden sie genannt (... das Feuer ist außen statt innen!).

Verbrennungen betreffen zuerst die Haut, also die Grenze des Menschen. Diese Grenzverletzung bedeutet auch immer eine In-Frage-Stellung des Ichs. Mit dem Ich grenzen wir uns ab, und genau das verhindert die Liebe. Um lieben zu können, müssen wir unsere Ich-Grenze öffnen, müssen wir Feuer fangen und uns an der Glut der Liebe entzünden und unsere Grenzen niederbrennen. Wer dazu nicht bereit ist, dem kann es passieren, daß statt des inneren Feuers ein äußeres Feuer die äußeren Grenzen, die Haut, verbrennt und so den Menschen mit Gewalt öffnet und verwundbar macht.

Eine ähnliche Symbolik finden wir bei fast allen Verletzungen, die ja auch zuerst die äußere Grenze, die Haut, durchbrechen. So spricht man auch von *psychischen* Verletzungen, oder davon, daß sich jemand durch eine Bemerkung *verletzt* fühlt. Doch man kann nicht nur andere verletzen, sondern sich auch *ins eigene Fleisch schneiden.* Auch die Symbolik des »Stürzens« und »Stolperns« ist leicht zu durchschauen. Da rutscht bei Glatteis so mancher aus, weil ihm *das Parkett zu glatt ist,* der eine *fällt die Treppe hinauf,* der andere stürzt sie hinunter. Ist eine Gehirnerschütterung das Ergebnis, so wird das Gedankensystem des Betroffenen grundlegend erschüttert und in Frage gestellt. Jeder Versuch, aufrecht zu sitzen, führt zu Kopfschmerzen, so daß man sich sofort wieder hinlegt. So wird ganz von selbst dem Kopf und dem Denken die bisherige Dominanz genommen, und der Patient spürt am eigenen Leibe, daß sein Denken weh tut.

Knochenbrüche

Knochen brechen fast ausnahmslos in extremen Bewegungssituationen (Auto-, Motorrad-, Sportsturz) durch mechanische Außeneinwirkung. Der Bruch führt sofort zu einer längeren erzwungenen Ruhe (Liegen, Gipsverbände). Jeder Knochenbruch führt zu einer »Unter-brechung« der bisherigen Bewegung und Aktivität und zwingt zur Ruhe. Aus dieser erzwungenen Passivität und Ruhe sollte möglichst eine Neuorientierung erwachsen. Der Bruch zeigt deutlich an, daß ein notwendig gewordenes Ende einer Entwicklung übersehen wurde, so daß der Körper den *Abbruch* des Alten zeigen muß, um dem Neuen zum *Durchbruch* zu verhelfen. Der Bruch *unter-bricht* den bisherigen Weg, der meist durch zu hohe Aktivität und Bewegung gekennzeichnet war. Man hat die Bewegung und Belastung übertrieben, überdehnt und überdreht. So summiert sich auch beim Bruch die Belastung oder Bewegung so lange, bis der schwächste Punkt nachgibt.

Der Knochen repräsentiert im Körper das Prinzip der Festigkeit, der Halt gebenden Normen, aber auch der Erstarrung (Verkalkung). Überwiegt im Knochen das Prinzip der Starre (Kalk), wird der Knochen brüchig und kann gerade deshalb seine Funktion nicht mehr erfüllen. Ähnlich verhält es sich mit allen Normen – sie sollen zwar Halt vermitteln, können es aber gerade dann nicht mehr tun, wenn sie zu sehr erstarren. Ein Knochenbruch zeigt auf der physischen Ebene an, daß eine überstarke Erstarrung der Norm im psychischen System nicht bemerkt wurde. Der Mensch wird dadurch zu steif, zu starr und unbeugsam. So wie eine Tendenz besteht, daß der Mensch sich mit zunehmendem Alter immer mehr auf seine Grundsätze versteift und seine psychische Anpassungsfähigkeit immer mehr verliert, nimmt analog auch die Verkalkung der Knochen zu, so daß die Gefahr der Knochenbrüche wächst. Den Gegenpol dazu repräsentiert das kleine Kind mit seinen biegsamen Knochen, die so gut wie gar nicht brechen können. Das Kleinkind besitzt auch noch keine Normen und Maßstäbe, in denen es erstarren könnte. Doch wenn ein Mensch in seinem Leben zu unbeugsam wird, so korrigiert ein Wirbelbruch diese Einseitigkeit – es wird ihm das Rückgrat gebrochen –. Dem kann man vor-beugen, indem man sich freiwillig beugt!

13.
Psychische Symptome

Unter dieser Überschrift wollen wir ein paar häufige Störungen abhandeln, die gewöhnlich als »psychisch« bezeichnet werden. Dabei dürfte auffallen, wie wenig Sinn eine solche Bezeichnung innerhalb unserer Betrachtungsweise ergibt. Es ist in Wirklichkeit nicht möglich, eine scharfe Trennungslinie zwischen somatischen und psychischen Symptomen zu ziehen. Jedes Symptom hat einen psychischen Inhalt und äußert sich über den Körper. Auch Angst oder Depressionen benützen für ihre Verwirklichung den Körper. Solche somatischen Korrelationen liefern jedoch auch der schulmedizinischen Psychiatrie die Grundlage für ihre pharmakologischen Eingriffe. Die Tränen eines depressiven Patienten sind nicht »psychischer« als Eiter oder Durchfall. Die Unterscheidung sieht bestenfalls an den Endpunkten des Kontinuums berechtigt aus, wo man eine Organdegeneration mit einer psychotischen Persönlichkeitsveränderung vergleicht. Je mehr wir uns jedoch von den Endpunkten zur Mitte hin bewegen, um so schwieriger wird es, die Trennlinie zu finden. Doch selbst die Betrachtung der Extreme rechtfertigt beim genauen Hinsehen keinesfalls die Unterscheidung zwischen »somatisch« und »psychisch«, da der Unterschied nur in der Art und Weise der Symboläußerung liegt. Asthma unterscheidet sich im Erscheinungsbild von einem amputierten Bein genauso stark wie von Schizophrenie. Die Klassifizierung in »somatisch« und »psychisch« bringt mehr Mißverständnisse als Ordnung mit sich.

Wir sehen keine Notwendigkeit für diese Unterscheidung, da unsere Theorie einheitlich auf alle Symptome anwendbar ist und keine Ausnahme braucht. Symptome können sich zwar der unterschiedlichsten formalen Ausdrucksformen bedienen, benützen hierfür aber alle den Körper, durch den der dahinterstehende Bewußtseinsinhalt sichtbar und erfahrbar wird. Das Erleben des Symptoms findet allerdings schon wieder im Bewußtsein statt, sei es Traurigkeit oder der Schmerz einer Wunde. Im ersten Teil wiesen wir darauf hin, daß *alles* Individuelle ein Symptom ist und nur die subjektive Wertung über *krank* oder *gesund* entscheidet. Analog gilt dies auch im sogenannten psychischen Bereich.

Hier sollten wir uns ebenfalls von der Vorstellung lösen, es gäbe *normales* und *unnormales* Verhalten. Normalität ist eine Aussage über statistische Häufigkeit und daher weder als Klassifikationsbegriff noch als Wertmaßstab brauchbar. Normalität wirkt zwar angstvermindernd, steht aber einer Individuation entgegen. Die Verteidigung einer Normalität ist eine schwere Hypothek der traditionellen Psychiatrie. Eine Halluzination ist weder irrealer noch realer als jede andere Wahrnehmung. Ihr fehlt lediglich der Beifall des Kollektivs. Der »psychisch Kranke« funktioniert nach den gleichen psychologischen Gesetzen wie alle anderen Menschen. Der Wahnkranke, welcher sich verfolgt und von Mördern bedroht fühlt, projiziert seinen eigenen aggressiven Schatten genauso auf die Umwelt wie die Bürger, die härtere Strafen für Verbrecher fordern oder Angst vor Terroristen haben. Jede Projektion ist Wahn, und deshalb ist die Frage müßig, wann ein Wahn noch normal und wann er schon krankhaft ist.

Der psychisch Kranke und der psychisch Gesunde sind theoretische Endpunkte eines Kontinuums, das sich aus dem Wechselspiel von Bewußtheit und Schatten ergibt. Beim sogenannten Psychotiker erleben wir in der extremsten Form das Ergebnis erfolgreicher Verdrängung. Werden alle möglichen Kanäle und Bereiche, den Schatten zu leben, absolut sicher verschlossen, so kommt es irgendwann einmal zum Wechsel der Dominanz, und der Schatten übernimmt total die Herrschaft über die Persönlichkeit.

Dabei unterdrückt er meist genauso absolut den bisher beherrschenden Teil des Bewußtseins und holt mit hoher Energie all das nach, was der andere Teil des Menschen sich bisher nicht zu leben traute. So wandeln sich biedere Moralisten in obszöne Exhibitionisten, ängstliche und sanfte Naturen in wilde und tobende Tiere und schüchterne Versager in Größenwahnsinnige.

Auch die Psychose macht ehrlich, denn sie holt all das bisher Versäumte mit einer der Umwelt Angst einflößenden Intensität und Absolutheit nach. Es ist der verzweifelte Versuch, die gelebte Einseitigkeit wieder ins Gleichgewicht zu bringen – ein Versuch allerdings, der in der Gefahr schwebt, aus dem ständigen Wechsel der Extreme nicht mehr herauszufinden. Diese Schwierigkeit, die Mitte und das Gleichgewicht zu finden, zeigt sich besonders klar im manisch-depressiven Syndrom. In der Psychose lebt der Mensch seinen Schatten. Wahnsinn löst in den Zuschauern seit jeher große Angst und Hilflosigkeit aus, denn er erinnert sie an ihren eigenen Schatten. Der Wahnsinnige öffnet uns eine Tür zur Hölle des Bewußtseins, die in uns allen ist. Das aus der Angst entstehende wilde Bekämpfen und Unterdrücken dieser Symptome ist daraus zwar verständlich, doch wenig geeignet, das Problem zu lösen. Das Prinzip der Schattenunterdrückung führt ja gerade zu der gewaltsamen Explosion des Schattens – ihn erneut zu unterdrükken, vertagt das Problem, löst und erlöst es aber nicht.

Der erste notwendige Schritt in eine andere Richtung ist auch hier die Erkenntnis, daß das Symptom durchaus seinen Sinn und seine Berechtigung hat. Auf dieser Einsicht aufbauend, kann man dann Überlegungen anstellen, wie man die heilsame Zielrichtung des Symptoms hilfreich unterstützen kann.

Diese wenigen Bemerkungen sollen zum Thema der psychotischen Symptome genügen. Eingehende Deutungen bringen in diesem Bereich wenig Gewinn, da der Psychotiker keine Offenheit für eine Deutung mitbringt. Seine

Angst vor dem Schatten ist so groß, daß er ihn meist voll nach außen projiziert. Der interessierte Beobachter wird mit einer Deutung wenig Schwierigkeit haben, wenn er die beiden, in diesem Buch wiederholt besprochenen Regeln im Auge behält:

1. Alles, was vom Patienten im Außen erlebt wird, sind Projektionen seines Schattens (Stimmen, Angriffe, Verfolgungen, Hypnotiseure, Mordabsichten usw.).
2. Das psychische Verhalten selbst ist die erzwungene Verwirklichung des nicht gelebten Schattens.

Psychische Symptome lassen sich letztlich gar nicht deuten, da sie bereits das Problem direkt ausdrücken und keine andere Ebene zur Umsetzung benützen. Daher klingt alles, was man über die Problematik psychischer Symptome sagen kann, schnell banal, da der Übersetzungsschritt fehlt. Dennoch wollen wir in diesem Rahmen noch drei Symptome als Beispiele ansprechen, da sie eine weite Verbreitung haben und meist zum psychischen Bereich gezählt werden: Depression, Schlaflosigkeit und Suchtkrankheiten.

Depression

Depression ist ein Sammelbegriff für ein Symptombild, das vom Gefühl der Niedergeschlagenheit und Antriebshemmung bis zur sogenannten endogenen Depression mit völliger Apathie reicht. Neben der totalen Hemmung aller Aktivität und der niedergedrückten Stimmung finden wir bei der Depression vor allem auch eine Unzahl körperlicher Begleitsymptome, wie Müdigkeit, Schlafstörungen, Appetitlosigkeit, Verstopfung, Kopfschmerzen, Herzjagen, Kreuzschmerzen, gestörte Periode bei Frauen und Herabsetzung des körperlichen Tonus. Der Depressive wird von starken Schuldgefühlen und Selbstvorwürfen gequält und ist ständig um Wiedergutmachung bemüht. Das Wort Depression leitet sich vom lateinischen Verb *deprimo* ab, das »niederdrücken« und »unterdrücken« bedeutet. Das wirft die Frage auf, wovon sich der Depressive erdrückt fühlt oder was er eigentlich unterdrückt. Als Antwort finden wir drei Themenbereiche:

1. Aggression. Wir sagten an einer früheren Stelle, daß nicht nach außen gerichtete Aggression sich in körperlichen Schmerz verwandelt. Diese Feststellung ließe sich ergänzen, daß unterdrückte Aggression im psychischen Bereich zu Depression führt. Aggression, die in ihrer Äußerung blockiert wird, richtet sich nach innen und macht den Absender zum Empfänger. Nicht nur die Schuldgefühle gehen auf das Konto der unterdrückten Aggression, sondern auch die vielen somatischen Begleitsymptome mit ihren diffusen Schmerzen. Wir sagten bereits an anderer Stelle, daß Aggression nur eine besondere Form von Lebensenergie und Aktivität ist. Wer daher ängstlich seine Aggressionen unterdrückt, unterdrückt gleichzeitig seine Energie und Aktivität. Die Psychiatrie ist eifrig bemüht, den Depressiven wieder in irgendeine Aktivität zu verwikkeln, doch das erlebt der Depressive als bedrohlich. Zwanghaft vermeidet er alles, was nicht die öffentliche Anerkennung findet, und versucht, durch tadellose Lebensführung seine aggressiven und destruktiven Impulse zu vertuschen. Die gegen sich selbst gerichtete Aggression findet ihren deutlichsten Ausdruck im Suicid. Bei Selbstmordabsichten sollte man immer der Frage nachgehen, wem die Mordabsichten eigentlich gelten.

2. Verantwortung. Depression ist – sieht man vom Selbstmord einmal ab – die extremste Form, Verantwortung abzulehnen. Der Depressive handelt nicht mehr, sondern vegetiert vor sich hin, mehr tot als lebendig. Doch trotz aller Weigerung, sich mit dem Leben aktiv auseinanderzusetzen, wird der Depressive über die Hintertür der Schuldgefühle weiterhin mit dem Thema »Verantwortung« konfrontiert. Die Angst, Verantwortung zu überneh-

men, steht bei all den Depressionen im Vordergrund, die sich gerade dann einstellen, wenn der Patient in eine neue Lebensphase gehen müßte, beispielsweise deutlich bei der Wochenbettdepression.

3. Verzicht – Einsamkeit – Alter – Tod. Diese vier eng zusammenhängenden Begriffe sollten den letzten und unserer Meinung nach wichtigsten Themenbereich umreißen. In der Depression wird der Patient mit Gewalt gezwungen, sich mit dem Todespol des Lebens auseinanderzusetzen. Alles Lebendige, wie Bewegung, Abwechslung, Geselligkeit und Kommunikation wird dem Depressiven entzogen, und der Gegenpol des Lebendigen manifestiert sich: Apathie, Starre, Einsamkeit, Todesgedanken. Der Todesbereich des Lebens, der sich in der Depression so eindrucksvoll Geltung verschafft, ist der Schatten dieses Patienten.

Der Konflikt besteht in der gleichgroßen Angst vor dem Leben und dem Tod. Aktives Leben bringt Schuld und Verantwortung mit sich – gerade das aber will man vermeiden. Verantwortung übernehmen bedeutet aber auch, auf Projektionen zu verzichten und sein Alleinsein zu akzeptieren. Die depressive Persönlichkeit hat davor Angst und braucht daher Menschen, an die sie sich klammert. Trennung oder Tod einer solchen Bezugsperson kann dann auch häufig zum äußeren Auslöser einer Depression werden. Man ist ja so allein – und allein leben und Verantwortung übernehmen will man nicht. Man fürchtet den Tod und begreift deshalb die Bedingungen des Lebens nicht. Depression macht ehrlich: Sie läßt die Unfähigkeit, zu leben und zu sterben, sichtbar werden.

Schlaflosigkeit

Die Zahl der Menschen, die über kürzere oder längere Zeit unter Schlafstörungen leiden, ist sehr groß. Genauso groß ist damit auch der Konsum von Schlaftabletten. Ähnlich wie Essen und Sexualität ist Schlaf ein triebhaftes Grundbedürfnis des Menschen. Ein Drittel unseres Lebens verbringen wir in diesem Zustand. Ein sicherer, geborgener und bequemer Schlafplatz ist für Tier und Mensch von zentraler Bedeutung. Müde Tiere und Menschen sind bereit, noch weite Strecken zurückzulegen, um eine geeignete Ruhestätte zu finden. Störungen im Schlaf wehren wir mit großem Unbehagen ab, und Schlafentzug empfindet der Mensch als eine der stärksten Bedrohungen. Ein guter Schlaf ist meist mit vielen Gewohnheiten gekoppelt: ein bestimmtes Bett, eine bestimmte Schlafhaltung, eine bestimmte Tageszeit usw. Ein Durchbrechen solcher Gewohnheiten kann häufig unseren Schlaf stören.

Der Schlaf ist ein eigenartiges Phänomen. Wir alle können schlafen, ohne es gelernt zu haben, und dennoch wissen wir nicht, wie es geht. Wir verbringen ein Drittel unseres Lebens in diesem Bewußtseinszustand und wissen doch fast nichts über diesen Bereich. Wir sehnen uns nach Schlaf – und dennoch spüren wir oft auch eine Bedrohung aus der Welt des Schlafes und des Traumes auf uns zukommen. Gerne versuchen wir, solche aufkommenden Ängste mit relativierenden Bemerkungen abzuwehren, wie etwa: »Es war ja nur ein Traum«, oder: »Träume sind Schäume.« Doch wenn wir ehrlich sind, müssen wir uns eingestehen, daß wir im Traum mit dem gleichen Realitätsempfinden leben und erleben, wie wir dies tagsüber auch tun. Wer über diesen Zusammenhang meditiert, kann vielleicht daraus am besten die Behauptung nachvollziehen, daß die Welt unseres Tagesbewußtseins ebenso eine Illusion, ein Traum ist wie unser nächtlicher Traum und daß beide Welten nur in unserem Bewußtsein existieren.

Woher kommt der Glaube, daß unser Leben, das wir tagsüber führen, realer oder echter wäre als unser Traumleben? Was berechtigt uns, vor den Traum ein *nur* zu setzen? Jede Erfahrung, die das Bewußtsein macht, ist immer gleich wirklich – egal, ob man es Realität, Traum oder

Phantasie nennt. Es mag ein nützliches Gedankenspiel sein, die gewohnte Sichtweise von Tageserleben und Traumerleben umzupolen, um sich vorzustellen, daß wir im Traum ein kontinuierliches Leben führen, das rhythmisch von einer Schlafphase unterbrochen wird, die unserem Alltagsleben entspricht.

»Wang träumte, er sei ein Schmetterling. Er saß zwischen Gräsern auf Blumen. Er flatterte hierhin und dorthin. Da wachte er auf, und er wußte nicht mehr, war er Wang, der träumte, ein Schmetterling zu sein, oder war er ein Schmetterling, der träumte, Wang zu sein.«

Solche Umpolungen sind gute Übungen, um zu erkennen, daß selbstverständlich weder das eine noch das andere wirklicher oder realer ist. Wachen und Schlafen, Tages- und Traumbewußtsein sind Polaritäten und kompensieren sich gegenseitig. In der Analogie entspricht dem Tag und dem Licht das Wachen, das Leben, die Aktivität und der Nacht die Dunkelheit, die Ruhe, das Unbewußte und der Tod.

Analogien:

Yang	*Yin*
männlich	*weiblich*
linke Hirnhälfte	*rechte Hirnhälfte*
Feuer	*Wasser*
Tag	*Nacht*
Wachen	*Schlafen*
Leben	*Tod*
Gut	*Böse*
Bewußt	*Unbewußt*
Intellekt	*Gefühl*
Rational	*Irrational*

Gemäß dieser archetypischen Analogie bezeichnet der Volksmund den Schlaf als den kleinen Bruder des Todes. Mit jedem Einschlafen üben wir Sterben. Einschlafen verlangt von uns Loslassen von aller Kontrolle, von aller Absichtlichkeit, von aller Aktivität. Einschlafen verlangt von uns Hingabe und Urvertrauen, ein Einlassen auf Unbekanntes. Einschlafen läßt sich gerade nicht durch Zwang, Selbstbeherrschung, Wille und Anstrengung herbeizwingen. Jedes aktive Wollen ist die sicherste Art, Schlaf zu verhindern. Wir können nicht mehr tun, als günstige Voraussetzungen zu schaffen – doch dann müssen wir geduldig warten und darauf vertrauen, daß *es* geschieht, daß der Schlaf sich auf uns herniedersenkt. Es ist uns kaum erlaubt, diesen Vorgang auch nur zu beobachten – die Beobachtung würde bereits verhindern, daß wir einschlafen.

All das, was der Schlaf (und der Tod) von uns fordert, gehört gerade nicht zu den Stärken des Menschen. Wir alle sind zu dicht am Aktivitätspol angesiedelt, sind zu stolz auf unser Machen und Tun, zu abhängig von unserem Intellekt und unserer mißtrauischen Kontrolle, als daß Hingabe, Vertrauen und Loslassen für uns vertraute Verhaltensweisen wären. So darf es auch niemanden erstaunen, daß Schlaflosigkeit (neben Kopfschmerzen!) zu den häufigsten Gesundheitsstörungen unserer Zivilisation rechnet.

Unsere Kultur hat aufgrund ihrer Einseitigkeit Schwierigkeiten mit all den gegenpolaren Bereichen, wie sich in der oben abgebildeten Analogieliste schnell ersehen läßt. Wir haben Angst vor dem Gefühl, dem Irrationalen, dem Schatten, dem Unbewußten, dem Bösen, dem Dunklen und dem Tod. Wir halten uns krankhaft fest an unserem Intellekt und unserem Tagesbewußtsein, mit dem wir alles zu durchschauen glauben. Wenn dann die Aufforderung kommt: »Loslassen«, taucht Angst auf, denn der Verlust erscheint uns zu groß. Und dennoch sehnen wir uns nach Schlaf und spüren seine Notwendigkeit. So wie die Nacht zum Tag gehört, gehört auch der Schatten zu uns und der

Tod zum Leben. Der Schlaf führt uns täglich an diese Schwelle zwischen Hüben und Drüben, geleitet uns in die Nacht- und Schattenbereiche unserer Seele, läßt uns im Traum das nicht Gelebte leben und bringt uns wieder ins Gleichgewicht.

Wer unter Schlaflosigkeit – oder genauer gesagt – unter Einschlafstörungen leidet, hat Schwierigkeiten und Angst, von seiner bewußten Kontrolle loszulassen und sich seinem Unbewußten anzuvertrauen. Der heutige Mensch macht kaum eine Zäsur zwischen dem Tag und der Nacht, sondern er nimmt die Gedanken und Aktivitäten mit in den Schlafbereich hinüber. Wir verlängern den Tag in die Nacht – genauso, wie wir mit den Methoden des Tagesbewußtseins auch die Nachtseite unserer Seele analysieren wollen. Es fehlt die Zäsur als bewußte Umpolung und Umstellung.

Der Schlaflose sollte als erstes lernen, bewußt den Tag abzuschließen, um sich ganz der Nacht und ihren Gesetzen hingeben zu können. Weiterhin sollte er lernen, sich um seine unbewußten Bereiche zu kümmern, um herauszufinden, von wo die Angst hochsteigt. Vergänglichkeit und Tod sind wichtige Themen für ihn. Dem Schlaflosen fehlt es an Urvertrauen und Hingabefähigkeit. Er identifiziert sich zu stark mit dem »Macher« und schafft es nicht, sich auszuliefern. Die Themen sind hier fast die gleichen, wie wir sie beim Orgasmus schon kennenlernten. Schlaf und Orgasmus sind kleine Tode und werden von Menschen mit starker Ich-Identifikation als Gefahr erlebt. Aussöhnung mit der Nachtseite des Lebens ist daher ein sicheres Schlafmittel.

Altbekannte Tricks wie Zählen haben ihren Erfolg ja auch nur im Loslassen vom Intellekt. Jede Monotonie langweilt die linke Hälfte und veranlaßt sie, von ihrer Dominanz zu lassen. Alle Meditationstechniken benützen diese Gesetzmäßigkeit; Konzentration auf einen Punkt oder auf den Atem, die Wiederholung eines Mantrams oder ein Koan führen allesamt zur Umschaltung von links auf rechts, von der Tagseite zur Nachtseite, von der Aktivität zur Passivität. Wem dieser natürliche rhythmische Wechsel Schwierigkeiten bereitet, sollte sich um den gemiedenen Pol kümmern. Das will ja auch das Symptom. Es liefert dem Menschen eine Menge Zeit, sich mit der Unheimlichkeit und den Ängsten der Nacht auseinanderzusetzen. Das Symptom macht auch hier ehrlich: Alle Schlaflosen haben Angst vor der Nacht. Richtig.

Ein übergroßer Schlafdrang weist auf die entgegengesetzte Problematik hin. Wer trotz ausreichendem Schlaf grundsätzlich Schwierigkeiten mit dem Erwachen und dem Aufstehen hat, sollte seine Angst vor den Anforderungen des Tages, vor Aktivität und Leistung anschauen. Aufwachen und den Tag beginnen, heißt, aktiv werden, handeln und dafür Verantwortung übernehmen. Wem der Schritt ins Tagesbewußtsein schwerfällt, flieht in Traumwelten und die Unbewußtheit der Kindheit und will sich von den Anforderungen und Verantwortlichkeiten des Lebens drücken. Das Thema heißt in solchen Fällen: Flucht in die Unbewußtheit. So wie das Einschlafen mit dem Tod in Bezug steht, so ist das Erwachen eine kleine Geburt. Geborenwerden und Bewußtwerden können als genauso angsterregend erlebt werden wie Nacht und Tod. Das Problem liegt in der Einseitigkeit – die Lösung liegt in der Mitte, im Gleichgewicht, im Sowohl-Als-auch. Erst hier wird sichtbar, daß Geburt und Tod eins sind.

Schlafstörungen

Schlaflosigkeit sollte der Anlaß zu folgenden Fragen sein:

1. Wie abhängig bin ich von Macht, Kontrolle, Intellekt und Beobachtung?
2. Kann ich loslassen?
3. Wie entwickelt sind in mir Hingabefähigkeit und Urvertrauen?
4. Kümmere ich mich um die Nachtseite meiner Seele?
5. Wie groß ist meine Angst vor dem Tod - habe ich mich mit ihm genügend auseinandergesetzt?

Übergroßes Schlafbedürfnis wirft die Fragen auf:

1. Fliehe ich vor Aktivität, Verantwortung und Bewußtwerdung?
2. Lebe ich in Traumwelten und habe ich Angst, in der Realität aufzuwachen?

Das Thema des vermehrten Schlafdrangs führt uns sehr direkt zu den Süchten, denn auch hier ist die Flucht das zentrale Problem. »Sucht« hängt nicht nur sprachlich mit »Suchen« zusammen. Alle Süchtigen suchen etwas, machen jedoch auf ihrer Suche zu früh halt und bleiben so auf einer Ersatzebene stecken. Suchen sollte zum Finden führen und dadurch erlöst werden. Jesus sagte: »Wer sucht, soll nicht aufhören zu suchen, bis er findet; und wenn er findet, wird er erschüttert sein; und wenn er erschüttert worden ist, wird er sich wundern und wird über das All herrschen.« (Thomas-Evangelium, Log. 2).

Alle großen Helden aus Mythologie und Literatur sind auf der Suche – Odysseus, Don Quichotte, Parzival, Faust –, doch sie hören nicht auf zu suchen, bis sie gefunden haben. Die Suche führt den Helden durch Gefahr, Wirrsal, Verzweiflung und Dunkelheit. Doch wenn er findet, läßt ihn das Gefundene alle Anstrengungen nichtig erscheinen. Jeder Mensch ist auf der Irrfahrt und wird dabei zu den eigenartigsten Gestaden der Seele verschlagen – doch er sollte nirgends hängen- und haftenbleiben, sollte nicht aufhören zu suchen, bis er gefunden hat.

»Suchet, und ihr werdet finden . . .«, heißt es im Evangelium. Wer sich aber von den Prüfungen und Gefahren, den Mühen und Wirrnissen des Weges abschrecken läßt, wird süchtig. Er projiziert das Ziel seiner Suche auf etwas, was er auf dem Weg bereits gefunden hat, und beendet seine Suche. Er verleibt sich sein Ersatzziel ein und wird nicht satt. Den Hunger versucht er durch immer mehr der »gleichen« Ersatznahrung zu stillen und bemerkt dabei nicht, daß mit dem Essen der Hunger wächst. Er ist süchtig geworden und gesteht sich nicht ein, daß er sich im Ziel geirrt hat und daß er weiter suchen müßte. Angst, Bequemlichkeit und Verblendung halten ihn fest. Jedes Verweilen auf dem Weg kann süchtig machen. Überall lauern die Sirenen und versuchen, den Wanderer festzuhalten und an sich zu binden – ihn süchtig werden zu lassen.

Alle Formen machen süchtig, wenn man sie nicht durchschaut: Geld, Macht, Ruhm, Besitz, Einfluß, Wissen, Vergnügen, Essen, Trinken, Askese, religiöse Vorstellungen, Drogen. Was immer es ist – alles hat seine Berechtigung als Erfahrung, und alles kann zum Suchtmittel werden, wenn wir versäumen, uns davon wieder zu lösen. Sucht ist die Feigheit vor neuen Erfahrungen. Wer sein Leben als eine Reise begreift und immer unterwegs ist, ist ein Suchender, kein Süchtiger. Um sich als Suchender zu erfahren, muß man sich seine Heimatlosigkeit eingestehen. Wer an Bindungen glaubt, ist bereits süchtig. Wir alle haben unsere Suchtmittel, die immer wieder unsere Seele betäuben. Nicht die Suchtmittel sind das Problem, sondern unsere Bequemlichkeit beim Suchen. Die Betrachtung der Suchtmittel zeigt uns bestenfalls das dominante Thema, nach dem sich ein Mensch sehnt. Dabei wird unser Blick leicht einseitig, wenn wir dabei die kollektiv akzeptierten Suchtmittel (Reichtum, Fleiß, Erfolg, Wissen etc.) aus dem Auge verlieren. Dennoch wollen wir hier kurz nur diejenigen Suchtmittel in Stichworten charakterisieren, die allgemein als pathologisch eingestuft werden.

Freßsucht

Leben heißt Lernen. Lernen heißt, bisher als außerhalb vom Ich empfundene Prinzipien integrieren und ins Bewußtsein hineinnehmen. Die ständige Aufnahme von Neuem führt zur Bewußtseinserweiterung. Man kann »geistige Nahrung« durch »stoffliche Nahrung« ersetzen, und diese Einverleibung führt nur zur »Körpererweiterung«. Wird der Lebenshunger nicht durch Erfahrung gestillt, stürzt er in den Körper und meldet sich als Hunger. Dieser Hunger ist aber unstillbar, da innere Leere nicht mit Nahrung ausgefüllt werden kann.

In einem früheren Kapitel sagten wir, Liebe ist das Sich-Öffnen und Hereinnehmen – der Freßsüchtige lebt die Liebe nur im Körper, da er es im Bewußtsein nicht schafft. Er sehnt sich nach Liebe, öffnet aber nicht seine Ich-Grenze, sondern nur seinen Mund und *frißt alles in sich hinein.* Das Resultat wird *Kummerspeck* genannt. Der Freßsüchtige sucht nach Liebe, nach Bestätigung, nach Belohnung – leider auf der falschen Ebene.

Alkohol

Der Alkoholiker sehnt sich nach einer konfliktfreien, heilen Welt. Das Ziel wäre nicht falsch, doch möchte er es durch Vermeidung der Konflikte und Probleme erreichen. Er ist nicht bereit, bewußt in die Konflikthaftigkeit des Lebens hineinzugehen und sie durch Arbeit zu lösen. So betäubt er seine Konflikte und Probleme und gaukelt sich über den Alkohol die heile Welt vor. Meist sucht der Alkoholiker auch noch menschliche Nähe. Der Alkohol schafft eine Art Karikatur von Nähe, indem er Schranken und Hemmungen abbaut, Standesunterschiede verwischt und eine schnelle Verbrüderung ermöglicht, der jedoch die Tiefe und Verbindlichkeit fehlt. Alkohol ist der Versuch, die Suche nach einer heilen, konfliktfreien und brüderlichen Welt zu befriedigen. Alles, was diesem Ideal noch im Wege steht, muß *runtergespült* werden.

Zigaretten

Rauchen hat seinen stärksten Bezug zu den Atemwegen und der Lunge. Wir erinnern uns, daß Atmung vor allem mit Kommunikation, Kontakt und Freiheit zu tun hat. Rauchen ist der Versuch, diese Bereiche zu stimulieren und zu befriedigen. Die Zigarette wird zum Ersatz für echte Kommunikation und für echte Freiheit. Die Zigarettenwerbung zielt auch gekonnt genau auf diese Sehnsüchte im

Menschen ab: Die Freiheit des Cowboys, die Überwindung aller Begrenzung im Fliegen, eine Reise in ferne Länder und die Geselligkeit fröhlicher Menschen – all diese Ich-Sehnsüchte lassen sich mit einer Zigarette stillen. Man geht meilenweit – wofür? Vielleicht für eine Frau, für einen Freund, für die Freiheit oder – man ersetzt all diese echten Wünsche durch eine Zigarette, und so vernebelt der Rauch der Zigarette die eigentlichen Ziele.

Drogen

Haschisch (Marihuana) hat eine recht ähnliche Thematik wie der Alkohol. Man flüchtet vor seinen Problemen und Konflikten in angenehme Zustände. Haschisch nimmt dem Leben die »Härte« und die Schärfe der Konturen. Alles wird weicher, und die Herausforderungen ziehen sich zurück.

Kokain (und ähnliche Aufputschmittel wie Captagon) hat einen gegenteiligen Effekt. Es verbessert enorm die Leistungsfähigkeit und kann dadurch teilweise zu mehr Erfolg führen. Hier muß das Thema »Erfolg, Leistung und Anerkennung« hinterfragt werden, denn die Droge ist nur ein Mittel, seine Schaffenskraft gewaltig zu steigern. Suche nach Erfolg ist immer Suche nach Liebe. So ist beispielsweise in der Show- und Filmbranche Kokain besonders stark verbreitet. Der Hunger nach Liebe ist das berufsspezifische Problem dieser Branche. Der sich darstellende Künstler sehnt sich nach Liebe und hofft, durch die Gunst des Publikums diese Sehnsucht zu stillen. (Der Umstand, daß dies nicht möglich ist, macht ihn einerseits immer »besser«, andererseits psychisch immer unglücklicher!) Ob nun mit oder ohne aufputschende Drogen, heißt das eigentliche Suchtmittel hier: Erfolg, der die eigentliche Suche nach Liebe ersetzen soll.

Heroin ermöglicht die totalste Flucht vor der Auseinandersetzung mit dieser Welt.

Von den bisher genannten Drogen grenzen sich die psychedelischen Drogen (LSD, Meskalin, Pilze etc.) recht scharf ab. Hinter der Einnahme dieser Drogen steht die (mehr oder minder bewußte) Absicht, Bewußtseinserfahrungen zu machen und in die Transzendenz vorzustoßen. Psychedelische Drogen machen im engeren Sinne auch nicht süchtig. Ob sie legitime Hilfsmittel darstellen, um neue Bewußtseinsdimensionen zu erschließen, ist nicht leicht zu beantworten, da das Problem nicht in der Droge selbst liegt, sondern im Bewußtsein des Menschen, der sie benützt. Dem Menschen gehört immer nur das, was er sich selbst erarbeitet hat. Daher ist es meist recht schwierig, den durch Drogen erschlossenen neuen Bewußtseinsraum sich wirklich zu eigen zu machen und nicht von ihm überflutet zu werden. Je weiter jemand auf diesem Weg ist, um so ungefährlicher werden für ihn die Drogen – doch um so weniger braucht er sie auch. All das, was sich durch Drogen erreichen läßt, läßt sich auch ohne sie erreichen – aber langsamer. Und Eile ist ein gefährliches Suchtmittel auf dem Weg!

14.
Krebs (Malignome)

Um den Krebs zu verstehen, ist es besonders wichtig, analog zu denken. Wir sollten uns die Tatsache bewußt machen, daß jede von uns empfundene oder definierte Ganzheit (Einheit unter Einheiten) einerseits Teil einer noch größeren Ganzheit und andrerseits gleichzeitig aus vielen anderen Ganzheiten zusammengesetzt ist. So ist z. B. ein Wald (als definierte Ganzheit) sowohl Teil der größeren Ganzheit »Landschaft«, als auch selbst aus vielen »Bäumen« (kleinere Ganzheiten) zusammengesetzt. Das gleiche gilt für »einen Baum«. Er ist Teil des Waldes und besteht selbst aus Stamm, Wurzeln und Krone. Somit verhält sich der Stamm zum Baum wie der Baum zum Wald oder der Wald zur Landschaft.

Ein Mensch ist Teil der Menschheit und besteht selbst aus Organen, die Teile eines Menschen sind und gleichzeitig aus vielen Zellen bestehen, die wieder Teile des Organs darstellen. Die Menschheit erwartet vom einzelnen Menschen, daß er sich möglichst so verhält, wie es der Entwicklung und dem Überleben der Menschheit möglichst gut dient. Der Mensch erwartet von seinen Organen, daß sie so funktionieren, wie es für sein Überleben erforderlich ist. Das Organ erwartet von seinen Zellen, daß sie ihre Pflicht so erfüllen, wie es für das Überleben des Organs erforderlich ist.

In dieser Hierarchie, die sich nach beiden Seiten noch verlängern ließe, steht jede individuelle Ganzheit (Zelle, Organ, Mensch) immer im Konflikt zwischen persönlichem Eigenleben und Unterordnung unter die Interessen der nächst höheren Einheit. Jedes komplexe Gefüge (Menschheit, Staat, Organ) ist in seiner Funktion darauf angewiesen, daß möglichst alle Teile sich der gemeinsamen Idee unterordnen und ihr dienen. Jedes System verkraftet normalerweise das Austreten einiger weniger Mitglieder, ohne als Ganzes gefährdet zu sein. Doch gibt es einen Grenzwert, bei dessen Übertreten das Ganze in seiner Existenz gefährdet wird.

So kann ein Staat einige Bürger verkraften, die nicht arbeiten, sich asozial verhalten oder gegen den Staat eingestellt sind. Wenn jedoch diese Gruppe, die sich nicht mit den Zielen des Staates identifiziert, zahlenmäßig wächst, wird sie ab einer bestimmten Größe zu einer ernsten Gefahr für das Ganze und kann, wenn sie das Übergewicht erhält, das Ganze in seiner Existenz gefährden. Zwar wird der Staat lange Zeit versuchen, sich gegen diese Entwicklung zu schützen und seine eigene Existenz verteidigen, doch wenn ihm diese Versuche nicht gelingen, ist sein Zusammenbruch sicher. Die aussichtsreichste Möglichkeit bestünde darin, rechtzeitig die kleinen Gruppen der aus dem System ausbrechenden Bürger in die gemeinsame Ordnung zurückzuholen, indem man ihnen eine attraktive Möglichkeit verschafft, an gemeinsamen Zielen mitzuwirken. Die vom Staat meistens versuchte gewaltsame Unterdrückung oder Ausrottung der Andersdenkenden hat langfristig fast nie Erfolg, eher beschleunigt dieses Verhalten die Entwicklung ins Chaos. Aus der Sicht des Staates sind oppositionelle Kräfte gefährliche Feinde, die kein anderes Ziel haben, als die gute, alte Ordnung zu zerstören und das Chaos zu verbreiten.

Diese Sichtweise ist richtig – jedoch nur von diesem einen Standpunkt aus. Würden wir die gegen die Ordnung aufsässigen Menschen befragen, würden wir andere Argumente hören, die ebenfalls richtig sind – von deren Standpunkt aus. Sicher ist, daß sie sich nicht mit den Zielen und Auffassungen ihres Staates identifizieren, sondern ihre eigenen Ansichten und Interessen dagegenstellen und sie gern verwirklicht sehen würden. Der Staat will Gehorsam, die Gruppen wollen Freiheit zur Verwirklichung ihrer eigenen Vorstellungen. Man kann beide verstehen, doch ist es nicht leicht, beide Interessen gleichzeitig ohne Opfer zu verwirklichen.

Sinn dieser Zeilen ist es keineswegs, irgendwelche politischen oder gesellschaftlichen Theorien oder Bekenntnisse zu entwickeln, sondern vielmehr das Krebsgeschehen auf einer anderen Ebene darzustellen, um den meistens recht engen Blickwinkel, unter dem Krebs betrachtet wird, ein wenig zu weiten. Krebs ist kein isoliertes Geschehen, das nur in diesen nach ihm benannten Krankheitsformen auftritt, vielmehr finden wir im Krebs einen sehr differenzierten und intelligenten Vorgang, der die Menschen auf allen anderen Ebenen genauso beschäftigt. Bei fast allen anderen Erkrankungen erleben wir den Körper bei dem Versuch, mit der eine Funktion gefährdenden Schwierigkeit durch geeignete Gegenmaßnahmen fertig zu werden. Gelingt ihm das, sprechen wir von Heilung (die mehr oder minder vollkommen sein kann). Gelingt es ihm nicht und unterliegt er in seinen Bemühungen, sprechen wir von Tod.

Doch im Krebsgeschehen erleben wir etwas grundsätzlich anderes: Der Körper sieht zu, wie immer mehr seiner eigenen Zellen ihr Verhalten ändern und durch fleißige Teilung einen Prozeß beginnen, der aus sich heraus zu keinem Ende führt, sondern lediglich in der Erschöpfung des Wirtes (Nährboden) seine Grenzen findet. Die Krebszelle ist nicht, wie beispielsweise Bakterien, Viren oder Toxine, etwas von außen Kommendes, das den Organismus gefährdet, sondern sie ist eine Zelle, die bisher ihre gesamte Aktivität in den Dienst des Organs und damit in den Dienst des gesamten Organismus stellte, damit dieser bestmögliche Überlebenschancen habe. Doch plötzlich ändert sie ihre Gesinnung, und sie verläßt die gemeinsame Identifikation. Sie beginnt, eigene Ziele zu entwickeln und diese rücksichtslos zu verwirklichen. Sie beendet ihre bisherige Tätigkeit einer spezifischen Organleistung und stellt ihre eigene

Fortpflanzung in den Vordergrund. Sie benimmt sich nicht mehr wie ein Mitglied eines vielzelligen Lebewesens, sondern regrediert auf die evolutionsgeschichtlich frühere Daseinsstufe als Einzeller. Sie kündigt ihrem Zellverband die Mitgliedschaft und breitet sich nun durch ihre chaotische Teilungstätigkeit schnell und rücksichtslos aus, wobei sie alle morphologischen Grenzen mißachtet (Infiltration) und überall eigene Stützpunkte aufbaut (Metastasenbildung). Den übrigen Zellverband, aus dem sie mit ihrem Verhalten ausgebrochen ist, benützt sie als Wirt für ihre eigene Ernährung. Das Wachstum und die Vermehrung der Krebszellen geschieht so schnell, daß die Versorgung über die Blutgefäße teilweise nicht aufrechterhalten werden kann. So stellen die Krebszellen von der Sauerstoffatmung auf die primitivere Form der Gärung um. Atmung ist abhängig von der Gemeinschaft (Austausch), Gärung kann jede Zelle für sich allein machen.

Diese sehr erfolgreiche Ausbreitung der Krebszelle findet erst dann ihr Ende, wenn sie den Menschen, den sie zu ihrem Nährboden gemacht hat, buchstäblich aufgezehrt hat. Die Krebszelle scheitert irgendwann an Versorgungsproblemen. Bis zu diesem Zeitpunkt ist ihr Verhalten erfolgreich.

Bleibt die Frage, warum die einstmals so brave Zelle dies alles tut! Doch ihre Motivation dürfte einfach nachvollziehbar sein. Als gehorsames Mitglied des Vielzellers Mensch hatte sie lediglich eine vorgeschriebene Tätigkeit auszuführen, die dem Vielzeller für sein Überleben dienlich war. Sie war eine Zelle von vielen, die eine unattraktive Arbeit für »einen anderen« leisten mußte. Lange Zeit tat sie dies auch. Doch irgendwann einmal verlor der Organismus seine Attraktivität als Rahmen für die eigene Entwicklung der Zelle. Ein Einzeller ist frei und unabhängig, kann tun, was er will, kann sich durch seine grenzenlose Fortpflanzung unsterblich machen. Als Vielzeller wurde die Zelle sterblich und unfrei. Ist es so erstaunlich, daß sich die

Zelle ihrer früheren Freiheit besinnt und zurückkehrt ins Einzellerdasein, um ihre Unsterblichkeit auf eigene Faust zu verwirklichen? Sie unterwirft die bisherige Gemeinschaft ihren eigenen Interessen und beginnt durch rücksichtsloses Verhalten ihre Freiheit zu verwirklichen.

Ein erfolgreiches Vorgehen, dessen Fehler erst sehr spät sichtbar wird – nämlich erst dann, wenn man bemerkt, daß die Opferung des anderen und dessen Verwertung als Nährboden auch das eigene Ende mit einschließt. Das Verhalten der Krebszelle ist nur so lange erfolgreich, solange der Mensch als Wirt lebt – sein Ende bedeutet auch das Ende der Krebsentwicklung.

Hier liegt der kleine, aber folgenschwere Irrtum im Konzept der Verwirklichung von Freiheit und Unsterblichkeit. Man sagt sich von der alten Gemeinschaft los und bemerkt zu spät, daß man sie dennoch braucht. Der Mensch ist zwar nicht begeistert, sein Leben für das Leben der Krebszelle zu opfern, doch die Körperzelle war auch nicht begeistert, ihr Leben für den Menschen zu opfern. Die Krebszelle hat gleich gute Argumente wie der Mensch, nur ihr Standpunkt ist ein anderer. Beide wollen leben und ihre Interessen und Vorstellungen von Freiheit verwirklichen. Jeder von beiden ist bereit, dafür den anderen zu opfern. In unserem »Staatsbeispiel« war es nicht anders. Der Staat will leben und seine Vorstellung verwirklichen, ein paar Andersdenkende wollen auch leben und ihre Vorstellungen verwirklichen. Zuerst versucht der Staat deshalb, die Quertreiber zu opfern. Gelingt es ihm nicht, opfern die Revolutionäre den Staat. Rücksicht nehmen beide Parteien aufeinander nicht. Der Mensch operiert und bestrahlt und vergiftet die Krebszellen so lange, wie er noch kann – siegen sie dennoch, opfern sie den Menschen. Es ist der uralte Konflikt der Natur: fressen oder gefressen werden. Zwar sieht der Mensch die Rücksichtslosigkeit und auch die Kurzsichtigkeit der Krebszellen, sieht er aber auch, daß er sich selbst genauso verhält, daß wir Menschen nach dem gleichen Krebskonzept unser Überleben zu sichern versuchen?

Hier liegt der Schlüssel zur Krebserkrankung. Es ist kein Zufall, daß unsere Zeit so stark unter Krebs leidet, so versessen ihn bekämpft und dabei so erfolglos ist. (Untersuchungen des amerikanischen Krebsforschers Hardin B. Jones haben ergeben, daß die Lebenserwartung unbehandelter Krebspatienten größer zu sein scheint als die behandelter Patienten!) Die Krebskrankheit ist Ausdruck unserer Zeit und unseres kollektiven Weltbildes. Wir erleben in uns als Krebs nur das, was wir selbst ebenfalls leben. Unser Zeitalter ist gekennzeichnet durch die rücksichtslose Expansion und Verwirklichung der eigenen Interessen. Im politischen, wirtschaftlichen, »religiösen« und privaten Leben versuchen die Menschen, ihre eigenen Ziele und Interessen ohne Rücksicht auf (»morphologische«) Grenzen auszubreiten, versuchen, überall Stützpunkte ihrer Interessen zu gründen (Metastasen) und nur ihre eigenen Vorstellungen und Ziele gelten zu lassen, wobei man alle anderen in den Dienst des eigenen Vorteils stellt (Schmarotzerprinzip).

Wir alle argumentieren wie die Krebszelle. Unser Wachstum gedeiht so schnell, daß auch wir mit der Versorgung kaum noch nachkommen. Unsere Kommunikationssysteme sind weltweit ausgebaut, doch die Kommunikation mit unserem Nachbarn oder Partner will uns immer noch nicht gelingen. Der Mensch hat Freizeit, ohne etwas damit anfangen zu können. Wir produzieren und vernichten Nahrungsmittel, um damit Preise zu manipulieren. Wir können bequem die ganze Welt bereisen, aber kennen uns selbst nicht. Die Philosophie unserer Zeit kennt kein anderes Ziel als Wachstum und Fortschritt. Man arbeitet, experimentiert, forscht – warum? Um des Fortschritts willen! Welches Ziel hat der Fortschritt? Noch mehr Fortschritt! Die Menschheit ist auf einem Trip ohne Ziel. Sie muß sich deshalb immer neue Ziele setzen, um nicht zu verzweifeln.

Die Blindheit und Kurzsichtigkeit der Menschen unserer Zeit steht der Krebszelle um nichts nach. Um die wirtschaftliche Expansion voranzutreiben, benutzte man jahrzehntelang die Umwelt als Nährboden und Wirt, um heute »mit Erstaunen« festzustellen, daß der Tod des Wirts auch den eigenen Tod beinhaltet. Die Menschen betrachten die ganze Welt als ihren Nährboden: Pflanzen, Tiere, Rohstoffe. Alles ist einzig und allein dafür da, daß wir uns grenzenlos über die Erde ausbreiten können.

Woher nehmen Menschen, die sich so verhalten, den Mut und die Unverfrorenheit, sich über den Krebs zu beschweren? Er ist doch lediglich unser Spiegel – er zeigt uns unser Verhalten, unsere Argumente und auch das Ende dieses Weges.

Der Krebs braucht nicht besiegt zu werden – er muß nur verstanden werden, damit auch wir uns verstehen lernen. Daß die Menschen doch immer ihre Spiegel zertrümmern wollen, wenn ihnen ihr Gesicht nicht gefällt! Die Menschen haben Krebs, weil sie Krebs sind.

Der Krebs ist unsere große Chance, in ihm unsere eigenen Denkfehler und Irrtümer zu entdecken. Machen wir deshalb den Versuch, die Schwachpunkte jenes Konzeptes zu entdecken, das der Krebs und wir als Weltbild verwenden. Der Krebs scheitert letztlich an der Polarisierung »Ich oder die Gemeinschaft«. Er sieht nur dieses Entweder-Oder und entscheidet sich deshalb für das eigene, vom Umfeld unabhängige Überleben und merkt zu spät, daß er weiterhin vom Umfeld abhängig ist. Ihm fehlt das Bewußtsein für eine größere, umfassende Einheit. Er sieht Einheit nur in seiner eigenen Abgrenzung. Dieses Mißverständnis der Einheit teilen die Menschen mit dem Krebs. Auch der Mensch grenzt sich in seinem Bewußtsein ab, wodurch erst die Spaltung zwischen Ich und Du entsteht. Man denkt in »Einheiten«, ohne die Sinnlosigkeit eines solchen Begriffs zu erkennen. Einheit ist die Summe allen Seins und kennt nichts außer sich. Zerlegt man die Einheit, entsteht Vielheit, doch diese Vielheit bleibt letztlich Bestandteil der Einheit.

Je mehr sich ein Ego abgrenzt, um so mehr verliert es das Gespür für das Ganze, von dem es immer nur ein Teil ist. Es entsteht im Ego die Illusion, etwas »allein« machen zu können. Doch *allein* heißt wörtlich *All-eins* und meint *Eins-sein mit allem* und gerade nicht höchste Abtrennung vom übrigen. Es gibt in Wirklichkeit kein echtes Gesondertsein vom Rest des Universums. Lediglich unser Ich kann es sich einbilden. In dem Maße, wie das Ich sich abkapselt, verliert der Mensch die »religio«, die Rückverbindung zu seinem Urgrund des Seins. Das Ego versucht nun, seine Bedürfnisse zu befriedigen, und diktiert uns den Weg. Dem Ich ist dabei alles lieb und recht, was der weiteren Abgrenzung dient, was der Unterscheidung dient, denn durch jede Betonung der Grenze spürt es sich deutlicher. Angst hat das Ego nur vor dem All-eins-Werden, denn dies würde seinen Tod voraussetzen. Mit viel Aufwand, Intelligenz und guten Argumenten verteidigt das Ego seine Existenz und stellt die heiligsten Theorien und edelsten Absichten in seinen Dienst - Hauptsache, es überlebt.

So entstehen auch die Ziele, die keine sind. Fortschritt als Ziel ist absurd, da er keinen Endpunkt hat. Ein echtes Ziel kann immer nur in einer Verwandlung des bisherigen Zustandes bestehen, aber nicht in der bloßen Fortsetzung dessen, was sowieso schon da ist. Wir Menschen sind in der Polarität - was sollen wir mit einem Ziel anfangen, das nur polar ist? Heißt jedoch das Ziel »Einheit«, dann bedeutet dies eine total andere Qualität des Seins, als wir es in der Polarität erleben. Einem Menschen, der im Gefängnis sitzt, ein anderes Gefängnis in Aussicht zu stellen, ist reizlos, auch wenn es ein wenig mehr Komfort besitzen sollte - ihm aber Freiheit zu geben, ist ein qualitativ wesentlicher Schritt. Doch das Ziel, das »Einheit« heißt, kann nur erreicht werden, wenn man das Ich opfert, denn solange es ein Ich gibt, gibt es ein Du, und so lange sind wir in der Polarität. Der »Wiedergeburt im Geiste« geht immer ein Tod voraus, und dieser Tod betrifft das Ich. Der islamische Mystiker Rumi faßt dieses Thema in der folgenden kleinen Geschichte grandios zusammen:

»Ein Mann kam zur Tür der Geliebten und klopfte. Eine Stimme fragte: ›Wer ist da?‹ – ›Ich bin es‹, antwortete er. Da sagte die Stimme: ›Hier ist nicht genug Platz für mich und dich.‹ Und die Tür blieb geschlossen. Nach einem Jahr der Einsamkeit und Entbehrung kam der Mann wieder und klopfte. Von drinnen fragte eine Stimme: ›Wer ist da?‹ – ›Du bist es‹, sagte der Mann. Und die Tür wurde ihm geöffnet.«

Solange unser Ich nach dem ewigen Leben strebt, werden wir immer genauso scheitern wie die Krebszelle. Die Krebszelle unterscheidet sich von der Körperzelle durch die Überbewertung ihres Ego. In der Zelle entspricht der Zellkern dem Gehirn der Zelle. Bei der Krebszelle gewinnt der Kern ständig an Bedeutung und nimmt daher auch an Größe zu (Krebs wird auch anhand der morphologischen Veränderung des Zellkerns diagnostiziert). Diese Veränderung des Kerns entspricht der Überbetonung des egozentrischen Kopfdenkens, von dem auch unsere Zeit geprägt ist. Die Krebszelle sucht ihr ewiges Leben in der materiellen Fortpflanzung und Expansion. Sowohl der Krebs als auch der Mensch begreifen noch nicht, daß sie innerhalb der Materie etwas suchen, was dort nicht zu finden ist, nämlich Leben. Man verwechselt Inhalt und Form und versucht, durch Vermehrung der Form den ersehnten Inhalt zu bekommen. Aber schon Jesus lehrte: »Wer sein Leben erhalten will, der wird es verlieren.«

Alle Einweihungsschulen lehren deshalb seit Urzeiten den umgekehrten Weg: den Formaspekt einmal zu opfern, um den Inhalt zu bekommen, oder in anderen Worten: Das Ich muß sterben, damit wir im Selbst wiedergeboren werden können. Wohlgemerkt, das *Selbst* ist nicht *mein Selbst*, sondern *das Selbst*. Es ist der Mittelpunkt, der überall ist.

Das Selbst besitzt kein Sondersein, da es alles Seiende umschließt. Hier endlich fällt die Frage weg: »Ich oder die anderen?« Das Selbst kennt keine anderen, denn es ist Alleins. Ein solches Ziel wirkt auf das Ego mit Recht gefährlich und wenig attraktiv. Deshalb sollten wir uns nicht wundern, wenn das Ego alle möglichen Versuche unternimmt, dieses Ziel der Einswerdung lieber gegen das Ziel eines großen, starken, weisen und erleuchteten Ego einzutauschen. Auf dem esoterischen wie auf dem religiösen Weg scheitern die meisten Wanderer daran, daß sie versuchen, mit ihrem Ich ins Ziel der Erlösung oder Erleuchtung einzulaufen. Nur sehr wenige legen sich überhaupt Rechenschaft darüber ab, daß ihr Ich, mit dem sie sich noch identifizieren, niemals erleuchtet oder erlöst werden kann.

Das große Werk bedeutet immer Opfer des Ichs, immer Tod des Egos. Wir können nicht unser Ich erlösen, wir können uns nur vom Ich lösen, dann sind wir erlöst. Die meist an dieser Stelle auftauchende Angst, dann nicht mehr zu sein, bestätigt nur, wie sehr wir uns mit unserem Ich identifizieren und wie wenig wir von unserem Selbst wissen. Genau hier liegt aber die Lösungsmöglichkeit für unser Krebsproblem. Erst wenn wir lernen, langsam und schrittweise unsere Ich-Starre und unsere Abgrenzung in Frage zu stellen und uns zu öffnen, beginnen wir, uns als Teil des Ganzen zu erleben und damit auch Verantwortung für das Ganze zu übernehmen. Dann begreifen wir auch, daß das Wohl des Ganzen und unser Wohl das gleiche sind, weil wir als Teil gleichzeitig auch eins sind mit allem (pars pro toto). So enthält jede Zelle die gesamte genetische Information des Organismus – sie müßte nur begreifen, daß sie tatsächlich das Ganze ist! »Mikrokosmos = Makrokosmos« lehrt uns die hermetische Philosophie.

Der Denkfehler liegt in der Unterscheidung zwischen Ich und Du. So entsteht die Illusion, man könne als Ich gerade dadurch besonders gut überleben, daß man das Du opfert und als Nährboden benützt. In Wirklichkeit läßt sich aber das Schicksal von Ich und Du, von Teil und Ganzem nicht trennen. Der Tod, den die Krebszelle dem Organismus einbrockt, wird auch zu ihrem eigenen Tod, so, wie beispielsweise der Tod der Umwelt unseren eigenen Tod mit einschließt. Doch die Krebszelle glaubt an ein von ihr getrenntes Außen, wie die Menschen an ein Außen glauben. Dieser Glaube ist tödlich. Das Heilmittel heißt Liebe. Liebe macht heil, weil sie die Abgrenzung öffnet und das andere hereinläßt, um damit eins zu werden. Wer liebt, stellt sein Ich nicht an erste Stelle, sondern erlebt eine größere Ganzheit. Wer liebt, empfindet mit dem Geliebten genauso, als sei er es selbst. Das gilt nicht nur im menschlichen Bereich. Wer ein Tier liebt, kann es unmöglich unter dem wirtschaftlichen Gesichtspunkt eines Nahrungsproduzenten betrachten. Hierbei ist keine sentimentale Pseudoliebe gemeint, sondern jener Bewußtseinszustand, der wirklich etwas von der Gemeinsamkeit alles Seienden spürt und nicht jenes häufige Verhalten, indem man seine unbewußten Schuldgefühle über die eigenen verdrängten Aggressionen durch »gute Werke« oder übertriebene »Tierliebe« zu kompensieren versucht. Krebs zeigt nicht gelebte Liebe, Krebs ist pervertierte Liebe:

Liebe überwindet alle Grenzen und Schranken.

In der Liebe vereinigen sich und verschmelzen die Gegensätze.

Liebe ist Einswerden mit allem, sie dehnt sich auf alles aus und macht vor nichts halt.

Liebe fürchtet auch den Tod nicht – denn Liebe ist Leben.

Wer diese Liebe im Bewußtsein nicht lebt, schwebt in Gefahr, daß seine Liebe in die Körperlichkeit sinkt und hier ihre Gesetze als Krebs zu verwirklichen sucht:

Auch die Krebszelle überwindet alle Grenzen und Schranken. Der Krebs hebt die Individualität der Organe auf.

Auch der Krebs dehnt sich auf alles aus und macht vor nichts halt (Metastasierung).

Auch die Krebszelle fürchtet den Tod nicht.

Krebs ist Liebe auf der falschen Ebene. Vollkommenheit und Einswerdung lassen sich nur im Bewußtsein verwirklichen, nicht innerhalb der Materie, denn Materie ist der Schatten des Bewußtseins. Innerhalb der vergänglichen Welt der Formen kann der Mensch nicht das vollbringen, was einer unvergänglichen Ebene angehört. Trotz aller Anstrengungen der Weltverbesserer wird es niemals eine heile Welt geben, ohne Konflikte und Probleme, ohne Reibung und Auseinandersetzung. Niemals wird es den gesunden Menschen geben, ohne Krankheit und Tod, niemals allumfassende Liebe, denn die Welt der Formen lebt von den Grenzen. Doch all die Ziele lassen sich verwirklichen - von jedem und jederzeit -, wenn er die Formen durchschaut und in seinem Bewußtsein frei wird. In der polaren Welt führt Liebe zum Haften - in der Einheit zum Verströmen. Krebs ist das Symptom der mißverstandenen Liebe. Krebs hat nur Respekt vor der wahren Liebe. Symbol der wahren Liebe ist das Herz. Das Herz ist das einzige Organ, das vom Krebs nicht befallen werden kann!

15.
AIDS

Seit dem Erscheinen dieses Buches im Jahre 1983 ist ein neues Symptom mit ungeheurer Vehemenz in den Mittelpunkt des öffentlichen Interesses getreten und wird wahrscheinlich – einige Anzeichen sprechen dafür – dort noch für geraume Zeit verweilen. Vier Buchstaben symbolisieren die neue Seuche: AIDS als Abkürzung für »Acquired Immune Deficiency Syndrome«, was man etwa mit »Erworbener Mangel an Abwehrkraft« übersetzen kann. Materieller Urheber ist der HTLV-III/LAV-Virus, ein winzig kleiner, höchst empfindlicher Erreger, der nur in einem sehr spezifischen Milieu überleben kann, weshalb bei einer Übertragung dieses Virus notwendigerweise frische Blutzellen oder Spermien in den Blutkreislauf einer anderen Person gelangen müssen. Außerhalb des menschlichen Organismus stirbt der Erreger ab.

Als natürliches Reservoir des AIDS-Virus gelten gewisse Affenarten in Zentralafrika (speziell die grüne Meerkatze). Entdeckt wurde er erstmals Ende der siebziger Jahre bei einem Rauschgiftsüchtigen in New York. Durch die gemeinsame Benutzung von Injektionsnadeln breitete sich der Virus zuerst im Kreis der Drogensüchtigen aus, gelangte aber von dort in homosexuelle Kreise, wo er durch Sexualkontakt weiter übertragen wurde. Bis heute stehen die Homosexuellen unter allen Risikogruppen an erster Stelle, wohl weil der von ihnen bevorzugt praktizierte Analverkehr sehr häufig zu Verletzungen der empfindlichen Schleimhaut des Enddarms führt. Dadurch können virushaltige Spermien in den Blutkreislauf gelangen (dagegen ist die Vaginalschleimhaut weit weniger für Verletzungen anfällig).

AIDS trat gerade in dem Moment auf, als die Homosexuellen in Amerika ihre soziale Stellung wesentlich verbessert und legitimiert hatten. Zwar ist in der Zwischenzeit bekannt, daß in Zentralafrika AIDS unter Heterosexuellen genauso stark verbreitet ist, jedoch stellten in Amerika und Europa die Homosexuellenkreise den Nährboden für die Ausbreitung dieser Seuche. Inzwischen sehen alle die in unserer Zeit erreichte sexuelle Freiheit und Freizügigkeit durch die Lust-Seuche AIDS zentral bedroht – die einen bedauern es, die anderen sehen darin die gerechte Strafe Gottes. Sicher ist, daß AIDS dadurch ein kollektives Problem geworden ist – AIDS betrifft nicht den einzelnen, es betrifft uns alle. Deshalb erschien es sowohl uns als auch dem Verlag sinnvoll, nachträglich dieses Kapitel über AIDS dem Buch hinzuzufügen, in dem wir versuchen möchten, auch die Symptomatik von AIDS inhaltlich zu beleuchten.

Betrachten wir zunächst die Symptomatik von AIDS, so fallen vier Punkte besonders auf:

1. AIDS führt zum Zusammenbruch der körpereigenen Abwehrkräfte, d. h., es schwindet die Fähigkeit des Körpers, sich gegen von außen kommende Erreger abzugrenzen und zu verteidigen. Diese irreparable Schwäche der Immunabwehr macht an AIDS erkrankte Personen für Infektionen (und einige Krebserkrankungen) anfällig, die gesunde Menschen mit intakter Abwehr nicht gefährden.

2. Weil der HTLV-III/LAV-Virus eine sehr lange Inkubationszeit hat – d. h., zwischen dem Zeitpunkt der Virusinfektion und der eigentlichen Erkrankung können mehrere Jahre verstreichen –, haftet an AIDS etwas sehr Unheimliches. Sieht man einmal von der Möglichkeit des Tests (Elisa-Test) ab, so weiß man nicht, wie viele Menschen überhaupt und ob man selbst mit AIDS infiziert ist. Dadurch wird AIDS zu einem »unsichtbaren« Gegner, der schwer bekämpfbar ist.

3. Da man AIDS allein durch Übertragung bekommen kann und diese wiederum an Blut und Spermien gebunden ist, bleibt AIDS kein privates, kein persönliches Problem,

sondern läßt uns eindrucksvoll unsere Abhängigkeit von dem anderen erleben.

4. Schließlich bleibt als Hauptthema von AIDS die Sexualität zu nennen, auf die sich die Übertragung im Wesentlichen beschränkt, wenn man von den beiden anderen Möglichkeiten – Benützung von gebrauchten Injektionsnadeln und Übertragung durch Blutkonserven – absieht, da diese beiden letzten Gefahrenquellen relativ einfach zu eliminieren sind. AIDS hat damit den Status einer »Geschlechtskrankheit« erreicht, und die Sexualität wird von einer »tödlichen Angst« überschattet.

Wir sind zu der Überzeugung gekommen, daß AIDS als kollektive Krankheitsgefahr die konsequente Weiterführung des im Krebs sichtbar gewordenen Problems ist. Krebs und AIDS haben inhaltlich viel gemeinsam, weshalb man auch beide unter der Überschrift »Die erkrankte Liebe« zusammenfassen könnte. Um wirklich zu verstehen, was wir damit meinen, ist es wohl notwendig, noch einmal kurz auf das Thema »Liebe« einzugehen bzw. das in früheren Kapiteln dazu Gesagte in die Erinnerung zurückzurufen (S. 78). Im vierten Kapitel des ersten Teiles dieses Buches (Gut und Böse) lernten wir Liebe als jene Instanz kennen, die allein in der Lage ist, Polarität zu überwinden und Gegensätze zu vereinen. Da Gegensätze aber immer durch Grenzen definiert sind – Gut/Böse, Innen/Außen, Ich/Du –, hat Liebe eine grenzüberwindende oder – genauer gesagt – grenzvernichtende Funktion. Somit definierten wir Liebe unter anderem auch als die Fähigkeit, sich zu öffnen, das »andere« hereinzulassen, die Ich-Grenze zu opfern.

Das Opfer, das aus der Liebe herrührt, hat eine lange und reiche Tradition in Dichtung, Mythos und Religion; unsere Kultur kennt es im Bild Jesu, der aus Liebe zum Menschen den Opfertod auf sich nahm und damit den Weg aller Gottessöhne ging. Wenn wir von »Liebe« sprechen, so meinem wir damit einen seelischen Prozeß und keinen körperlichen Akt; wann immer wir die »körperliche Liebe« meinen, sprechen wir von Sexualität.

Wenn wir diese Unterscheidung beachten, wird wohl sehr schnell erkennbar, daß wir in unserer Zeit und Kultur mit der »Liebe« ein großes Problem haben. Liebe zielt in erster Linie auf die Seele des anderen, nicht auf dessen Körper; Sexualität will den Körper des anderen. Beides hat seine Berechtigung; gefährlich wird – wie immer – lediglich die Einseitigkeit. Leben ist Balance, ist die Ausgewogenheit von Yin und Yang, Unten und Oben, Links und Rechts.

Bezogen auf unser Thema heißt dies, Sexualität muß durch Liebe ausbalanciert werden, sonst gleiten wir in die Einseitigkeit – und jede Einseitigkeit ist »böse«, d.h. unheil und damit krank. Uns wird kaum mehr bewußt, wie stark in unserer Zeit die Ego-Kräfte und damit die Abgrenzung überbetont wird, da diese Art der Individualisierung für uns schon sehr selbstverständlich geworden ist. Wenn wir uns einmal vergegenwärtigen, welchen Stellenwert heutzutage Eigennamen in Industrie, Werbung und Kunst spielen und beispielsweise vergleichen mit der Antike, in der die meisten Künstler völlig anonym blieben, so mag uns daran deutlich werden, was wir mit Betonung des Ego meinen. Diese Entwicklung zeigt sich auch in anderen Lebensbereichen, so z.B. im Wandel von der Großfamilie zur Kleinfamilie bzw. zur »neuesten« Lebensform als Single. Das Appartement als moderne Behausung ist äußerer Ausdruck unserer zunehmenden Vereinsamung und Isolierung.

Dieser eindeutigen Entwicklung versucht der moderne Mensch besonders mit zwei Hilfsmitteln entgegenzuwirken: Kommunikation und Sexualität. Die Entwicklung der Kommunikationsmedien überschlägt sich: Zeitung, Radio, TV, Telefon, Computer, BTX usw. – wir werden alle miteinander elektronisch verkabelt und vernetzt. Vordergründig löst die elektronische Kommunikation das Problem der

Vereinzelung und Vereinsamung nicht, denn sie ist zu unverbindlich – hintergründig zeigt die Entwicklung der modernen elektronischen Systeme sehr wohl den Menschen die Sinnlosigkeit und Unmöglichkeit, sich wirklich abzugrenzen, etwas für sich geheimzuhalten oder Egoansprüche durchzusetzen (Geheimhaltung, Datenschutz und Copyrights werden immer schwieriger und sinnloser, je weiter die elektronische Entwicklung voranschreitet!)

Sexuelle Freiheit heißt das zweite Zauberwort: Jeder kann, darf und will mit jedem in »Kontakt und Berührung« kommen – bleibt aber dabei seelisch unberührt. So ist es auch nicht erstaunlich, daß man die neuen Kommunikationsmittel in den Dienst der Sexualität stellt: angefangen bei den »Kontaktanzeigen« in der Zeitung bis hin zum Telefonsex und Computersex, der neuesten Spielart in den USA. Sexualität dient so der Lustbefriedigung, und zwar in erster Linie der eigenen – der »Partner« ist eigentlich nur Hilfsmittel. Letztlich braucht man den anderen dazu gar nicht, Lust kann man auch per Telefon oder ganz allein erleben (Masturbation).

Liebe dagegen meint eine echte Begegnung mit einem anderen Menschen; Begegnung mit »dem anderen« ist aber immer auch ein angstauslösender Prozeß, denn sie beinhaltet die Infragestellung des eigenen So-Seins. Begegnung mit einem anderen Menschen ist immer auch Begegnung mit dem eigenen Schatten. Weil dem so ist, ist Partnerschaft so schwer. Liebe hat mehr mit Arbeit als mit Lust zu tun. Liebe gefährdet unsere Egogrenze und will, daß wir uns öffnen. Sexualität ist für die Liebe ein großartiges Hilfsmittel, auch auf der körperlichen Ebene die Grenzen zu überwinden und Einheit zu erleben. Verzichtet man aber auf die Liebe und lebt allein die Sexualität, so kann der Sex allein diese Aufgabe nicht mehr erfüllen.

Unsere Zeit ist – wir sagten es bereits – in höchstem Maße egobetont und hat eine große Ablehnung allem gegenüber, was die Überwindung der Polarität zum Ziel hat.

So versuchen wir krampfhaft, durch die Betonung der Sexualität die fehlende Bereitschaft zur Liebe zu kaschieren und zu ersetzen - unsere Zeit ist sexualisiert, aber lieblos. Die Liebe fällt in den Schatten. Das skizzierte Problem betrifft unsere Zeit und unsere gesamte westliche Kultur; es ist ein kollektives Problem.

Allerdings hat dieses Problem eine besondere Kristallisation unter den Homosexuellen erfahren. Es geht uns hierbei nicht um den Unterschied zwischen der Homosexualität und der Heterosexualität, sondern um die eindeutige Entwicklung innerhalb der homosexuellen Szene, die sich immer mehr von einer dauerhaften Partnerschaft mit einer einzigen Bezugsperson abwandte hin zur Promiskuität, bei der Sexualkontakt mit zehn bis zwanzig Partnern an einem einzigen Wochenende keine Ausnahmeerscheinung darstellt. Wohlgemerkt, die Entwicklung und die damit verbundene Problematik ist bei Homosexuellen die gleiche wie bei Heterosexuellen, jedoch ist diese Entwicklung unter den Homosexuellen bereits weiter und damit extremer als bei der heterosexuellen Population.

Je mehr die Liebe von der Sexualität losgelöst wird und Sex nur das Ziel der eigenen Lust verfolgt, um so schneller verflachen die sexuellen Reize. Dies führt zu einer nicht endenden Eskalation des Reizniveaus; die auslösenden Reize müssen immer origineller, ausgefallener und raffinierter werden, um noch Erregung zu erleben. Daraus entstehen sehr extreme Sexualpraktiken, die in ihrer konkreten Struktur sehr deutlich zeigen, wie wenig dabei der andere Mensch noch eine Rolle spielt und wie sehr er hierbei zum bloßen Stimulator degradiert wird.

Wir nehmen an, daß diese skizzenhaften Ausführungen als Hintergrund ausreichen, um AIDS als Krankheitsbild verstehen zu können.

Wird Liebe im Sinne der seelischen Begegnung und Auseinandersetzung mit einem anderen Menschen nicht mehr im Bewußtsein gelebt, so fällt Liebe in den Schatten und in der letzten Konsequenz in den Körper. Liebe ist das Prinzip der Infragestellung der Grenzen und das Sichöffnen für das von außen kommende, um mit ihm eins zu werden. Der Zusammenbruch der Abwehrkräfte bei AIDS entspricht genau diesem Prinzip. Die körpereigene Abwehr verteidigt ja gerade diese Grenze, die für eine korporale Existenz natürlich notwendig ist, denn jede Form bedingt Abgrenzung und damit Ego. Der AIDS-Patient lebt auf der Körperebene die Liebe, die Offenheit und die damit verbundene Berührbarkeit und Verletzbarkeit, die er auf der seelischen Ebene aus Angst vermied.

Die Thematik von AIDS ist der von Krebs sehr ähnlich, weshalb wir auch beide Symptome mit »erkrankter Liebe« überschreiben. Ein Unterschied besteht jedoch darin, daß Krebs »privater« als AIDS ist; damit meinen wir, daß Krebs den Patienten wesentlich mehr allein betrifft, daß er nicht übertragbar ist. AIDS hingegen macht in hohem Maße bewußt, daß wir nicht allein auf der Welt sind, daß jede Vereinzelung eine Illusion und damit das Ego letztlich ein Wahn ist. AIDS läßt erlebbar werden, daß wir immer Teil einer Gemeinschaft, Teil eines größeren Ganzen sind und damit als Teil immer auch Verantwortung für alle tragen. Der AIDS-Patient spürt schlagartig die enorme Wucht dieser Verantwortung und muß sich nun entscheiden, wie er damit umgehen will. AIDS zwingt letztlich zur Verantwortung, Rücksicht und Vorsicht dem anderen gegenüber – Themen, die gerade bei AIDS-Patienten bisher zu kurz kamen.

Weiterhin zwingt AIDS zum völligen Verzicht auf Aggression in der Sexualität, denn sobald Blut fließt, wird der Partner angesteckt. Durch die Verwendung von Condomen (und Gummihandschuhen) wird nun die »Grenze« künstlich wiederaufgebaut, die AIDS auf der Körperebene abbaut. Durch die Abwendung vom aggressiven Sex hat der Patient die Chance, Sanftheit und Zärtlichkeit als Begegnungsform zu lernen, und darüber hinaus bringt ihn

AIDS in Kontakt zu den gemiedenen Themen Schwäche, Ohnmacht, Passivität - oder, kurz gesagt: mit seiner Gefühlswelt.

Es fällt schnell auf, daß all die Bereiche, die AIDS zurückdrängt (Aggression, Blut, Rücksichtslosigkeit ...) in der männlichen Polarität (Yang) angesiedelt sind, während die Themen, zu denen AIDS zwingt, weiblicher Polarität (Yin) zugeordnet sind (Schwäche, Ohnmacht, Zärtlichkeit, Sanftheit, Rücksicht ...). Es erstaunt daher wenig, daß AIDS so dominant unter Homosexuellen auftritt, denn der *Homosexuelle* vermeidet ja gerade besonders die Auseinandersetzung mit dem Weiblichen (... daß der homosexuelle Mann Weiblichkeit selbst dann sehr stark im Verhalten lebt, ist hierzu kein Widerspruch, weil es bereits Symptom ist!).

Als Risikogruppen für AIDS stehen die Drogenabhängigen und die Homosexuellen an erster Stelle. Diese beiden Gruppen sind in der Gesellschaft relativ stark abgegrenzt. Es sind Gruppen, die häufig den Rest der Gesellschaft ablehnen oder sogar hassen und die auch selbst viel Ablehnung und Haß auf sich ziehen. In der AIDS-Erkrankung lebt und lehrt der Körper das Gegenteil des Hasses: Verzicht auf Abwehr und dadurch All-Liebe.

AIDS konfrontiert die Menschheit mit einem tiefliegenden Schattenbereich. AIDS ist ein Bote aus der »Unterwelt« - und dies im doppelten Sinne, da auch die Eintrittspforten für den Erreger in der körperlichen »Unterwelt« des Menschen liegen. Der Erreger selbst bleibt lange Zeit im »Dunkeln«, bleibt unbekannt und unbemerkt, bis er langsam und allmählich über die Anfälligkeit und den Verfall des Patienten in dessen Bewußtheit eindringt. Hier nun fordert AIDS auf zur Umkehr, zur Metamorphose. AIDS ist für uns unheimlich, denn AIDS wirkt aus dem Verborgenen, Unsichtbaren, Unbewußten - AIDS ist der »unsichtbare Gegner«, von dem schon Amfortas, der Gralskönig, unheilbar verletzt wurde.

AIDS steht in einem symbolischen (und damit auch zeitlichen) Zusammenhang mit der Bedrohung durch Radioaktivität. Nachdem der »moderne Mensch« sich mit so viel Aufwand von allem »Unsichtbaren, Unfaßbaren, Numinosen und unbewußten Welten« abgewandt hat, schlagen nun die als »nicht existent« erklärten Welten zurück; sie lehren den Menschen wieder das Ur-Grauen, wie es in der Vorzeit schon immer Aufgabe aller Dämonen, Gespenster, rasender Gottheiten und Ungeheuer aus dem Reich des Unsichtbaren war.

Die sexuelle Kraft ist bekanntlich eine große, »ungeheure« Kraft im Menschen – sie hat die Fähigkeit, zu lösen und zu binden – je nachdem, auf welcher Ebene sie wirksam wird. Wir stehen gewiß nicht vor der Aufgabe, Sexualität erneut zu verteufeln und zu verdrängen – aber wir stehen mit Sicherheit vor der Aufgabe, eine rein körperlich verstandene Sexualität ins Gleichgewicht zu bringen mit einer »seelischen Begegnungsfähigkeit«, die wir kurz »Liebe« nennen.

Fassen wir zusammen:

Sexualität und Liebe sind die zwei Pole des einen Themas, dessen Name »Gegensatzvereinigung« ist.

Sexualität bezieht sich auf die Körperlichkeit, Liebe auf die Seele des anderen.

Sexualität und Liebe sollten ausbalanciert sein, d.h. sich das Gleichgewicht halten.

Psychische Begegnung (Liebe) wird schnell als gefährlich und angstauslösend erlebt, denn sie stellt die eigenen Ichgrenzen in Frage. Eine einseitige Überbetonung der körperlichen Sexualität läßt die Liebe in den Schatten fallen. In diesen Fällen hat Sexualität die Neigung, aggressiv und verletzend zu werden (anstelle der psychischen Grenzen des Ichs werden nun Körpergrenzen durchstoßen – es fließt Blut).

AIDS ist ein Endzustand in den Schatten gefallener Liebe. AIDS löst nun im Körper die Ichgrenzen auf und läßt so die psychisch gemiedene Angst vor der Liebe körperlich erlebbar werden.

So ist auch der Tod letztlich nur die körperliche Ausdrucksform von Liebe, denn er verwirklicht die totale Hingabe und den Verzicht auf das Sondersein des Ichs (vgl. Christentum). Tod ist aber immer nur der Beginn einer Wandlung, der Anfang einer Metamorphose.

16.
Was ist zu tun?

Nach all den vielen Überlegungen und Versuchen, die Botschaft der Symptome ein wenig verstehen zu lernen, steht für den Kranken eine Frage immer noch groß im Raum: »Wie werde ich mit all dem Wissen nun gesund? Was muß ich jetzt tun?« Unsere Antwort auf solche Fragen besteht immer nur aus dem einen Wort: »Hinschauen!« Diese Aufforderung wird meist zuerst als banal, einfach und nutzlos empfunden. Schließlich will man doch etwas dagegen tun, will sich ändern, alles anders machen – was kann schon das »Hinschauen« ändern? In unserem ständigen »Ändernwollen« liegt eine der größten Gefahren unseres Weges. Es gibt in Wirklichkeit gar nichts zu ändern – ausgenommen unsere Sichtweise. Deshalb reduziert sich auch unsere Anweisung auf »Hinschauen«.

Der Mensch kann in diesem Universum niemals mehr machen, als Sehenlernen – das allerdings ist das Schwerste. Entwicklung beruht allein auf der Veränderung der Sichtweise – alle äußeren Funktionen sind immer nur Ausdruck der neuen Sicht. Vergleichen wir als Beispiel den Entwicklungsstand unserer technischen Zeit mit dem Entwicklungsstand des Mittelalters, so unterscheidet er sich darin, daß wir in der Zwischenzeit bestimmte Gesetzmäßigkeiten und Möglichkeiten sehen lernten. Die Gesetze und Möglichkeiten selbst gab es auch schon vor zehntausend Jahren – allein, man sah sie damals nicht. Der Mensch bildet sich gerne ein, daß er etwas Neues schafft, und spricht daher auch stolz von seinen Erfindungen. Dabei übersieht er, daß er immer nur *finden*, niemals *er-finden* kann. Alle Gedanken und Ideen sind potentiell immer da – nur der Mensch braucht Zeit, um sie zu integrieren.

So hart es für alle Weltverbesserer klingen mag: Es gibt

in dieser Welt nichts zu verbessern oder zu ändern außer der eigenen Sicht. So reduzieren sich die kompliziertesten Probleme letztlich immer wieder auf die alte Formel: Erkenne dich selbst! Dies ist in der Tat so hart und so schwierig, daß wir immer wieder gerne die kompliziertesten Theorien und Systeme zu entwickeln versuchen, um die anderen, die Verhältnisse und die Umwelt zu erkennen und zu verändern. Bei so viel Aufwand ist es dann ärgerlich, wenn all die aufgeplusterten Theorien, Systeme und Anstrengungen vom Tisch gewischt und durch den einfachen Begriff »Selbsterkenntnis« ersetzt werden. Der Begriff mag einfach erscheinen, Umsetzung und Verwirklichung sind es nicht.

Jean Gebser schreibt in diesem Zusammenhang: »Die notwendige Änderung der Welt und der Menschheit wird keinesfalls durch Weltverbesserungsversuche erreicht; die Weltverbesserer drücken sich in ihrem Kampfe für eine, wie sie meinen, bessere Welt vor der Aufgabe, sich selbst zu bessern; sie betreiben das übliche, zwar menschliche, aber doch betrübliche Spiel, von den anderen zu fordern, was zu leisten sie selber zu bequem sind; aber die Scheinerfolge, die sie erzielen, entlasten sie nicht davon, Verrat nicht nur an der Welt, sondern auch an sich selbst begangen zu haben.« (Verfall und Teilhabe.)

Sich selbst verbessern heißt aber nur, sich selbst so sehen zu lernen, wie man ist! Sich selbst erkennen, heißt nicht, sein Ich zu kennen. Das Ich verhält sich zum Selbst wie ein Glas Wasser zum Ozean. Unser Ich macht uns krank, das Selbst ist heil. Der Weg der Heilung ist der Weg aus dem Ich zum Selbst, aus der Gefangenschaft in die Freiheit, aus der Polarität zur Einheit. Wenn ein bestimmtes Symptom mich darauf hinweist, was mir (unter anderem) zur Einheit noch fehlt, dann muß ich das Fehlende (den Fehler) sehen lernen und dadurch in meine bewußte Identifikation hineinnehmen. Unsere Deutungen wollen den Blick auf das lenken, an dem man sonst immer vorbeischaut. Wenn man es erst einmal sieht, genügt es, es nicht mehr aus dem Auge zu verlieren und immer genauer anzuschauen. Allein die ständige und aufmerksame Betrachtung überwindet die Widerstände und läßt jene Liebe erwachsen, die notwendig ist, das Neugefundene zu integrieren. Schatten anschauen heißt: ihn durchlichten.

Völlig falsch – aber häufig – ist die Reaktion, das in dem Symptom entdeckte Prinzip so schnell wie möglich wieder loswerden zu wollen. So mag jemand, der seine unbewußte Aggression endlich entdeckt, mit Entsetzen fragen: »Wie werde ich diese schreckliche Aggression wieder los?« Die Antwort lautet: »Gar nicht – genießen Sie, daß sie da ist!« Gerade das Nicht-haben-Wollen führt ja zur Schattenbildung und macht unheil – die Aggression in ihrer Anwesenheit zu sehen, macht heil. Wer dies für gefährlich hält, übersieht, daß ein Prinzip nicht durch Wegschauen verschwindet.

Es gibt kein gefährliches Prinzip – gefährlich ist nur eine nicht ausbalancierte Kraft. Jedes Prinzip wird durch seinen Gegenpol neutralisiert. Isoliert, ist jedes Prinzip gefährlich. Hitze allein ist ebenso lebensfeindlich wie Kälte allein. Isolierte Sanftmut ist nicht edler als isolierte Strenge. Nur im Gleichgewicht der Kräfte herrscht Ruhe. Der große Unterschied zwischen »der Welt« und »den Weisen« besteht darin, daß die Welt immer versucht, *einen* Pol zu verwirklichen, während die Weisen die Mitte zwischen den Polen bevorzugen. Wer erst einmal begriffen hat, daß der Mensch ein Mikrokosmos ist, verliert allmählich die Angst davor, *alle* Prinzipien auch in sich vorzufinden.

Entdecken wir in einem Symptom ein uns fehlendes Prinzip, so genügt es schon, das Symptom liebenzulernen, denn es verwirklicht bereits das uns Fehlende. Wer ständig voller Ungeduld nach dem Verschwinden des Symptoms schielt, hat das Konzept noch nicht verstanden. Das Symptom lebt das Schattenprinzip – wenn wir dieses Prinzip bejahen, können wir schwerlich gleichzeitig das Symptom bekämpfen. Hier liegt ein Schlüssel. Das Akzeptieren des Symptoms macht es überflüssig. Widerstand erzeugt Gegendruck. Das Symptom verschwindet frühestens dann, wenn es dem Patienten *gleich-gültig* geworden ist. Die Gleichgültigkeit zeigt, daß er die Gültigkeit des im Symptom manifestierten Prinzips begriffen und akzeptiert hat. All dies erreicht man allein durchs »Hinschauen«.

Um Mißverständnisse an dieser Stelle zu vermeiden, sei nochmals darauf hingewiesen, daß wir hier von der inhaltlichen Ebene des Krankseins sprechen und damit das Verhalten auf der funktionalen Ebene keinesfalls zwingend vorgeschrieben wird. Das inhaltliche Hinterfragen von Symptomen muß nicht zwangsläufig bestimmte funktionale Maßnahmen verbieten, verhindern oder überflüssig machen. Unser Umgang mit Polarität sollte bereits klarstellen, daß wir jedes Entweder-Oder durch ein Sowohl-Als-auch ersetzen. So lautet auch bei uns die Frage bei einem Magendurchbruch nicht: »Deuten oder operieren wir?« Das eine macht das andere nicht überflüssig, sondern überhaupt erst sinnvoll. Doch eine Operation allein wird schnell sinnlos, wenn der Patient den Sinn nicht begriffen hat – die Deutung allein wird genauso schnell sinnlos, wenn der Patient bereits tot ist. Andererseits sollte nicht übersehen werden, daß die große Menge der Symptome nicht lebensgefährlich ist und daher die Frage nach funktionalen Maßnahmen sich weniger dringlich stellt.

Funktionale Maßnahmen berühren das Thema »Heilung« nie, egal, ob sie wirken oder nicht. Heilung kann nur im Bewußtsein stattfinden. Offen bleibt im Einzelfall, ob ein Patient es schafft, sich selbst gegenüber ehrlich zu werden oder nicht. Die Erfahrung macht uns skeptisch. Selbst Menschen, die ein Leben lang um Bewußtwerdung und Selbsterkenntnis gerungen haben, besitzen für bestimmte Punkte oft noch eine eindrucksvolle Eigenblindheit. Hier liegt im Einzelfall auch die Grenze der Möglichkeiten, die Deutungen dieses Buches gewinnbringend auf sich anzuwenden. Häufig wird es nötig sein, sich aufwendigerer und tiefergehender Prozesse zu unterziehen, um auf das zu stoßen, was man zuerst nicht sehen wollte. Jene Prozesse, die Eigenblindheit zu durchstoßen, nennt man heutzutage Psychotherapie.

Wir halten es für wichtig, mit dem alten Vorurteil aufzuräumen, Psychotherapie sei eine Behandlungsmethode für psychisch gestörte Menschen oder psychische Symptome. Diese Anschauung mag für stark symptomorientierte Methoden (z. B. Verhaltenstherapie) eine gewisse Gültigkeit haben, ist aber mit Sicherheit für alle tiefenpsychologischen und transpersonal orientierten Richtungen unzutreffend. Seit der Psychoanalyse zielt Psychotherapie auf Selbsterkenntnis und Bewußtwerdung unbewußter Inhalte. Aus der Sicht der Psychotherapie gibt es keinen »so gesunden« Menschen, daß er nicht Psychotherapie dringend nötig hätte. Der Gestalttherapeut Erving Polster schrieb: »Therapie ist zu wertvoll, um nur den Kranken vorbehalten zu sein.« Die gleiche Meinung klingt bei uns etwas härter, wenn wir sagen: »Der Mensch an sich ist krank.«

Der einzige, erfahrbare Sinn unserer Inkarnation ist Bewußtwerdung. Es ist erstaunlich, wie wenig sich die meisten Menschen um das einzige wichtige Thema ihres Lebens kümmern. Es entbehrt nicht der Ironie, wieviel Pflege und Aufmerksamkeit die Menschen noch ihrem Körper angedeihen lassen, obwohl doch feststeht, daß dieser eines Tages den Würmern zum Opfer fallen wird. Daß man auch sonst eines Tages alles (Familie, Geld, Haus, Ruhm) zurücklassen muß, sollte sich ebenfalls herumgesprochen haben. Das einzige, was das Grab überdauert, ist das Bewußtsein – und darum kümmert man sich am wenigsten. Bewußtwerdung ist das Ziel unseres Daseins – diesem Ziel allein dient das ganze Universum.

Schon zu allen Zeiten versuchten Menschen, Hilfsmittel für den schweren Weg der Bewußtwerdung und Selbstfindung zu entwickeln. Da mag man an Yoga, Zen, Sufismus, Kabbala, Magie und andere Systeme und Exerzitien denken – ihre Methoden und Übungen sind unterschiedlich, ihr Ziel ist das gleiche: die Vervollkommnung und Befreiung des Menschen. Aus der westlichen, wissenschaftlich orientierten Weltsicht unserer Zeit entwickelten sich als jüngste Kinder in diesem Bunde die Psychologie und Psychotherapie. Anfänglich von der Arroganz und Hybris der eigenen Jugend geblendet, übersah die Psychologie, daß sie etwas zu erforschen begann, was man unter anderem Namen schon längst viel besser und genauer kannte. Doch wie man keinem Kind seine Entwicklung abnehmen kann, so mußte auch die Psychologie ihre Erfahrungen machen, bis sie nun langsam ihren Weg zum gemeinsamen Strom aller großen Lehren von der menschlichen Seele findet.

Die Pioniere sind dabei die Psychotherapeuten, denn die tägliche praktische Arbeit korrigiert theoretische Einseitigkeiten wesentlich schneller als Statistik und Testtheorie. So erleben wir heute in der Anwendung der Psychotherapie ein starkes Zusammenfließen von Ideen und Methoden aus allen Kulturen, Richtungen und Zeiten. Allerorten ringt man um eine neue Synthese der vielen altehrwürdigen Erfahrungen auf dem Wege der Bewußtwerdung. Daß bei solchen vehementen Prozessen auch viel Abfall entsteht, sollte nicht entmutigen.

Psychotherapie wird für immer mehr Menschen unserer Zeit ein geeignetes Hilfsmittel, Bewußtseinserfahrungen zu machen und sich selbst dabei besser kennenzulernen. Psychotherapie produziert keine Erleuchteten – doch dies vermag überhaupt keine Technik zu tun. Der eigentliche Weg, der zum Ziel führt, ist lang und hart und immer nur für wenige gangbar. Doch jeder Schritt, der in die Richtung größerer Bewußtheit zielt, ist ein Fortschritt und dient dem Gesetz der Entwicklung. So sollte man seine Erwartungen an Psychotherapie einerseits nicht überstrapazieren, auf der anderen Seite jedoch sehen, daß sie heutzutage eine der besten Methoden darstellt, bewußter und ehrlicher zu werden.

Wenn wir über Psychotherapie sprechen, so ist es unvermeidlich, daß wir dabei in erster Linie von der Methodik ausgehen, die wir selbst seit Jahren anwenden und die den Namen »Reinkarnationstherapie« trägt. Seit der ersten Publikation dieses Begriffes 1976 in meinem Buch »Das Erlebnis der Wiedergeburt« wurde diese Bezeichnung häufig übernommen und für alle möglichen therapeutischen Unternehmungen verwandt, was zu einer Unschärfe des Begriffs und zu den mannigfaltigsten Assoziationen führte. So halten wir ein paar klärende Worte über die Reinkarnationstherapie für angebracht, obwohl wir nicht die Absicht haben, konkrete Einzelheiten dieser Therapie zu erklären.

Jede Vorstellung, die ein Klient sich von der Therapie macht, wird für ihn zum Hindernis. Eine Vor-stellung steht immer *vor* der Wahrheit und verbaut die Sicht. Therapie ist ein Wagnis und soll auch so erlebt werden. Therapie will den Menschen aus seiner ängstlichen Erstarrung und seinem Sicherheitsbestreben herausführen und in den Prozeß der Wandlung einfädeln. Darüber hinaus darf es gar kein festes Schema einer Therapie geben, will sie nicht Gefahr laufen, an der Individualität des Klienten vorbeizutherapieren. Aus all diesen Gründen gibt es von unserer Seite sehr wenig konkrete Information über die Reinkarnationstherapie – wir reden nicht über sie, wir machen sie. Bedauerlich ist nur, daß dieses Vakuum von den Vorstellungen, Theorien und Meinungen derer ausgefüllt wird, die keine Ahnung von unserer Therapie haben.

Aus dem theoretischen Teil unseres Buches sollte bereits klargeworden sein, was Reinkarnationstherapie unter anderem *nicht* ist: Wir suchen nicht nach irgendwelchen Ursachen eines Symptoms in früheren Leben. Reinkarnationstherapie ist nicht eine zeitlich verlängerte Psychoanalyse oder Urschreitherapie. Daraus folgt nun nicht, daß in der Reinkarnationstherapie keine einzige Technik vor-

kommt, die nicht auch schon in anderen Therapien Anwendung findet. Im Gegenteil, die Reinkarnationstherapie ist ein recht differenziertes Konzept, das auf der praktischen Ebene Platz für viele bewährte Techniken hat. Doch die technische Vielfalt ist nur das selbstverständliche Rüstzeug eines guten Therapeuten und macht noch lange nicht die Therapie aus. Psychotherapie ist mehr als angewandte Technik; deshalb ist Psychotherapie fast nicht lehrbar. Das Wesentliche einer Psychotherapie entzieht sich der Darstellbarkeit. Es ist ein großer Irrtum, wenn man glaubt, man brauche den äußeren Ablauf nur exakt genug nachzuahmen, um die gleichen Resultate zu erzielen. Formen sind Träger des Inhaltes - doch es gibt auch leere Formen. Psychotherapie - wie natürlich auch jede esoterische Technik - wird schnell zur Farce, wenn den Formen der Inhalt verlorengeht.

Die Reinkarnationstherapie leitet ihren Namen von der Tatsache ab, daß in unserer Therapieform das Bewußtwerden und Durchleben vergangener Inkarnationen einen breiten Raum einnimmt. Da die Arbeit mit Inkarnationen für viele Menschen immer noch etwas Spektakuläres an sich hat, übersehen viele, daß die Bewußtwerdung von Inkarnationen zum technisch-formalen Bereich unserer Therapie gehört und keineswegs Selbstzweck ist. Das Erleben von Inkarnationen allein ist keine Therapie - genausowenig wie Schreien allein eine Therapie ist; beides aber kann man therapeutisch einsetzen. Wir machen Inkarnationen nicht deshalb bewußt, weil wir es für wichtig oder spannend halten, zu wissen, was jemand einmal früher war, sondern wir benützen Inkarnationen, weil wir derzeit kein besseres Hilfsmittel kennen, um unser Therapieziel zu erreichen.

Wir haben in diesem Buch ausführlich dargestellt, daß das Problem eines Menschen immer in seinem Schatten liegt. Die Begegnung mit dem Schatten und dessen schrittweise Assimilation ist daher auch das zentrale Thema einer

Reinkarnationstherapie. Unsere Technik ermöglicht allerdings die Begegnung mit dem großen, karmischen Schatten, der den biographischen Schatten dieses Lebens um einiges übersteigt. Die Auseinandersetzung mit dem Schatten ist wahrhaftig nicht leicht – doch es ist der einzige Weg, der letztlich zur Heilung, im eigentlichen Sinn des Wortes, führt. Es wäre sinnlos, mehr über die Begegnung mit dem Schatten und dessen Einverleibung zu sagen, da das Erleben tiefer seelischer Wirklichkeiten nicht durch Worte wiedergegeben werden kann. Die Inkarnationen bieten hierbei die durch andere Techniken schwer ersetzbare Möglichkeit, die Schatten mit voller Identifikation zu erleben und zu integrieren.

Wir arbeiten nicht mit Erinnerungen, sondern die Inkarnationen werden im Erleben zur Gegenwart. Dies ist deshalb möglich, da es die Zeit außerhalb unseres Bewußtseins nicht gibt. Zeit ist *eine* Möglichkeit, Abläufe zu betrachten. Wir wissen aus der Physik, daß Zeit in Raum umgewandelt werden kann – denn Raum ist die *andere* Art, Zusammenhänge zu betrachten. Wenden wir diese Umwandlung auf das Problem der aufeinanderfolgenden Inkarnationen an, so wird aus dem Nacheinander ein Nebeneinander oder mit anderen Worten: Aus der zeitlichen Kette von Leben werden gleichzeitige, räumlich-parallele Leben. Wohlgemerkt, die räumliche Interpretation von Inkarnationen ist weder richtiger noch falscher als das zeitliche Modell – beide Betrachtungsweisen sind legitime, subjektive Blickwinkel des menschlichen Bewußtseins (vgl. Welle–Korpuskel beim Licht). Jeder Versuch, das Räumlich-Gleichzeitige zu erleben, verwandelt bereits den Raum wieder in Zeit. Ein Beispiel: In einem Raum sind gleichzeitig nebeneinander viele verschiedene Rundfunkprogramme vorhanden. Wollen wir uns diese gleichzeitig vorhandenen Programme jedoch anhören, entsteht sofort ein Nacheinander. Dabei werden wir den Radioempfänger nacheinander auf verschiedene Frequenzen einstellen, und das Gerät wird uns entsprechend der verschiedenen Resonanzmuster mit verschiedenen Programmen in Kontakt bringen. Ersetzen wir in diesem Beispiel den Radioempfänger durch unser Bewußtsein, so manifestieren sich hier dem jeweiligen Resonanzmuster entsprechende Inkarnationen.

In der Reinkarnationstherapie bringen wir den Klienten dazu, von seiner bisherigen Frequenz (= bisherige Identifikation) vorübergehend loszulassen, um anderen Resonanzen Raum zu geben. Im gleichen Moment manifestieren sich andere Inkarnationen, die mit dem gleichen Realitätsgefühl erlebt werden wie das Leben, mit dem man sich bisher identifizierte. Da die »anderen Leben« oder Identifikationen parallel und gleichzeitig existent sind, können sie auch mit allen Sinneswahrnehmungen wahrgenommen werden. Das »dritte Programm« ist nicht weiter entfernt als das »erste« oder »das zweite Programm«; zwar können wir zur Zeit immer nur eines davon wahrnehmen, aber wir können beliebig umschalten. Analog schalten wir die »Bewußtseinsfrequenz« um und ändern dabei den Einfallswinkel und die Resonanz.

In der Reinkarnationstherapie spielen wir bewußt mit der Zeit. Wir pumpen gleichsam Zeit in die einzelnen Bewußtseinsstrukturen, wodurch sie sich aufblähen und deutlich sichtbar werden – wir lassen die Zeit wieder ab, um erfahrbar werden zu lassen, daß alles immer ins Hier und Jetzt gehört. Manchmal hört man die Kritik, Reinkarnationstherapie wäre ein sinnloses Herumsuchen in früheren Leben, obwohl doch die Probleme im Hier und Jetzt gelöst werden müssen. In Wirklichkeit lösen wir gerade die Illusion von Zeit und Kausalität auf und konfrontieren den Klienten mit dem ewigen Hier und Jetzt. Es ist uns keine andere Therapie bekannt, die so kompromißlos alle Projektionsflächen entzieht und dem einzelnen die Verantwortung für alles überträgt.

Reinkarnationstherapie versucht, einen psychischen

Prozeß in Gang zu setzen – der Prozeß selbst ist dabei das Wichtige, nicht die intellektuelle Einordnung oder Interpretation des Geschehens. Wir haben deshalb am Ende dieses Buches noch über Psychotherapie gesprochen, da die Meinung weit verbreitet ist, in der Psychotherapie heile man psychische Störungen und Symptome. Immer noch denkt man bei rein somatischen Symptomen selten an die Möglichkeiten der Psychotherapie. Aus unserer Sicht und Erfahrung ist aber gerade die Psychotherapie die einzige erfolgversprechende Methode, körperliche Symptome wirklich zu heilen.

Eine Begründung dafür sollte sich am Ende dieses Buches erübrigen. Wer erst einmal den Blick dafür entwickelt hat, wie in jedem körperlichen Vorgang und Symptom psychisches Geschehen zum Ausdruck kommt, der weiß auch, daß allein Bewußtseinsprozesse die im Körper sichtbar gewordenen Probleme erlösen können. Wir kennen daher keine Indikationen oder Gegenindikationen für Psychotherapie. Wir kennen nur Menschen, die krank sind und von ihren Symptomen zum Heilwerden geschoben werden. Dem Menschen bei diesem Prozeß der Entwicklung und Wandlung zu helfen, ist Aufgabe der Psychotherapie. Daher verbünden wir uns in der Therapie mit den Symptomen des Klienten und helfen ihnen, ihr Ziel zu erreichen – denn der Körper hat immer recht. Die Schulmedizin macht das Gegenteil – sie verbündet sich mit dem Patienten gegen das Symptom. Wir stehen immer auf der Seite des Schattens und helfen ihm, ans Licht zu kommen. Wir führen keinen Kampf gegen Krankheit und ihre Symptome – wir versuchen, sie als Drehpunkt der Heilung zu benutzen.

Die Krankheit ist die große Chance des Menschen, ist sein kostbarstes Gut. Krankheit ist der persönliche Lehrer und Führer auf dem Wege zum Heil. Es werden verschiedene Wege zu diesem Ziel angeboten, meist schwierige und komplizierte – doch der naheliegendste und individuellste wird meist achtlos übersehen: die Krankheit. Dieser Weg ist am wenigsten anfällig für Selbsttäuschungen und Illusionen. Deshalb ist er wohl auch so unbeliebt. Sowohl in der Therapie als auch in diesem Buch wollen wir die Krankheit aus dem üblichen engen Betrachtungsrahmen herausheben und ihre wahren Bezüge zum Menschsein sichtbar werden lassen. Wer diesen Schritt in das andere Bezugssystem nicht mitmacht, muß zwangsläufig alle unsere Aussagen mißverstehen. Wer jedoch Krankheit als Weg begreifen lernt, dem wird sich eine Welt von neuen Einsichten erschließen. Unser Umgang mit Krankheit macht das Leben weder einfacher noch gesünder, vielmehr wollen wir Mut machen, den Konflikten und Problemen dieser polaren Welt ehrlich ins Auge zu schauen. Wir wollen die Illusionen dieser konfliktfeindlichen Welt demontieren, die da meint, auf dem Fundament der Unehrlichkeit ließe sich ein irdisches Paradies errichten.

Hermann Hesse sagte: »Probleme sind nicht da, um gelöst zu werden, sie sind lediglich die Pole, zwischen denen sich die fürs Leben nötige Spannung erzeugt.« Die Lösung liegt jenseits der Polarität – doch um dort hinzukommen, muß man die Pole einen, die Gegensätze versöhnen. Diese schwierige Kunst der Gegensatzvereinigung gelingt nur dem, der die beiden Pole kennengelernt hat. Dazu muß man bereit sein, mutig alle Pole zu durchleben und zu integrieren. »Solve et coagola« heißt es in den alten Schriften; löse und binde. Zuerst müssen wir unterscheiden und die Trennung und Spaltung erfahren, bevor wir ans große Werk der Chymischen Hochzeit, der Vereinigung der Gegensätze uns heranwagen. So muß der Mensch zuerst tief hinabsteigen in die Polarität der materiellen Welt, in Körperlichkeit, Krankheit, Sünde und Schuld, um in der dunkelsten Nacht der Seele und in der tiefsten *Ver-zwei-flung* jenes Licht der *Ein-sicht* zu finden, das ihn befähigt, seinen Weg durch Leid und Qual als ein sinnvolles Spiel zu durchschauen, das ihm half, sich dort wiederzufinden, wo er schon immer war: in der Einheit.

Ich habe gut und böse gekannt,
Sünde und Tugend, Recht und Unrecht;
ich habe gerichtet und bin gerichtet worden;
ich bin durch Geburt und Tod gegangen,
Freude und Leid, Himmel und Hölle;
und am Ende erkannte ich,
daß ich in allem bin
und alles in mir ist.

Hazrat Inayat Khan

Verzeichnis der psychischen Entsprechungen der Organe und Körperteile in Schlagworten

Augen	Einsicht
Blase	Druck loslassen
Blut	Lebenskraft, Vitalität
Dickdarm	Unbewußtes, Geiz
Dünndarm	Verarbeitung, Analyse
Finger- und Fußnägel	Aggression
Füße	Verständnis, Standhaftigkeit, Verwurzelung, Demut
Galle	Aggression
Genitalbereich	Sexualität
Gliedmaßen	Beweglichkeit, Flexibilität, Aktivität
Haare	Freiheit, Macht
Hals	Angst
Hände	Begreifen, Handlungsfähigkeit
Haut	Abgrenzung, Normen, Kontakt, Zärtlichkeit
Herz	Liebesfähigkeit, Emotion
Knie	Demut
Knochen	Festigkeit, Normerfüllung
Leber	Wertung, Weltanschauung, Religio
Lunge	Kontakt, Kommunikation, Freiheit
Magen	Gefühl, Aufnahmefähigkeit
Mund	Aufnahmebereitschaft
Muskeln	Beweglichkeit, Flexibilität, Aktivität
Nase	Macht, Stolz, Sexualität
Nieren	Partnerschaft
Ohren	Gehorsam
Penis	Macht
Rücken	Aufrichtigkeit
Scheide	Hingabe
Zähne	Aggression, Vitalität
Zahnfleisch	Urvertrauen

Register

Das folgende Register soll es ermöglichen, bestimmte Symptome schnell im Text aufzufinden. In all den Fällen, in denen ein Symptom direkt im Text besprochen wird, wird auf die entsprechende Seitenzahl verwiesen. Darüber hinaus sind auch all jene Symptome ins Register aufgenommen, für die die gleiche oder eine ähnliche Deutung zutrifft wie für besprochene Symptome. In diesen Fällen wird im Register auf die analogen Symptome verwiesen (vergleiche . . .). Finden sich mehrere Seitenzahlen, so ist dies eine Aufforderung, die Deutung durch Lektüre mehrerer Aspekte selbst zusammenzusetzen (z. B. Entzündung + ein Organ). Das Register gliedert sich in zwei Teile, von denen der erste Teil die deutschen und der zweite Teil die lateinischen Krankheitsnamen enthält.

Register
(deutsch)

Register
(lateinisch)

Das Geheimwissen von der Urbestimmung des Menschen – Lebenssinn und Lebensgesetze aus der Sicht der esoterischen Psychologie.

Thorwald Dethlefsen
Schicksal als Chance
Esoterische Psychologie – Das Urwissen zur Vollkommenheit des Menschen
272 Seiten

Der Münchner Diplompsychologe Thorwald Dethlefsen versucht, die uralte Menschheitsfrage nach dem Sinn des Lebens, des Schicksals und der Krankheit neu zu beantworten – aus der Sicht alter Geheimlehren, auf denen er eine neue esoterische Psychologie aufbaut. Das Geheimwissen von der Urbestimmung des Menschen kann unser Leben verändern.

Im Weltbild der modernen Wissenschaft haben Geheimlehren und Okkultismus keinen Platz. Obwohl sich aus ihnen die Naturwissenschaften entwickelten – zum Beispiel: aus der Alchemie die Chemie, aus der Astrologie die Astronomie – und obwohl sich Wissenschaftler in aller Welt mit der Parapsychologie und der Deutung paranormaler Phänomene beschäftigen.

Thorwald Dethlefsen, der der Parapsychologie vorwirft, sich nicht den eigenen Erkenntnissen zu stellen und die Herausforderung durch das esoterische Weltbild nicht anzunehmen, entwickelte auf der Grundlage der vier Säulen der Westlichen Esoterik – Astrologie, Kabbalah, Alchemie und Magie – eine esoterische Psychologie, in die er den Leser in diesem Buch schrittweise, klar und verständlich einführt. Er entwirft dabei eine Philosophie des Lebens, seines Sinns und seiner Gesetze, die dem Menschen helfen könnte, sich besser zu verstehen, bewußter und verantwortungsvoller mit sich umzugehen, Krankheiten zu vermeiden oder zu überstehen.

Öffentliche Vorträge auf Kassette:

Astrologie und Schicksal

Selbsterkenntnis – der Weg zur Bewußtwerdung

Die esoterische Bedeutung von Weihnachten

Krankheitsbilder und ihre Be-Deutung
(2 Kassetten Teil I A und B)

Homöopathie als Urprinzip

Polarität und Einheit

Krankheit als Weg (Vortrag 1983)

Gedanken zum Ostermysterium (1985)

Esoterik – der Weg zur Selbstfindung

Prometheus – Schuld und Sünde im menschlichen Dasein

Meditations-Kassetten:

Meditation I (Wiese-Baum)

Körper & Chakren meditation